# 中医产后康复

符小航　李　杰　主编

全国百佳图书出版单位
中国中医药出版社
·北　京·

**图书在版编目（CIP）数据**

中医产后康复 / 符小航，李杰主编 . -- 北京：中国中医药出版社，2023.6（2025.2 重印）
ISBN 978 – 7 – 5132 – 7249 – 0

Ⅰ . ①中… Ⅱ . ①符… ②李… Ⅲ . ①产褥期—中医学—妇幼保健 Ⅳ . ① R271.43

中国国家版本馆 CIP 数据核字 (2023) 第 069787 号

---

**中国中医药出版社出版**
北京经济技术开发区科创十三街 31 号院二区 8 号楼
邮政编码 100176
传真 010 – 64405721
河北联合印务有限公司印刷
各地新华书店经销

开本 787 × 1092 1/16 印张 15.5 字数 295 千字
2023 年 6 月第 1 版 2025 年 2 月第 5 次印刷
书号 ISBN 978 – 7 – 5132 – 7249 – 0

定价 58.00 元
网址 www.cptcm.com

**服务热线 010-64405510**
**购书热线 010-89535836**
**维权打假 010-64405753**

**微信服务号 zgzyycbs**
**微商城网址 https://kdt.im/LIdUGr**
**官方微博 http://e.weibo.com/cptcm**
**淘宝天猫网址 http://zgzyycbs.tmall.com**

# 《中医产后康复》

## 编委会


主　　编　符小航　李　杰

副 主 编　王　强　杨永康

编　　委　许　欢　张慧叶　杨　倩　张小莹

　　　　　李　昂　董鸿智　杨　进

校　　对　郭　婷　赵亚娟　王　玉　阮金玉

# 前　言

我从事中西医结合妇产科工作15年以来，接诊的妇产科患者患病大多为妇科炎症、月经病、肿瘤、不孕症等病种，还有患者会在孕前检查、孕期保健方面出现问题，少有医生关注“产后病”这一领域。通过多方面调查得知，其原因可能是患者甚至医生普遍认为某些产后的不适症状与感冒类似，属于自限性的疾病。

然而，产后病是需要产后康复干预的。近年来，产后康复发展迅速，各类产后康复机构如雨后春笋般遍地开花，但问题也随之暴露，如产后康复机构服务质量参差不齐，合格的产后康复师数量奇缺，甚至有些从业人员并未接受过正规的医学教育，其对产后女性的康复治疗操作缺乏规范性、系统性和科学性。据调查，很多产后康复中心的治疗以盆底康复为主，治疗方式多是物理因子治疗，治疗手段单一，从业人员对患者产后病鉴别不清，最终可能导致病情迁延。

这些乱象的发生提示我投身产后病康复临床及科研的紧要性，在院领导及同事的支持帮助下，我们成立了产后康复科，并组建了产后病康复研究团队。团队以中医产后康复理论为指导，以中医药手段和方法为主，同时结合现代科技手段和方法，针对女性产后这一特殊时期出现的心理和生理变化进行主动的、系统的康复治疗、指导和训练，使产妇在分娩后1年内身体状况和精神状态得到快速且全面的恢复。陕西中医药大学第二附属医院（西咸新区中心医院）为三级甲等中西医结合医院，我们团队对年分娩量近万人的产后群体开展了以中医药方法为主的康复治疗，由于母乳喂养深受产妇和家属欢迎，加之中医药方法简便廉验，不良反应少，因此以中医药为主的疗法得到了产后人群的喜爱和业界的肯定。

基于当前产后康复行业缺乏标准、人员缺乏统一培训的现状，结合本团队近几年在产后病康复中积累的工作经验，我们尝试编写了《中医产后康复》，希望将中医治疗产后病的方法和经验悉数分享。本书在编写过程中引用了中医妇科学、中医康复学、针灸学等方面书籍及国内外最新的文献资料，在此向引文作者表示衷心的感谢。

本书编写的目的意在抛砖引玉，为行业规范化发展尽绵薄之力。由于编者经验和水平有限，加之可以参阅的中医产后康复相关文献欠缺，如若存在不妥之处，还望广大读者及同道提出宝贵的意见或建议，以便再版时完善。

符小航

2023 年 3 月

# 目 录

# 第一章 绪 论

中医产后康复是康复医学的重要组成部分。在康复医学的发展史中，全身各系统康复的专科康复分工日趋明确，中医产后康复也形成了一门独立的学科。对临床而言，产后康复科是妇产科、乳腺科、泌尿科、康复科、医学美容科等多学科融合发展的综合学科。

## 第一节 中医产后康复的概述

在康复医学的发展中，中医产后康复概念没有明确提出过，古代医家对此虽然没有系统描述，但对于产后病的认知却有详尽的记载，如常见病和危重症的识别，产后病的诊断、病因、治则、用药及饮食调护的论述，这些记载至今仍在指导产后康复的临床应用。

古代医家对产后病比较重视，古医籍中将产后常见病和危重症概括为“三病”“三冲”“三急”。如《金匮要略·妇人产后病脉证治》指出：“新产妇人有三病，一者病痉，二者病郁冒，三者大便难。”又如《张氏医通·妇人门》所论的产后“三冲”，即“冲心、冲胃、冲肺”，原文中云：“败血上冲有三，或歌舞谈笑，或怒骂坐卧，甚者逾墙上屋，口咬拳打，山腔野调，号佛名神，此败血冲心，多死……若饱闷呕恶，腹满胀痛者曰冲胃……若面赤呕逆欲死曰冲肺……大抵冲心者，十难救一，冲胃者，五死五生，冲肺者，十全一二。”该书同时提出了产后“三急”，曰：“产后诸病，惟呕吐、盗汗、泄泻为急，三者并见必危。”

中医学认为，产后病的发病机制可以概括为四个方面。①亡血伤津：由于失血过多、褥汗外泄，使阴血暴亡，虚阳浮散，或血虚火动而致病。如产后血晕、产后汗证、产后便秘等。②元气受损：由于产程过长、产时用力耗气、产后操劳过早或失血过多气随血耗，以致气虚失摄、冲任不固，或百节空虚，卫表不固而为患。如产后恶露不绝、产后乳汁自溢、产后排尿异常等。③瘀血内阻：分娩创伤，脉损血溢，离经成瘀；或产后血室正开，摄生不慎，邪与血结为瘀；或胞衣、胎盘残留，或恶露不下，瘀血内阻，败血为病。如产后身痛、产后恶露不绝、产后感染、产后慢性盆腔痛等。④外感六淫或饮食房劳所伤：产后元气、津血俱伤，腠理不实，卫表不固，所谓“产后百节空虚”，生活稍有不慎或调摄失当，均可致气血不调，营卫失和，脏腑功能失常，冲任损伤而变生产后诸疾。产后病以“虚”“瘀”居多，故病机特点“多虚多瘀”。

产后病的诊断在四诊采集病史，进行专科检查，结合必要的辅助检查，以及运用气血、阴阳、八纲、脏腑辨证的基础上，还需结合新产的生理、病理特点。辨证要注意“三审”，即先审小腹痛与不痛，以辨有无恶露停滞；次审大便通与不通，以验津液的盛衰；再审乳汁的行与不行和饮食多少，以察胃气的强弱。注意有无妊娠期特有疾病或者妊娠期并发症，临产和分娩过程有无异常，是否助产及产时、产后出血量的多少等。如产后恶露过期不绝者，量多，色淡，质清稀，小腹隐痛，乳汁量少或自出，色淡，质清稀，神疲，少气懒言，舌淡，脉弱，多为气血不足。

产后病的中医治疗，应根据产后病亡血伤津、元气受损、瘀血内阻、多虚多瘀的病机特点，本着“勿拘于产后，亦勿忘于产后”的原则，结合病情进行辨证论治。如《景岳全书·妇人规》云：“产后气血俱去，诚多虚证。然有虚者，有不虚者，有全实者，凡此三者，但当随证随人，辨其虚实，以常法治疗，不得执有成心，概行大补，以致助邪。”此立法为产后病辨证论治之要领。具体治法有补虚化瘀、益气固表、清热解毒、调理肾肝脾等。补虚化瘀以补益气血为主，佐以化瘀，使瘀去血生；益气固表以补肺健脾为主，佐以调和营卫，使卫气固、腠理实；清热解毒以清泄产后邪毒感染为主，佐以凉血化瘀，使邪毒无法深入营血；调理肾肝脾，佐以调和气血，以恢复肾肝脾之功能，使气血充盈、调顺。掌握补虚不滞邪、攻邪不伤正的原则，勿犯虚虚实实之戒。选方用药，必须兼顾气血。行气勿过于耗散，化瘀勿过于攻逐；寒证不宜过用温燥，热证不宜过用寒凉；解表不过于发汗，攻里不过于削伐。同时应掌握产后用药“三禁”，即禁大汗以防亡阳、禁峻下以防亡阴、禁通利小便以防亡津液。此外，对产后急危重症，如产褥感染、产褥中暑、产后血晕、产后痉证、产后发热等，须及时明确诊断，必要时中西医结合救治。

产后病应注重调护。居室宜温度适宜，阳光充足，空气流通，不宜门窗紧闭；衣着宜适寒温，厚薄得当，及时增减，宽松舒适，以防感受风寒或暑热之邪；饮食宜清淡、富含营养而易消化，不宜过食生冷、辛辣、煎炒和肥腻之品，以免内伤脾胃；宜劳逸结合，避免过劳耗气伤血；心情宜轻松舒畅，不宜悲恐抑郁；产后百日内不宜交合，以防房劳伤肾；外阴宜保持清洁，以防病邪乘虚入侵。

产妇在产褥期内发生的与分娩或产褥有关的疾病，称为产后病。产后康复就是针对产后病的康复治疗。中医产后康复，是指在先进的健康理念指导下，以中医药手段和方法为主，结合现代科技的手段和方法，针对女性产后这一特殊时期的心理和生理变化进行主动的、系统的康复指导和训练，使产妇在分娩后 1 年内身体和精神状况得到快速、全面的康复。

关于中医产后康复定义的几点说明。

**1. 康复时间** 传统观念认为产后康复时期是从产妇分娩后开始到第6周结束，此时分娩后母体妊娠相关生理变化恢复至非妊娠状态，妊娠对身体多个系统的影响大多已消退。然而，在这段时期，并非所有器官系统都会恢复至基线水平，而且这种恢复也不一定与时间呈线性相关。因此，一些学者认为产后康复时期应推后到分娩后12个月。也有专家认为，产后康复不仅仅是指产后1年内的康复治疗，产后的功能障碍有的延续很久，也有的会随着年龄的增长逐渐显现出来，因此广义来讲产后康复应贯穿产后女性终身。

**2. 康复内容** 产后康复的内容包括消除或改善患者身体、心理的功能障碍。有学者认为产后康复就是利用多专业、多手段的学科技术，以达到改善功能、缓解疼痛、促使患者康复至孕前最佳状态的目的。这里也包含私密整形、皮肤整形美容等。因此，产后康复应该是多学科协作诊疗模式（multiple disciplinary team，MDT），它涉及乳腺科、骨科、疼痛科、皮肤整形科、中医康复科、心理、中医妇科、针灸推拿科等。

**3. 康复的方法** 以中医药的评估和治疗方法为主，结合现代科技的治疗手段与方法，比如盆底生物反馈、电刺激、磁刺激等。

**4. 康复的目标** 使广大产妇康复至孕前的最佳状态。

## 第二节 中医产后康复的主要内容

产后康复就是针对产后病的康复治疗。产后病包括常见产后病、产后盆底病、产后骨骼系统疾病、其他产后病等。

### 一、常见产后病

常见产后病包括产褥感染、产后血崩、产后恶露不绝、产后汗证、产后抑郁、产后便秘、产后肥胖、产后多梦、产后阴痒、产后脱发、产后乳房疾病。

### 二、产后盆底病

产后盆底病包括产后排尿异常、盆腔器官脱垂、产后性功能障碍、产后慢性盆腔痛。

### 三、产后骨骼系统疾病

产后骨骼系统疾病包括产后颈肩肌筋膜疼痛综合征、产后腰背肌筋膜疼痛综合征、产后腰椎－骨盆复合体综合征、产后耻骨联合功能障碍、产后骶髂关节功能障碍、产后桡骨茎突狭窄性腱鞘炎、产后足底筋膜炎等，这些疾病也可概括称为产后身痛。

### 四、其他产后病

其他产后病包括腹直肌分离、妊娠斑、妊娠纹。

产后康复内容及项目涉及范围较广，系统的产后康复诊疗流程是非常重要的。传统的经验式、单一治疗方式已经不能及时有效地解决产后康复问题，产后康复的治疗强调综合治疗，而综合治疗需要多学科的共同参与。MDT 已成为国际医学领域的重要医学模式之一，产后康复多学科协作诊疗模式有利于整合医疗资源，有效避免治疗不足、过度治疗、重复治疗、无效治疗，节约时间及经济成本，能更快速、有效地解决患者的问题。例如，耻骨联合分离严重导致的剧烈疼痛问题、腹直肌分离严重导致的疝等，均需要普外科进行手术治疗；严重盆底器官脱垂需要妇科进行盆底的相应手术治疗。另外，有些疾病需要泌尿外科、超声科提供更加精确和易量化的检测指标辅助诊断，此举可以为患者确定最佳诊疗方案，最终最大限度地惠及产妇。

## 第三节　产后康复的诊疗时机、评估及流程

产后康复的诊疗时机是从生产后至产后 1 年的这段时间，其中产后半年内是黄金康复期，半年至 1 年为理想期，应对产妇进行综合评估后给予个体化的康复方案。

### 一、产后康复的诊疗时机

由于在产后不同时期有不同的康复目标及重点，一般可以把产后康复分为 3 个时期，4 个阶段。①产褥期：分娩至产后 42 天，包含 2 个阶段，即住院期间的康复（第 1 阶段）、出院至 42 天的康复（第 2 阶段）。②黄金康复期：产后 42 天至产后 6 个月（第 3 阶段）。③理想恢复期，产后 6 个月至产后 1 年（第 4 阶段）。

**1. 产褥期**　住院期间产后康复应以健康宣教为主，增强产妇产后康复的意识，正确识别和发现产后病并用中医药方法干预治疗。此期应以切口恢复、子宫复旧、乳腺康复为主。比如穴位推拿促乳汁生成、子宫复旧、肠功能恢复，以及中药调理产后病等。出院后在产褥期内应加强对产后血崩、产后中暑、产后恶露不绝、产后缺乳、产后乳汁自出、产后乳汁淤积、产后便秘、产后排尿异常、产后耻骨联合分离症等疾病的认识。母乳喂养应尽量选择以中医药方法为主的康复手段与方法，尽早进行产后康复治疗，可缩短康复时间，预防及治疗产后相关疾病。

**2. 黄金康复期**　主要在产后门诊进行。产后 42 天至产后 3 个月，应排查乳腺炎、切口感染、产褥期阴道炎等疾病，对盆底肌、腹直肌进行评估，关注体姿体态、产后身痛具体疾病、心理抑郁等方面的恢复；产后 3 个月至 6 个月应关注产妇的月经、避孕、

宫颈癌的筛查及体姿体态等形体的恢复。

**3. 理想恢复期** 以体能恢复、塑形、各种疼痛管理、皮肤美容、私密整形及各种功能障碍的康复治疗为主。

## 二、产后康复的综合评估

康复评估是临床决策过程中的重要组成部分。康复治疗是在康复评估的基础上进行定期制订、实施、修改和完善的治疗过程。康复评估贯穿于康复治疗的全过程，中医产后康复也不例外，任何一个治疗方案的产生和确定均以康复评估结果和结论为依据。

对于产后患者，病史采集和各种功能障碍的评估和诊断对康复治疗计划的实施至关重要，产后康复门诊医师或康复师可以按照 SOAP 格式书写医疗记录。

S（subjective）指主观资料，通过对产妇的基本信息、生育史、妊娠期体重、增重、生产的方式有无助产、新生儿情况、妊娠期及产后功能障碍情况进行了解，尤其是现病史采集主要围绕中医产后病进行问诊，发现并初步诊断产后病，确认既往史、手术史、用药情况等。

O（objective）指客观检查结果，在产后门诊，产褥期内应重视子宫的恢复、切口和乳房的检查，除医者主观检查外，还需结合必要的超声检查，血、尿常规检查，白带常规检查，盆底肌手测，产后抑郁的筛查等。在盆底筛查室着重检查乳房、腹直肌及盆底肌等，盆底肌筛查主要运用 POP-Q（pelvic organ prolapse quantitation）评分、徒手肌力评估及盆底肌电评估方法。在体姿体态评估室主要进行特殊体格检查，如产后骨盆及骶髂关节的专项评估，包括立位体前屈试验、后伸试验、Stork 试验等；骶髂关节的筛查包括骨盆挤压试验、Tomas 试验等。产后身痛专项评估主要排除产后骶髂关节功能紊乱、产后耻骨联合分离、产后颈肩肌筋膜疼痛综合征、产后腰椎 - 骨盆复合体疼痛综合征、产后桡骨茎突狭窄性腱鞘炎、产后足底筋膜炎。腹部检查，如腹直肌分离程度、皮脂厚度、耻骨联合间距的测量等。身体成分测试，如体脂率、基础代谢、肌肉含量等。运用针对各个功能障碍的专业评估量表，如评估焦虑情况可用汉密尔顿焦虑量表，评估瘢痕可用温哥华瘢痕量表，评估抑郁可用爱丁堡产后抑郁量表，评估盆底功能可用盆底肌电筛查，评估性功能可用国际女性性功能评估量表等。具体评估将在下面各章节详述。

A（assessment）指功能评定，是康复医师或治疗师综合主客观资料对患者做出功能评估的一个思考过程，以明确功能障碍的性质、范围、程度及预后等。如尿失禁可分为急迫性尿失禁、压力性尿失禁和混合性尿失禁，针对涉列的具体疾病制订短期目标和长期目标。

P（plan）即计划，是康复医师或治疗师依据评定结果制定科学适宜的治疗措施，包括总体治疗计划和具体治疗方案。

## 三、中医产后康复的诊疗流程

中医产后康复的流程是在四诊采集病史、结合必要的辅助检查的基础上，运用气血、阴阳、八纲、脏腑辨证进行评估，并结合功能评定，设定康复目标，制定个体化康复计划，进行再评估。使用的康复手段主要包括健康宣教、中药调理、中医外治法干预、物理治疗、手法治疗、运动训练、心理指导等。

## 四、产后康复诊疗流程应注意的事项

**1. 产后病的诊断** 在四诊采集病史，结合必要的辅助检查，运用气血、阴阳、八纲、脏腑辨证的基础上，结合新产的生理、病理特点，分清虚实，辨明表里。

**2. 盆底病的康复** 让患者充分了解盆底病，增强康复的意识。盆底疾病的康复主要体现了中医治未病的思想，因为产妇生产虽然能认识到自己的脱垂性疾病、盆腔疼痛，但对于产后尿失禁、性功能障碍等没有足够的认知，所以要加强科普宣传，认真仔细评估，预防产后盆底疾病的发生。

**3. 体姿体态评估** 评估要仔细，临床上没有完美和标准体态；发现问题要同患者分析问题产生的原因，及时进行专业矫治，使患者养成良好的肌肉锻炼习惯，恢复健康体态。

**4. 产后疼痛专项评估** 运用整体观念、筋骨平衡理论，结合生物力学，综合分析产后疼痛产生的原因，祛除病因，促使患者康复。

**5. 养成康复运动的习惯** 关于产后康复的运动锻炼，医院只是提供了方法，暂时祛除患者的不适，取得阶段性康复的目标。终生持续不断的家庭作业及科学合理的运动才是产后病完美康复不致复发的关键。

# 第二章　女性生殖系统（盆底）解剖

女性生殖系统包括内、外生殖器及相关组织。盆底是由封闭骨盆出口的多层肌肉和筋膜组成的，承托着膀胱、子宫和直肠等脏器，对维持其正常生理状态和功能有着重要意义。

## 第一节　内、外生殖器

女性盆底结构由内、外生殖系统组成。

### 一、外生殖器

外生殖器是指女性生殖器官的外露部分，位于两股内侧从耻骨联合至会阴之间的区域，包括阴阜、大阴唇、小阴唇、阴蒂和阴道前庭（图 2–1）。

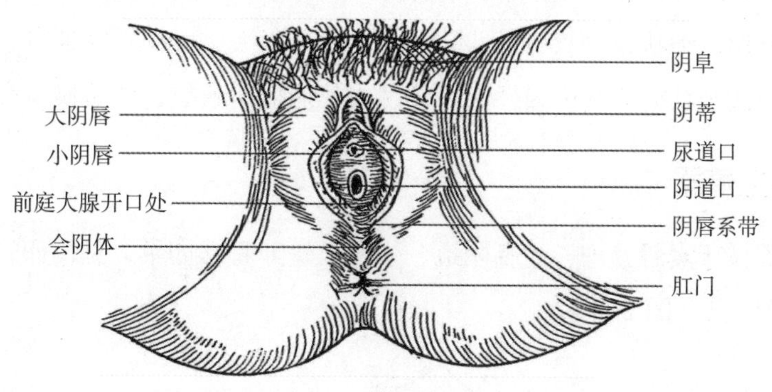


**图 2–1　外生殖器**

**1. 阴阜**　为耻骨联合前方隆起的脂肪垫。青春期该处阴毛分布呈尖端向下的倒三角形，阴毛的粗细、疏密及色泽因种族和个体存在差别。

**2. 大阴唇**　为两股内侧一对纵行隆起的皮肤皱襞，前连阴阜后至会阴。青春期发育时，大阴唇外侧皮肤色素沉着和阴毛生长，内含皮脂腺和汗腺。皮下为疏松结缔和脂肪组织，富含神经、血管和淋巴管，外伤后易形成血肿。未产妇两侧大阴唇自然合拢，产后向两侧分开，绝经后呈萎缩状。

**3. 小阴唇** 为大阴唇内侧的一对薄皮肤皱襞。表面湿润、色褐、无毛，富含神经末梢。两侧小阴唇前端融合再分为前、后两叶，前叶形成阴蒂包皮，后叶形成阴蒂系带。大、小阴唇后端汇合，在正中线形成阴唇系带。

**4. 阴蒂** 位于两小阴唇顶端下方，与男性的阴茎同源，在性兴奋时勃起。由富含神经末梢的阴蒂头、阴蒂体和附着于两侧耻骨之上的阴蒂脚组成。

**5. 阴道前庭** 为两侧小阴唇之间的菱形区域，前为阴蒂，后为阴唇系带，两侧为小阴唇。阴道口与阴唇系带之间有一浅窝，称为舟状窝，又称阴道前庭窝，受分娩影响而消失。此区域有以下结构：

（1）前庭球 又称球海绵体，位于前庭两侧，前端与阴蒂相接，后端与同侧前庭大腺相邻，由具有勃起性的静脉丛组成，表面被球海绵体肌覆盖。

（2）前庭大腺 又称为巴氏腺，位于大阴唇后方，如黄豆粒大小，左右各一，表面被球海绵体肌覆盖。腺管内侧开口于阴道前庭后部小阴唇与处女膜之间的沟内，大小为 1~2cm。性兴奋时分泌黏液起润滑作用。正常情况下不可触及，若腺管口闭塞，可形成前庭大腺囊肿或脓肿。

（3）尿道外口 位于阴蒂头后下方，呈圆形，边缘折叠而合拢。尿道外口后壁上有一对并列腺体，称为尿道旁腺，容易潜伏细菌。

（4）阴道口和处女膜 阴道口位于尿道外口后方的前庭后部。其周缘覆有一层较薄的黏膜皱襞，称为处女膜，内含结缔组织、血管及神经末梢。处女膜多在中央有一孔，呈圆形、新月形，筛状或伞状少见。孔的大小变异很大，小至不能通过一指甚至闭锁，大至可容两指甚至缺如。其可因性交、分娩或其他损伤破裂，产后仅留有处女膜痕。

## 二、内生殖器

内生殖器位于真骨盆内，包括阴道、子宫、输卵管和卵巢，且输卵管和卵巢统称为子宫附件（图 2–2、图 2–3）。

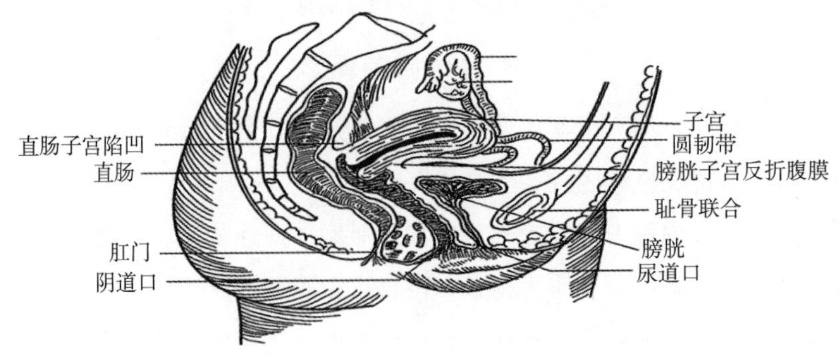


**图 2–2 内生殖器矢状面观**

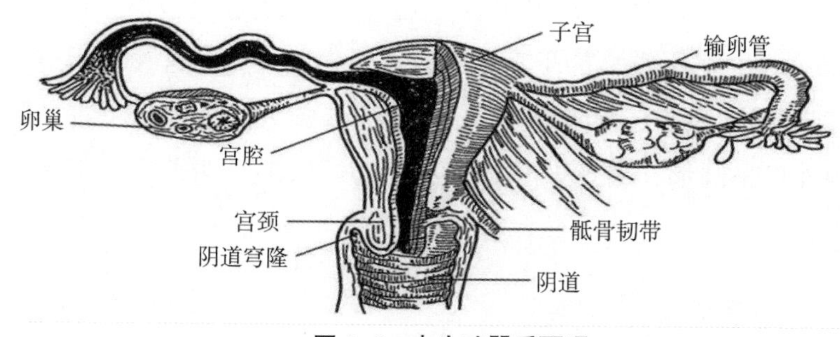


**图 2–3　内生殖器后面观**

## （一）阴道

阴道是性交器官，是排出经血及分娩胎儿的通道。其位于真骨盆下部中央，前壁与膀胱和尿道相邻，长 7~9cm；后壁与直肠贴近，长 10~12cm。阴道上端包绕子宫颈阴道部，下端开口于阴道前庭后部。子宫颈与阴道间的圆周状隐窝，称为阴道穹隆，按其位置分为前、后、左、右 4 个部分，其中后穹隆最深，与直肠之间是腹腔的最低部位，称为直肠子宫陷凹，临床上可经此部位穿刺、引流或手术入路。

阴道壁由外层的黏膜层、中间的肌层及内层的纤维组织膜构成。①黏膜层：呈淡红色，无腺体，由非角化复层鳞状上皮覆盖，有许多横行皱襞，具有伸展性，阴道上端 1/3 处黏膜受性激素影响呈周期性变化。②肌层：由内环、外纵两层平滑肌构成。③纤维组织膜：与肌层紧密粘贴。阴道壁含有丰富的静脉丛，损伤后易出血或形成血肿。

## （二）子宫

子宫是孕育胚胎、胎儿和产生月经的器官，位于盆腔正中，前为膀胱，后为直肠，下接阴道，两侧与附件相连。子宫正常呈轻度前倾前屈位，受子宫韧带、筋膜和盆底肌的支撑。任何因素引起骨盆组织结构的损伤，均可导致子宫脱垂。

**1. 形态**　子宫是一个有腔壁厚的肌性器官，呈略扁的倒置梨形，重 50~70g，长 7~8cm，宽 4~5cm，厚 2~3cm，容量约 5mL。子宫由子宫体和子宫颈两部分组成，子宫体较宽，位于子宫上部，顶部称为子宫底，宫底两侧称为子宫角。子宫颈常称宫颈，较窄呈圆柱状，位于子宫下部。因年龄和卵巢功能的影响，子宫体与子宫颈的比例不同，青春期前为 1 ∶ 2，育龄期为 2 ∶ 1，绝经后为 1 ∶ 1。

子宫体与子宫颈之间最狭窄的部分，称为子宫峡部。其上端因解剖上狭窄，称为解剖学内口；其下端由子宫内膜转变为子宫颈黏膜，称为组织学内口。非孕期长约 1cm，在妊娠期子宫峡部逐渐伸展变长，妊娠末期可达 7~10cm，形成子宫下段，成为软产道的一部分，也是剖宫产术常用切口部位。子宫颈内腔呈梭形，称为子宫颈管，成年女性长 2.5~3cm，其下端称为子宫颈外口，通向阴道。子宫颈以阴道为界，上部 2/3 与子宫主韧带相连为子宫颈阴道上部，下部 1/3 伸入阴道内为子宫颈阴道部。未产妇的子宫颈外口呈圆形；经产妇呈横裂状，将子宫颈分为前唇和后唇（图 2–4、图 2–5）。

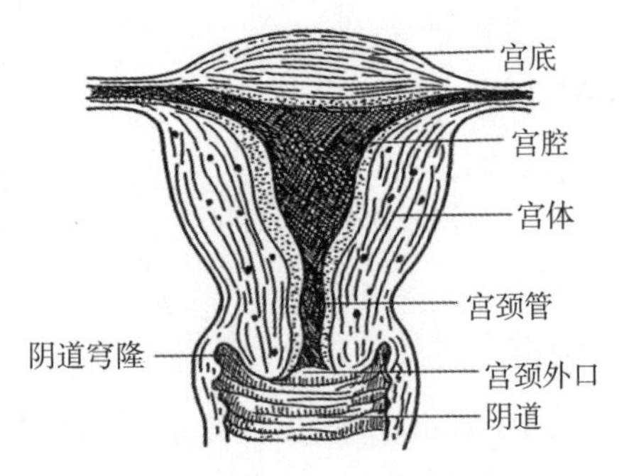


**图 2–4 子宫冠状断面**

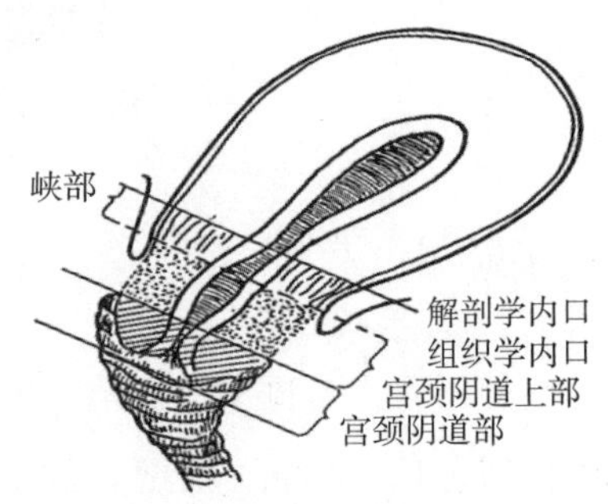


**图 2–5 子宫矢状断面**

**2. 组织结构**

（1）子宫体　子宫体壁由内层的内膜层、中间的肌层和外侧的浆膜层 3 层组成。①子宫内膜层：由致密层、海绵层和基底层 3 层组织构成，衬于宫腔表面，无内膜下层组织。内膜表面 2/3 为致密层和海绵层，统称为功能层，随卵巢性激素变化呈现周期变化而脱落。靠近子宫肌层的 1/3 内膜的基底层，不随卵巢性激素变化而变化。②子宫肌层：较厚，非孕时厚约 0.8cm，由大量平滑肌组织、少量弹力纤维与胶原纤维组成。内层环形排列，形成子宫收缩环；中层交叉排列，形成“8”字形围绕血管，制止子宫出血；外层纵向排列，极薄，是子宫收缩的起始点。③子宫浆膜层：为覆盖宫底部及其前后面的脏腹膜。子宫前面，近子宫峡部处的腹膜向前反折覆盖膀胱，形成膀胱子宫陷凹。子宫后面，腹膜沿子宫壁向下，至子宫颈后方及阴道后穹隆再折向直肠，形成直肠子宫陷凹，又称道格拉斯陷凹。

（2）子宫颈　主要由结缔组织构成，含少量平滑肌纤维、血管及弹力纤维。子宫颈管黏膜为单层高柱状上皮，黏膜内腺体分泌碱性黏液，形成黏液栓堵塞子宫颈管。黏液栓成分及性状受性激素影响呈周期性改变。子宫颈阴道部由复层鳞状上皮覆盖，表面光滑。子宫颈外口柱状上皮与鳞状上皮交界处是子宫颈癌的好发部位。

**3. 子宫韧带**

（1）阔韧带　是位于子宫两侧一对翼状的双层腹膜皱襞，由覆盖子宫前后壁的腹膜自子宫侧缘向外延伸达骨盆壁而成，能够限制子宫向两侧倾斜。阔韧带有前后两叶，其上缘游离，内 2/3 包绕输卵管（伞部无腹膜遮盖），外 1/3 包绕卵巢动静脉，形成骨盆漏斗韧带，又称卵巢悬韧带，具有支持卵巢的作用。卵巢内侧与宫角之间的阔韧带稍增厚，称为卵巢固有韧带或卵巢韧带。卵巢与阔韧带后叶相接处称为卵巢系膜。输卵管以下、卵巢附着处以上的阔韧带称为输卵管系膜，内含中肾管遗迹。宫体两侧的阔韧带富含血管、神经、淋巴管及大量疏松结缔组织，统称为宫旁组织。阔韧带基底部还有子宫动静脉和输尿管穿过。

（2）圆韧带　呈圆索状，由平滑肌和结缔组织构成，全长 12~14cm。起自宫角的前面，输卵管近端的下方，在阔韧带前叶的覆盖下向前外侧走行到达两侧骨盆侧壁后，经过腹股沟管止于大阴唇前端，有维持子宫呈前倾位置的作用。

（3）主韧带　又称子宫颈横韧带。在阔韧带的下部，横行于子宫颈两侧和骨盆侧壁之间，为一对坚韧的平滑肌和结缔组织纤维束，是固定子宫颈位置、防止子宫脱垂的主要结构。

（4）宫骶韧带　起自子宫体和子宫颈交界处后面的上侧方，向两侧绕过直肠到达第 2、3 骶椎前面的筋膜。韧带外覆腹膜，内含平滑肌、结缔组织和支配膀胱的神经。宫骶韧带短厚有力，向后向上牵引子宫颈，维持子宫呈前倾位置（图 2–6）。

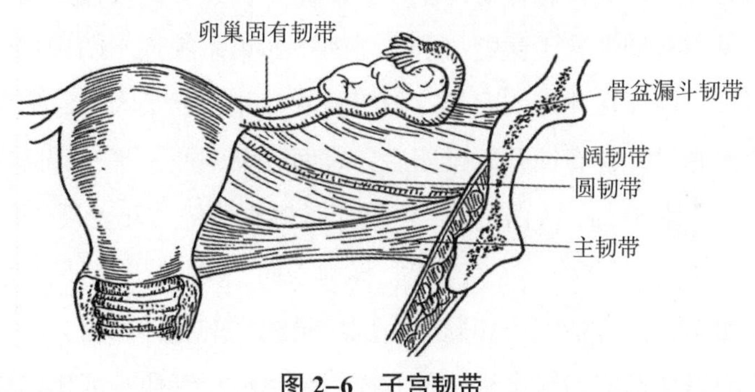


**图 2–6　子宫韧带**

## （三）输卵管

输卵管为一对细长而弯曲的肌性管道，为卵子与精子结合场所及运送受精卵的通道。内侧与子宫角相连，外端游离呈伞状，全长 8~14cm。根据输卵管的形态，由内向外分为 4 部分。①间质部：潜行于子宫壁内的部分，长约 1cm，管腔最窄。②峡部：在间质部外侧，细而较直，管腔较窄，长 2~3cm。③壶腹部：在峡部外侧，壁薄，管腔宽大且弯曲，长 5~8cm，内含丰富皱襞，受精常发生于此处。④伞部：为输卵管末端，长 1~1.5cm，开口于腹腔，管口处有许多指状突起，有“拾卵”作用。

输卵管壁从外向内由浆膜层、平滑肌层和黏膜层构成。浆膜层为腹膜的一部分；平滑肌层收缩有协助拾卵、运送受精卵及一定程度地阻止经血逆流和宫腔内感染向腹腔内扩散的作用；黏膜层由单层高柱状上皮覆盖，上皮细胞分为纤毛细胞、无纤毛细胞、楔状细胞和未分化细胞4种。纤毛细胞的纤毛自外端向宫腔方向摆动，有助于运送受精卵；无纤毛细胞有分泌作用，又称分泌细胞；楔形细胞可能是无纤毛细胞的前身；未分化细胞又称游走细胞，是上皮的储备细胞。输卵管肌肉的收缩和黏膜上皮细胞的形态、分泌及纤毛摆动，均受性激素的影响呈周期性变化（图2–7）。

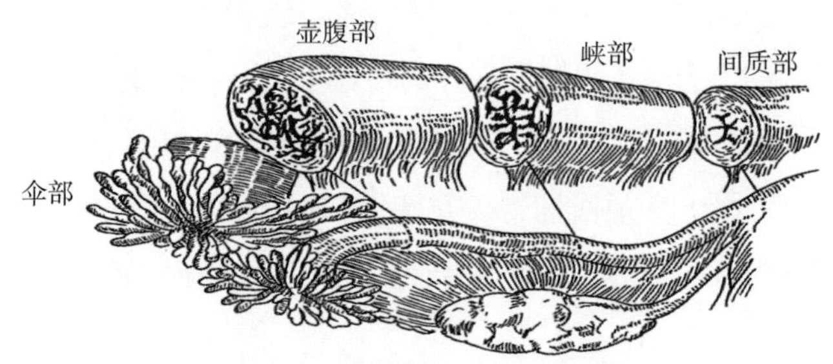

**图2–7 输卵管各部及其横断面**

## （四）卵巢

卵巢为一对扁椭圆形的性腺，是产生与排出卵子，并分泌甾体激素的性器官。由骨盆漏斗韧带和卵巢固有韧带悬于盆壁与子宫之间，卵巢系膜连于阔韧带后叶的部位称为卵巢门，卵巢血管与神经在此出入卵巢。随年龄的变化，卵巢大小、形状存在差异。青春期前，卵巢表面光滑；青春期开始排卵后，表面逐渐凹凸不平；育龄期女性卵巢大小约4cm×3cm×1cm，重5~6g，灰白色；绝经后卵巢逐渐萎缩变小变硬，检查时不易触及。

卵巢表面无腹膜，由单层立方上皮覆盖，称为表面上皮。上皮的下面是致密纤维组织，称为卵巢白膜。卵巢实质包括皮质和髓质。皮质是卵巢的主体，由大小不等的各级发育卵泡、黄体和它们退化形成的残余结构及间质组织组成；髓质与卵巢门相连，由疏松结缔组织及丰富的血管、神经、淋巴管及少量与卵巢韧带相延续的平滑肌纤维构成（图2–8）。

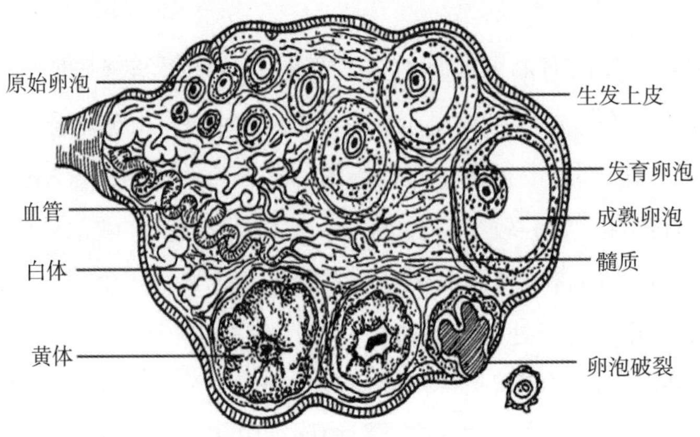

**图2–8 卵巢的构造（切面）**

# 第二节　血管、神经、淋巴

女性生殖器的血管与淋巴管相伴行，各器官间静脉及淋巴管以丛、网状相吻合。女性盆底的动脉、静脉、神经、淋巴的生理病理变化影响着盆腔疾病的发生、发展与转归。

## 一、动脉

女性内、外生殖器的血液供应主要包括卵巢动脉、子宫动脉、阴道动脉及阴部内动脉（图 2–9）。

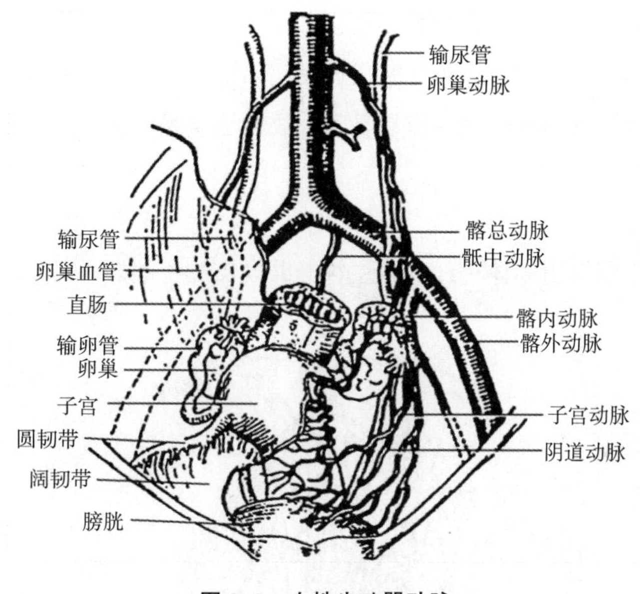


**图 2–9　女性生殖器动脉**

**1. 卵巢动脉**　为腹主动脉的一条直接分支。在腹膜后沿腰大肌前方下行至骨盆缘处，跨过输尿管和髂总动脉下段，通过骨盆漏斗韧带向内横行，经卵巢系膜进入卵巢门。卵巢动脉在进入卵巢前，尚有分支供应输卵管，其主干将经过阔韧带全长，其末梢在宫角附近与子宫动脉上行的卵巢支相吻合。

**2. 子宫动脉**　为髂内动脉前干的主要分支，在腹膜后沿骨盆侧壁向前下方走行，经阔韧带基底部、宫旁组织到达子宫外侧，相当于子宫颈内口约 2cm 处，横跨输尿管至宫旁分为上下两支：上支粗大，称为子宫体支，沿宫体侧缘迂曲上行，至宫角处又分为 3 支，即宫底支（分布于宫底部）、输卵管支（分布于输卵管）及卵巢支（与卵巢动脉末梢吻合）；下支较细，称为子宫颈 – 阴道支，分布于宫颈及阴道上段。

**3. 阴道动脉**　为髂内动脉前干分支，分布于阴道中下段前后壁、膀胱顶及膀胱颈。

阴道动脉与子宫颈－阴道支和阴部内动脉分支相吻合。

子宫动脉的子宫颈－阴道支供应阴道上段，阴道动脉供应阴道中段，阴部内动脉和痔中动脉供应阴道下段。

**4. 阴部内动脉** 为髂内动脉前干终支，经坐骨大孔的梨状肌下孔穿出骨盆腔，环绕坐骨棘背面，经坐骨小孔到达坐骨肛门窝又分出4个分支：痔下动脉（分布于直肠下段及肛门部）、会阴动脉（分布于会阴浅部）、阴唇动脉（分布于大、小阴唇）、阴蒂动脉（分布于阴蒂及前庭球）。

## 二、静脉

盆腔静脉与同名动脉伴行，但数目较多，于相应器官及其周围形成静脉丛，且相互吻合，故盆腔感染易于蔓延。卵巢静脉出卵巢门后形成静脉丛，右侧汇入下腔静脉，左侧汇入左肾静脉，因肾静脉较细回流易受阻，故左侧盆腔静脉曲张较多见。

## 三、神经

女性内、外生殖器由躯体神经和自主神经共同支配（图2–10）。

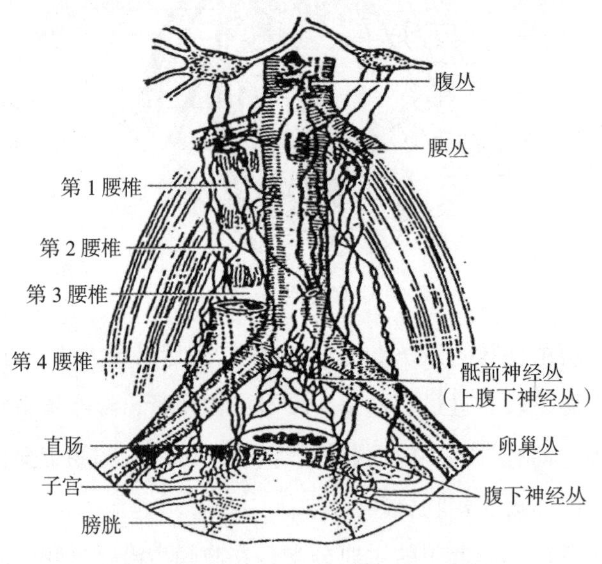


**图2–10　女性内外生殖器神经解剖**

**1. 躯干神经** 来自腰、骶神经丛。

（1）闭孔神经　来自腰丛，沿腰大肌内侧缘下行，至骨盆入口处穿出，行于髂总血管后方及髂内血管外侧，顺着闭孔内肌表面下行与闭孔血管汇合后穿闭孔管至股部。

（2）生殖股神经　由第1、2腰神经前支组成。沿腰大肌前方髂总动脉外侧下行，在输尿管后方分为股支和生殖支。生殖支与子宫圆韧带相伴行穿腹股沟管，分支至大阴唇。

（3）骶丛和尾丛　骶丛由腰骶干和第 1~4 骶神经前支组成，位于梨状肌前面且分支经梨状肌上、下孔出盆，分布于臀部、会阴及下肢。尾丛由第 4 骶神经前支的降支、第 5 骶神经前支和尾神经的前支合成，位于尾骨肌的上面，肛尾神经穿出骶结节韧带后分布于邻近皮肤。

**2. 自主神经**　来自骶交感干、腹下丛和盆内脏神经。

（1）骶交感干　来自腰交感干的延续，先在骶前孔内侧下降至尾骨处，与对侧骶交感干汇合。

（2）腹下丛　包括上腹下丛和下腹下丛。上腹下丛又称骶前神经，由腹主动脉丛经第 5 腰椎体前面下降而来。此丛发出左、右腹下神经行至第 3 骶椎高度，与同侧的盆内脏神经和骶交感干的节后纤维共同组成左、右下腹下丛，又称盆丛，分布于直肠、子宫颈和阴道穹隆的两侧、膀胱的后方等。

（3）盆内脏神经　又称盆神经。由第 2~4 骶神经前支中的副交感神经节前纤维组成，分布于结肠左曲以下的消化道、盆内脏器及外阴等。

## 四、淋巴

女性内、外生殖器和盆腔具有丰富的淋巴系统，淋巴结通常沿相应的血管排列，成群或成串分布，其数目及确切位置不固定。淋巴系统分为外生殖器淋巴和盆腔淋巴（图 2-11）。

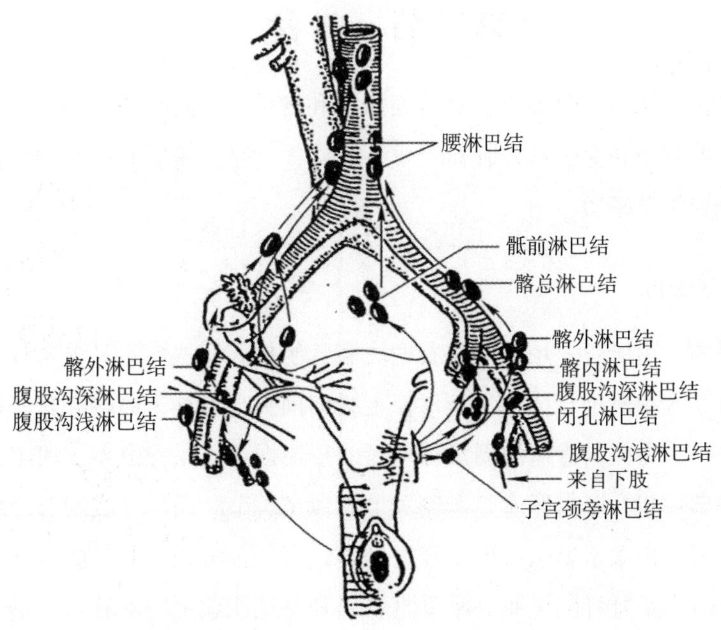


**图 2-11　女性内外生殖器淋巴系统**

**1. 外生殖器淋巴** 分为浅、深淋巴结。

（1）腹股沟浅淋巴结 分上下两组，上组沿腹股沟韧带排列，收纳外生殖器、阴道下段、会阴及肛门部的淋巴；下组位于大隐静脉末端周围，收纳会阴及下肢的淋巴。其输出管多数汇入腹股沟深淋巴结，少数汇入髂外淋巴结。

（2）腹股沟深淋巴结 又称股深淋巴结，位于股静脉内侧，收纳阴蒂、腹股沟浅淋巴，汇入髂内及闭孔等淋巴结。

**2. 盆腔淋巴** 分为 3 组。

（1）髂淋巴组 由闭孔、髂内、髂外及髂总淋巴结组成，收纳阴道上部、宫颈、子宫及膀胱的淋巴。

（2）骶前淋巴组 位于骶骨前面，收纳直肠、阴道后壁及子宫等淋巴。

（3）腰淋巴组 又称腹主动脉旁淋巴组，位于腹主动脉旁，收纳宫体、宫底、输卵管及卵巢的淋巴。

阴道下段淋巴主要汇入腹股沟浅淋巴结。阴道上段淋巴回流基本与子宫颈淋巴回流相同，大部分汇入髂内及闭孔淋巴结，小部分汇入髂外淋巴结，经髂总淋巴结汇入腰淋巴结或骶前淋巴结。子宫底、输卵管、卵巢淋巴一部分汇入腰淋巴结，另一部分汇入髂内、外淋巴结。子宫体前后壁淋巴可分别回流至膀胱淋巴结和直肠淋巴结，子宫体两侧淋巴沿圆韧带汇入腹股沟浅淋巴结。

## 第三节 骨盆

骨骼系统是盆底肌肉的附着点，对盆底肌肉和韧带支持起重要作用。女性骨盆较男性宽而浅，是支持躯干和保护盆腔脏器的重要结构，又是分娩胎儿必经的骨性产道，其大小、形状与分娩关系密切。

### 一、骨盆的组成

**1. 骨盆的骨骼** 由骶骨、尾骨及左右两块髋骨组成。每块髋骨又由髂骨、坐骨和耻骨构成；骶骨由 5~6 块骶椎合成，呈楔形，上缘向前突出处称为骶岬，是妇科腹腔镜手术的重要标志之一，为产科骨盆内测量对角径的重要据点。尾骨由 4~5 块尾椎合成。

**2. 骨盆的关节** 包括耻骨联合、骶髂关节和骶尾关节。两耻骨之间的纤维软骨称为耻骨联合，妊娠期受性激素影响可出现轻度分离，有利于分娩。耻骨联合下缘是盆筋膜腱弓前部的起点，也是耻骨阴道肌、耻骨直肠肌和耻尾肌前部的附着点，是女性盆底解剖中的重要标志。两髂骨与骶骨相接形成骶髂关节。骶骨与尾骨之间形成骶尾关节，有轻微的活动度。

**3. 骨盆的韧带**　包括骶、尾骨与坐骨结节之间的骶结节韧带和骶、尾骨与坐骨棘之间的骶棘韧带。骶棘韧带宽度即坐骨切迹宽度，是判断中骨盆是否狭窄的重要指标，妊娠期受性激素影响出现松弛，有利于胎儿娩出。

### 二、骨盆的分界

以耻骨联合上缘、髂耻缘及骶岬上缘的连线为界，将骨盆分为假骨盆和真骨盆两部分。假骨盆又称大骨盆，为腹腔的一部分，位于骨盆分界线之上，与产道无直接关系，前方为腹壁下部，两侧为髂骨翼，其后方为第 5 腰椎。真骨盆又称小骨盆，分上、下两口，即骨盆入口和骨盆出口，中间为骨盆腔。骨盆腔后壁是骶骨和尾骨，两侧为坐骨、坐骨棘和骶棘韧带，前壁为耻骨联合和耻骨支。坐骨棘位于真骨盆中部，肛诊或阴道诊可触及。两坐骨棘连线的长度是衡量中骨盆横径的重要径线，也是判定子宫有无下垂及胎儿先露下降程度的标志。耻骨两降支的前部相连构成耻骨弓。骨盆腔呈前浅后深的形态，其中轴为骨盆轴，分娩时胎儿沿此轴娩出。

### 三、骨盆的类型

**1. 女型**　最常见，骨盆入口呈横椭圆形，入口横径稍长于前后径。耻骨弓较宽，坐骨棘间径≥ 10cm。此为女性正常骨盆，我国妇女占 52%~58.9%。

**2. 扁平型**　较常见，骨盆入口呈扁椭圆形，入口横径大于前后径。耻骨弓宽，骶骨失去正常弯度，变直向后翘或深弧形，故骶骨短、骨盆浅。我国妇女占 23.2%~29%。

**3. 类人猿型**　骨盆入口呈长椭圆形，入口前后径大于横径。骨盆两侧壁稍内聚，坐骨棘较突出，坐骨切迹较宽，耻骨弓较窄，骶骨向后倾斜，故骨盆前窄而后宽。骨盆的骶骨往往有 6 节，较其他类型骨盆深。我国妇女占 14.2%~18%。

**4. 男型**　少见，骨盆入口略呈三角形，两侧壁内聚，坐骨棘突出，耻骨弓较窄，坐骨切迹窄呈高弓形，骶骨较直而前倾，致出口后矢状径较短。骨盆腔呈漏斗形，易造成难产。我国妇女仅占 1%~3.7%。

骨盆的形态、大小除有种族差异外，还与生长发育、遗传、营养及性激素的影响有关，临床上妇女往往以混合型骨盆多见。

## 第四节　骨盆底

女性盆底由封闭骨盆出口的多层肌肉和筋膜构成，承托并保持子宫、膀胱和直肠处于正常位置，并参与调控上述各器官的功能。

## 一、骨盆底肌肉组织结构

盆底骨骼肌包括肛提肌、尾骨肌、肛门外括约肌、尿道横纹括约肌和浅表会阴肌（球海绵体肌、坐骨海绵体肌和会阴浅横肌）。盆膈由肛提肌和尾骨肌构成。肛提肌包括耻骨阴道肌、耻骨尾骨肌、耻骨直肠肌和髂骨尾骨肌。盆膈在耻骨和尾骨之间，像吊床样伸展，沿着外侧盆壁附着于闭孔筋膜上形成增厚的线性带，即肛提肌腱弓。增厚的筋膜形成一条从坐骨棘至同侧上耻骨弓的可识别的界限，肛提肌起源于这一肌筋膜附属物。

盆底肌由外向内分为 3 层。

**1. 外层** 位于女性外生殖器会阴皮肤及皮下组织的下面，由会阴浅筋膜及其深面的 3 对肌肉及一块括约肌构成。此层肌肉的肌腱汇合于阴道外口，与肛门之间形成中心腱。

（1）球海绵体肌 覆盖前庭球和前庭大腺，向前经阴道两侧附于阴蒂海绵体根部，向后与肛门外括约肌交叉混合。此肌收缩时能紧缩阴道，故又称阴道括约肌。

（2）坐骨海绵体肌 始于坐骨结节内侧，沿坐骨升支及耻骨降支前行，向上止于阴蒂海绵体（阴蒂脚处）。

（3）会阴浅横肌 从两侧坐骨结节内侧面中线向中心腱汇合。

（4）肛门外括约肌 位于会阴后三角，为围绕肛门的环形肌束，前端汇合于中心腱，是一块独立的肌肉组织。

**2. 中层** 称为泌尿生殖膈。由上下两层坚韧的筋膜、一对会阴深横肌及尿道括约肌组成，覆盖于由耻骨弓、两侧坐骨结节形成的骨盆出口前部三角形平面上，又称三角韧带，其中有尿道和阴道穿过。

（1）会阴深横肌 自坐骨结节的内侧面伸展至中心腱处。

（2）尿道括约肌 环绕尿道，控制排尿。

**3. 内层** 称为盆膈，是骨盆底最坚韧的一层，由肛提肌及其内、外面筋膜组成。由前向后依次有尿道、阴道和直肠穿过。

肛提肌是位于骨盆底的成对扁阔肌，向下、向内合成漏斗形，是盆底最重要的支持结构，抵抗腹腔内压力，其肌纤维在阴道和直肠周围交织，对肛门和阴道括约肌有加强作用。每侧肛提肌自前内向后外由 3 部分组成。①耻尾肌：位于前内侧，为肛提肌的主要部分，起自耻骨降支内侧，绕过阴道、直肠，向后止于骶尾骨和肛尾韧带，在分娩过程中耻尾肌受损可致产后出现膀胱、直肠膨出。②髂尾肌：位于后外侧，起自肛提肌腱弓的后部和坐骨棘盆面，止于尾骨侧缘及肛尾韧带，形成提肌板。③坐尾肌：位于后方，起自两侧坐骨棘，止于尾骨与骶骨。

## 二、骨盆底结缔组织结构

盆底和侧壁由肌肉和筋膜组织构成，具有关闭骨盆腔、性交、分娩和排泄二便等作用。骨盆底筋膜分为两种类型：壁筋膜和脏筋膜（骨盆内筋膜）。壁筋膜覆盖骨盆内肌肉组织并为骨性结构提供肌肉附着点。骨盆内筋膜是连续的，形成网状结构贯穿于整个骨盆，其筋膜汇聚处通常称为韧带，如子宫主韧带和子宫骶韧带。

**1. 盆韧带**　由结缔组织、血管及肌纤维组成，其在肌肉活动的支持下，对维持盆腔脏器处于正常位置发挥主要作用。

（1）骶棘韧带　为一扇形的致密结缔组织带，走行于盆底后部，向前外附着于坐骨棘，后内侧附着于约第 4 骶椎平面到尾骨的侧缘和前面。骶棘韧带后外侧与骶结节韧带相重叠，不易分离，其盆面有尾骨肌覆盖。骶棘韧带区域是妇科医师进行阴道脱垂手术时一个重要的区域，从直肠阴道间隙或者阴道后腹膜下直接切开，均可到达此处。

（2）直肠侧韧带　平第 3 骶椎，从盆筋膜腱弓向前内侧发出，是与直肠外侧壁的筋膜相连的韧带，内含盆丛的直肠支与直肠中血管。

（3）宫骶韧带　短厚有力，起自子宫体和子宫颈交界处后面的上侧方，向两侧绕过直肠到达第 2、3 骶椎前面的筋膜。内侧为直肠，外侧为输尿管，是手术中的重要标志。

（4）主韧带　为一对坚韧的平滑肌和结缔组织纤维束，横行于子宫颈两侧和骨盆侧壁之间，固定子宫的位置。

（5）耻骨膀胱韧带和耻骨尿道韧带　耻骨膀胱韧带左右各一，是位于耻骨后面和盆筋膜腱弓前段与膀胱颈和尿道上部之间的结缔组织韧带。每侧又分为耻骨膀胱内侧韧带和耻骨膀胱外侧韧带，内厚外薄。耻骨膀胱韧带发育不良可导致尿失禁。耻骨尿道韧带是耻骨膀胱韧带向尿道的延续，两者之间无明显界限，该韧带的损伤或萎缩可导致尿道过度活动，从而出现压力性尿失禁。

**2. 盆筋膜腱弓**　是将盆腔器官、盆底肌及盆壁筋膜组织联系起来的重要结构。起自闭孔内肌，行于坐骨棘和耻骨联合下缘之间。其前段与耻尾肌外侧的筋膜相接，中段与阴道旁侧结缔组织相接；后段与肛提肌肌腱弓融合。前外侧腱弓纤维来自盆膈上筋膜，而后外侧纤维来自闭孔内肌筋膜，故盆筋膜腱弓为多数前侧盆底筋膜的起源并经此附着于真性骨盆。前为尿道和膀胱颈，后为直肠，为盆膈及其韧带的侧方附着点。盆筋膜腱弓能为尿道悬于阴道前壁上提供支撑力量，其作用原理类似于“吊桥”的承力索，同时防止腹压增加时阴道前壁和近端尿道向尾端移位。

**3. 会阴体**　是肌腱类结构，位于会阴中部，直肠和阴道口之间。肛提肌、会阴横行肌和肛门外括约肌在此相融合，该附着点为盆底提供了固定阴道后壁和直肠的第二支撑点。

盆底肌肉、韧带、筋膜和会阴体等结缔组织形成一个坚实的横纹肌和筋膜结构，通过这些结构的收缩和紧张来支撑盆腔脏器。

# 第五节 邻近器官

女性生殖器前与尿道、膀胱及输尿管毗邻，后与直肠、阑尾毗邻。

## 一、尿道

尿道为一肌性管道。始于膀胱三角尖端，穿过泌尿生殖膈，开口于阴道前庭的尿道外口，长4~5cm，直径约0.6cm。尿道黏膜层衬于腔面，与膀胱黏膜相延续。肌层分为两层，内层为纵行平滑肌，排尿时可缩短和扩大尿道管腔；外层为横纹括约肌，可持久收缩保证尿道长时间闭合，在腹压增加时快速收缩，并借助尿道周围的肛提肌收缩，紧急关闭尿道，防止漏尿。

## 二、膀胱

膀胱为一囊状肌性器官，是泌尿系统的储尿器官。排空的膀胱呈扁平形，位于耻骨联合和子宫之间，充盈的膀胱呈球形，凸向盆腔甚至腹腔。成人膀胱平均容量为350~500mL。膀胱分为顶、底、体和颈4部分。前腹壁下部腹膜覆盖膀胱顶，向后移行达子宫前壁，两者之间形成膀胱子宫陷凹。膀胱底部内面有一三角区称为膀胱三角，即成对的输尿管口和尿道内口。膀胱底部与子宫颈及阴道前壁相连，其间组织疏松，盆底肌肉及其筋膜受损时，膀胱与尿道可随子宫颈及阴道前壁一并脱出。

## 三、输尿管

输尿管为一对圆索状肌性管道，粗细不一，全长约30cm，管壁厚约1mm，由黏膜、肌层、外膜构成。从解剖学上被分为腹部和骨盆部，腹部起自肾盂，在腹膜后沿腰大肌前面偏中线侧下行，而骨盆部在骶髂关节处跨髂外动脉起点的前方进入骨盆腔，并继续沿髂内动脉下行，到达阔韧带基底部向前内方行，在子宫颈部外侧约2cm处，于子宫动脉下方穿过，位于子宫颈阴道上部外侧1.5~2cm处，斜向前内穿越输尿管隧道进入膀胱。输尿管行程和数目可有变异，可随子宫发育异常连同该侧肾脏一并缺如。在施行高位结扎卵巢血管、结扎子宫动脉及打开输尿管隧道时，应避免损伤输尿管。输尿管血运丰富，术中应保护输尿管以免形成输尿管瘘。

### 四、直肠

直肠前为子宫及阴道，后为骶骨，上接乙状结肠，下接肛管，全长 10~14cm。当盆底肌肉和筋膜损伤时，常伴阴道后壁一并膨出。肛管长 2~3cm，借会阴体与阴道下段分开，阴道分娩时应保护会阴，避免损伤肛管。

### 五、阑尾

阑尾位于右髂窝内，形似蚯蚓，连于盲肠内侧壁的盲端细管，下端可达右侧输卵管及卵巢位置，其位置、长短、粗细存在差别。黏液性肿瘤好发于此处，故卵巢黏液性癌手术时，应常规切除阑尾。

## 第六节　盆底的功能

盆底是一个密切联系的整体，完整的盆底功能是在盆底肌、盆底结缔组织及盆腔脏器的密切配合下完成的，是盆底支持系统和括约肌系统的协调统一。

盆底支持系统主要包括盆底肌和盆底结缔组织，正常盆腔器官的支持和功能依赖于盆底肌和盆底结缔组织的动态相互作用。盆底肌肉是盆内器官的主要支撑来源，盆内筋膜是一个疏松结缔组织网，能够遮盖所有的盆内器官并将这些器官和支持性肌肉与骨盆骨骼相连接，故盆内筋膜能够维持盆内器官处于正常位置。若盆底的支持结构损伤或减弱，在腹压增加时就会出现盆腔器官脱垂和尿失禁等盆底功能障碍的临床表现。

# 第三章 妊娠期及产后女性生理特点

妊娠是非常复杂且变化极为协调的生理过程。妊娠期、产褥期母体各系统、器官均会发生一系列生理变化，产褥期尤为明显的是生殖系统的变化，其会发生一些生理性的临床表现，若处理和保健不当可转变为病理表现。

## 第一节 妊娠期母体的生理特点

妊娠期间，孕妇体内各系统在胎盘产生的激素参与和神经内分泌影响下发生了一系列生理变化，以满足胚胎、胎儿生长发育的需要并为分娩做准备。

### 一、生殖系统的变化

#### （一）子宫

妊娠期子宫是妊娠期及分娩后变化最大的器官，主要表现为子宫体积增大、血流量增加及子宫下段形成。子宫的主要功能是孕育胚胎、胎儿，同时在分娩过程中起重要作用。

**1. 子宫体大小** 子宫体随着胎儿、胎盘及羊水的形成与发育逐渐增大变软。子宫体大小由未孕时的（7~8）cm×（4~5）cm×（2~3）cm 增大至足月妊娠时的 35cm×25cm×22cm；子宫腔容量由未孕时的 5mL 增加至足月妊娠约 5000mL，约为未孕状态的 1000 倍；子宫重量由未孕时 50~70g 增加至足月妊娠约 1100g，增加约 20 倍。妊娠早期子宫略呈球形且不对称，受精卵着床部位的子宫壁明显凸出。妊娠 12 周后，对称性增大的子宫逐渐超出盆腔，可在耻骨联合上方触及。妊娠晚期，乙状结肠占据在盆腔左侧，因此子宫轻度右旋。

子宫增大主要是因肌细胞肥大、延长，也有少量肌细胞数目增加及结缔组织增生。细胞质内富含有收缩功能的肌动蛋白和肌球蛋白，为临产后子宫收缩提供物质基础。子宫肌壁厚度未孕时约 1cm，妊娠中期逐渐增厚至 2~2.5cm，妊娠末期变薄为 1~1.5cm。妊娠早期子宫增大受激素水平影响，主要是雌激素的作用；妊娠后期子宫随宫腔内压力增加而逐渐增大。为适应临产，子宫收缩力由宫底向下逐渐递减，子宫各部位以不同的速度增长：宫底在妊娠后期增长最快，宫体含肌纤维最多，子宫下段次之，子宫颈最少。自妊娠 12~14 周开始，子宫可出现生理性无痛性宫缩，又称布雷希氏收缩（Braxton Hicks）。其特点为稀发、不规律、不对称，强度及频率随妊娠进展而逐渐增加，但宫缩时宫腔内压力通常为 5~25mmHg，持续时间不超过 30 秒，不伴子宫颈扩张。

**2. 子宫血流量**　妊娠期间子宫血管扩张、增粗，子宫血流量增加。妊娠早期主要供应子宫肌层和蜕膜，血流量为 50mL/min；妊娠足月时主要供应胎盘，血流量为 450~650mL/min。子宫收缩时行走于子宫肌纤维之间的子宫螺旋血管被挤压，子宫血流量明显减少。因此，有效的宫缩是产后使子宫胎盘剥离面迅速止血的主要机制，但分娩过程中过强宫缩可致胎儿宫内缺氧。

**3. 子宫内膜**　受精卵着床后，在雌、孕激素影响下子宫内膜腺体增大，腺上皮细胞内糖原增加，结缔组织细胞肥大，血管充血，此时子宫内膜称为蜕膜（decidua）。按蜕膜与囊胚的关系，将蜕膜分为 3 部分。①底蜕膜（basal decidua）：囊胚着床部位的子宫内膜，与叶状绒毛膜相贴，以后发育成胎盘母体部分。②包蜕膜（capsular decidua）：覆盖在囊胚表面的蜕膜，随囊胚发育逐渐突向宫腔。③真蜕膜（true decidua）：底蜕膜及包蜕膜以外覆盖子宫腔其他部分的蜕膜，妊娠 14~16 周羊膜腔明显增大，包蜕膜和真蜕膜相贴近，宫腔消失（图 3–1）。

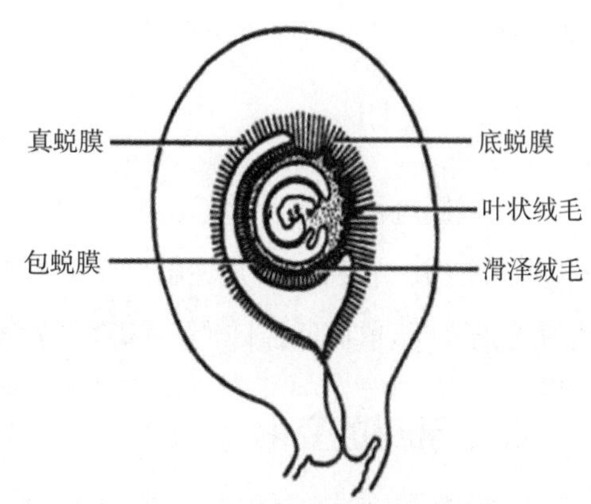


**图 3–1　早期妊娠子宫蜕膜与绒毛的关系**

**4. 子宫峡部**　位于宫体与宫颈间最狭窄的部位。未孕时长约 1cm，妊娠后峡部变软，妊娠 12 周后逐渐伸展、拉长、变薄，扩展成宫腔的一部分，临产后伸展至 7~10cm，成为软产道的一部分，称为子宫下段。

**5. 子宫颈**　妊娠早期在激素作用下，子宫颈黏膜充血、组织水肿，子宫颈管内腺体增生、肥大，使子宫颈逐渐变软，呈紫蓝色。妊娠期子宫颈黏液增多，形成黏稠的黏液栓，富含免疫球蛋白及细胞因子，有保护宫腔免受病原体侵袭的作用。子宫颈主要成分为胶原丰富的结缔组织，结缔组织在不同时期分布不同，妊娠期维持子宫颈关闭至足月，分娩期扩张子宫颈，产褥期使子宫颈迅速复旧。

### （二）卵巢

妊娠期卵巢体积略增大，排卵和新卵泡发育均停止。妊娠 6~7 周前分泌大量雌激素、孕激素以维持妊娠。妊娠10周后胎盘取代黄体功能，黄体开始萎缩。

### （三）输卵管

妊娠期输卵管伸长，但肌层并不增厚。黏膜上皮细胞扁平，在基质中可见蜕膜细胞，有时黏膜可呈蜕膜样改变。

### （四）阴道

妊娠期阴道黏膜变软、充血、水肿，水肿呈紫蓝色（Chadwick征）。阴道皱襞增多，周围结缔组织变疏松，伸展性增加，有利于胎儿娩出。阴道脱落细胞及分泌物增多呈白色糊状。阴道上皮细胞糖原积聚，乳酸含量增多，pH降低，有利于防止感染。

### （五）外阴

妊娠期外阴充血，皮肤增厚，大小阴唇色素沉着，大阴唇内血管增多，结缔组织变软，伸展性增加，有利于胎儿娩出。小阴唇皮脂腺分泌增多。妊娠时，盆腔及下肢静脉血因增大的子宫压迫而回流障碍，部分孕妇可出现外阴或下肢静脉曲张，产后多自行消失。

## 二、乳房的变化

妊娠早期乳房开始增大、充血，孕妇自觉乳房发胀或触痛及刺痛是妊娠早期的常见表现，乳头增大变黑，易勃起。乳晕颜色加深，其外围皮脂腺肥大形成散在结节状隆起，称为蒙氏结节（Montgomery's tubercles）。妊娠末期，尤其在接近分娩期时挤压乳房，可有少量淡黄色稀薄液体溢出，称为初乳（colostrum）。妊娠期胎盘分泌大量雌激素刺激乳腺腺管发育，分泌大量孕激素刺激乳腺腺泡发育。乳腺发育完善还需垂体催乳素、人胎盘生乳素、胰岛素及皮质醇等参与。妊娠期间乳腺充分发育为泌乳做准备，但大量雌、孕激素抑制乳汁生成，此时并无乳汁分泌。胎盘娩出后，雌、孕激素水平迅速下降，新生儿吸吮乳头，乳汁正式分泌。

## 三、血液循环系统的变化

### （一）血液

**1. 血容量** 妊娠期子宫胎盘及各组织器官血流量增加，从而血容量增加，以维持胎儿生长发育，同时也是应对妊娠和分娩期出血的一种保护机制。血容量从妊娠6~8周开始增加，至妊娠32~34周达到高峰，增加40%~45%，平均增加约1450mL，此水平将维持至分娩。其中血浆增加约 1000mL，红细胞增加约 450mL，血浆量明显多于红细胞量，出现生理性血液稀释。

**2. 血液成分**

（1）红细胞　妊娠期骨髓造血增加，网织红细胞轻度增多。由于血液稀释，足月妊娠时红细胞计数由未孕时的 $4.2 \times 10^{12}$/L 下降为 $3.6 \times 10^{12}$/L，血红蛋白由未孕时的 130g/L 下降为 110g/L，血细胞比容由未孕时 0.38~0.47 降至 0.31~0.34。为预防血红蛋白过度降低，妊娠中晚期应注意铁剂的补充，以适应红细胞增加、胎儿生长及孕妇各器官生理变化的需求。

（2）白细胞　妊娠期白细胞计数轻度增加，一般（5~12）$\times 10^9$/L；临产和产褥期白细胞计数显著增加，一般为（14~16）$\times 10^9$/L。主要为中性粒细胞增多，产后 1~2 周内白细胞水平恢复正常。

（3）血小板　目前对于妊娠期血小板计数的变化尚不明确。部分孕妇在妊娠晚期会进展为妊娠期血小板减少症，但多在产后 1~2 周恢复正常。

（4）凝血因子　妊娠期凝血因子Ⅱ、Ⅴ、Ⅶ、Ⅷ、Ⅸ、Ⅹ增加，血液处于高凝状态，为防止围生期出血做好准备，但是也使妊娠期发生血管栓塞性疾病的风险较非孕时增加 5~6 倍。妊娠晚期凝血酶原时间（prothrombin time，PT）及活化部分凝血活酶时间（activated partial thromboplastin time，APTT）轻度缩短，凝血时间无明显改变。血浆纤维蛋白原含量比未孕时约增加 50%，妊娠末期平均达 4.5g/L。妊娠期静脉血液淤滞、血管壁损伤使产后胎盘剥离面血管内迅速形成血栓，是预防产后出血的另一重要机制。产后 2 周凝血因子水平恢复正常。

（5）血浆蛋白　由于血液稀释，血浆蛋白含量从妊娠早期开始下降，至妊娠中期达 60~65g/L，主要是白蛋白减少，约为 35g/L，持续此水平直至分娩。

## （二）循环系统变化

**1. 心脏**　妊娠期子宫增大使膈肌升高，心脏向左、上、前方移位，加之血流量增加及血流速度加快，心浊音界稍扩大，心尖冲动左移 1~2cm。多数孕妇可闻及心尖区Ⅰ~Ⅱ级柔和吹风样收缩期杂音，第一心音分裂及第三心音，产后逐渐消失。心脏左移致使心电图电轴左偏约 15°。心脏容量增加约 10%，心率静息状态下每分钟增加 10~15 次。

**2. 心排出量**　心排出量自妊娠 10 周开始增加，至妊娠 32~34 周达高峰，持续至分娩。左侧卧位心排出量较未孕时约增加 30%，平均每次心排出量约为 80mL。心排出量增加是妊娠期循环系统最重要的改变，为子宫、胎盘、乳房提供足够血流供应，临产后在第二产程心排出量也显著增加，有基础心脏病的孕妇易在妊娠期和分娩期发生心衰。

**3. 血压** 妊娠早、中期血压偏低，妊娠 24~26 周血压轻度升高。大多情况下舒张压因外周血管扩张、血液稀释及胎盘形成动静脉短路而轻度降低，收缩压无变化，使脉压差增大。孕妇体位的改变也会影响血压，妊娠晚期仰卧位时由于增大的子宫压迫下腔静脉，使回心血量及心排出量减少从而血压下降，形成仰卧位低血压综合征（supine hypotensive syndrome）。因此，妊娠中、晚期鼓励孕妇以侧卧位休息为主。

**4. 静脉压** 妊娠期由于下肢静脉压升高，增大的子宫压迫下腔静脉，导致下肢水肿、下肢静脉曲张和痔疮的发生率增加，更易发生深部静脉血栓（deep venous thrombosis，DVT）。

## 四、泌尿系统的变化

妊娠期肾脏略增大，肾血浆流量（RPF）及肾小球滤过率（GFR）与未孕时相比均增加，维持高水平至临产，导致尿素、肌酐等代谢产物排泄量增多。妊娠期肾小球滤过率增加，而肾小管对葡萄糖重吸收能力未改变，约 15% 的孕妇饭后出现生理性糖尿，应注意与糖尿病鉴别。肾血浆流量与肾小球滤过率与体位相关，妊娠期仰卧位时尿量增加，故夜尿量多于日尿量。

妊娠期由于子宫增大，对盆腹腔压力增加，输尿管内压力增高，同时在孕激素作用下，泌尿系统平滑肌张力降低。输尿管增粗且蠕动减弱，尿流缓慢，肾盂及输尿管自妊娠中期轻度扩张，且右侧输尿管常受右旋妊娠子宫的压迫，可致肾盂积水。妊娠期急性肾盂肾炎发病率高，以右肾居多。妊娠早期膀胱受压迫，可出现尿频，子宫长出盆腔后症状缓解。妊娠晚期，胎头入盆后，膀胱、尿道压力增加，部分孕妇可出现尿频、尿失禁等。

## 五、呼吸系统的变化

妊娠期肋膈角增宽、肋骨展平，胸廓横径及前后径加宽，使周径加大，膈肌上升使胸腔活动幅度减少，但胸腔总体积不变，肺活量保持不变。妊娠中期孕妇耗氧量增加 10%~20%，肺通气量约增加 40%，过度通气状态使动脉血氧分压（$PO_2$）增高达 92mmHg，二氧化碳分压（$PCO_2$）降至 32mmHg，有利于提供足够的氧，以满足孕妇、胎儿所需，通过胎盘排出胎儿血中的二氧化碳。呼吸次数无明显变化，不超过 20 次 / 分钟，但呼吸较深大。大量雌激素的分泌，导致鼻、咽、气管等上呼吸道组织黏膜增厚，轻度充血、水肿，易发生上呼吸道感染。

## 六、消化系统的变化

在雌激素影响下，齿龈肥厚，充血、水肿、易出血。少数孕妇牙龈出现妊娠龈瘤，表现为血管灶性扩张，分娩后可消失。在孕激素影响下，胃贲门括约肌松弛，胃内酸性内容物由胃部逆流至食管下部，产生胃烧灼感，而胃排空时间并不延长。胆囊排空时间延长，胆汁变黏稠，易诱发胆囊炎、胆石症等。肠蠕动减弱，粪便在大肠停留时间延长易致便秘，同时直肠静脉压增高，痔疮的发生率增加或使原有痔疮加重。妊娠期胃、肠管因增大的子宫向上及两侧移位，因此这些部位发生病变时，体征会产生变异，如阑尾炎可表现为右侧腹中部或上部疼痛。

## 七、内分泌系统的变化

**1. 垂体**　妊娠期垂体增大，嗜酸细胞肥大增多，形成“妊娠细胞”。

（1）促性腺激素（gonadotropin，Gn）　妊娠期间黄体和胎盘分泌大量雌激素、孕激素，对下丘脑及腺垂体产生负反馈作用，使促卵泡激素及促黄体生成素分泌减少，故妊娠期间卵泡不再发育成熟，无排卵。

（2）催乳素（prolactin，PRL）　催乳素促进乳腺发育，为产后泌乳做准备。妊娠7周催乳素开始增多，足月妊娠分娩前达高峰约150μg/L，约为未孕期妇女的10倍。

**2. 肾上腺皮质**　妊娠期促肾上腺皮质激素（adreno corticotrophic hormone，ACTH）分泌增加。大量雌激素分泌使内层网状带分泌睾酮略增加，多数孕妇阴毛、腋毛等毛发增多增粗。中层束状带分泌糖皮质醇增多3倍，进入血液循环的糖皮质醇约75%与球蛋白结合，15%与白蛋白结合，仅10%为具有活性作用的游离糖皮质醇，故孕妇无肾上腺皮质功能亢进表现。外层球状带分泌的醛固酮增多4倍，仅30%~40%为具有活性作用的游离醛固酮，不引起过多的水钠潴留。

**3. 甲状腺**　妊娠期在促甲状腺激素（thyroid-stimulating hormone，TSH）和人绒毛促性腺激素（human chorionic gonadotropin，HCG）的影响下，甲状腺中度增大。妊娠早期初TSH短暂下降，至妊娠早期末回升至孕前水平，之后维持稳定状态。妊娠早期甲状腺素结合球蛋白（thyroxine-binding globulin，TBG）水平上升，妊娠20周达高峰，此后维持近基线水平的两倍。TBG的升高使血清中甲状腺素（thyroxine，$T_4$）和三碘甲状腺原氨酸（triiodothyronine，$T_3$）增加，但对游离$T_4$、$T_3$并无影响。妊娠6~9周血清中总$T_4$迅速增加，至18周达到高峰。游离$T_4$轻度升高，随HCG一起达峰值，继而降至正常水平。母体中少量$T_4$穿过胎盘维持胎儿甲状腺功能。胎儿甲状腺在妊娠10~12周之前不能聚集碘。妊娠20周前胎儿的任何需求都依赖母体供给，近20周时在垂体分泌的TSH作用下胎儿自身合成和分泌甲状腺素。孕妇与胎儿体内合成与分泌的TSH均不能穿过胎盘，各自负责自身甲状腺功能的调节。

**4. 甲状旁腺**　血清甲状旁腺素水平在妊娠早期降低。甲状旁腺素在妊娠中晚期逐渐升高，有利于为胎儿提供钙。

## 八、皮肤的变化

妊娠期促黑素细胞刺激激素（melanocyte-stimulating hormone，MSH）分泌增多，大量雌、孕激素有黑色素细胞刺激效应，使黑色素增加，导致孕妇乳头、乳晕、腹白线、外阴等处出现色素沉着。若色素沉着于颧颊部、眶周、前额、上唇和鼻部，边缘较明显，呈蝴蝶状褐色斑，称为妊娠黄褐斑（chloasma gravidarum），产后多自行消退。妊娠期间糖皮质激素增多，糖皮质激素可分解弹力纤维蛋白，使弹力纤维变性。此外孕妇腹壁皮肤张力随子宫增大而加大，使皮肤弹力纤维断裂，呈现出紫色或淡红色不规律平行略凹陷的条纹，称为妊娠纹（striae gravidarum），见于初产妇，经产妇多为银色光亮妊娠纹。

## 九、新陈代谢的变化

**1. 体重** 增大的子宫及内容物、乳房，增加的血容量、组织间液及少量母体脂肪和蛋白贮存均可造成妊娠期体重增加。妊娠期体重平均增加 12.5kg。

**2. 碳水化合物代谢** 妊娠期间胰岛素分泌量增多，而胎盘产生的胰岛素酶、激素等拮抗胰岛素致使胰岛素分泌相对不足。妊娠期空腹血糖值略低，餐后高血糖和高胰岛素血症利于提供充足的葡萄糖，以满足胎儿生长发育所需。妊娠期独特的糖代谢特点和变化可造成妊娠期糖尿病的发生。

**3. 脂肪代谢** 妊娠期能量消耗增多，母体脂肪积存多，糖原储备减少。当消耗过多能量时，体内动用大量脂肪，使血中酮体增加，易发生酮血症。

**4. 蛋白质代谢** 孕妇对蛋白质的需要量明显增加，处于正氮平衡状态。妊娠期母体内需储备足够的蛋白质，供给胎儿生长发育，满足子宫、乳房增大的需要，为分娩期消耗做准备。若蛋白质储备不足，易出现水肿。

**5. 水代谢** 妊娠期间孕妇体内水分增加约 7.5L，水钠潴留和排泄达成了新的平衡，不会引起水肿。但妊娠晚期，组织间液增加 1~2L，无法代谢，则易致水肿。

**6. 矿物质代谢** 胎儿胎盘及骨骼形成需要大量钙，其中 80% 在妊娠最后 3 个月积累，因此妊娠中、晚期应注意补充钙剂，加强食物中钙的摄入。胎儿造血及酶的合成需要铁的参与，妊娠期孕妇约需要 1000mg 的铁，其中 50% 用于母体红细胞生成，30% 转运至胎盘、胎儿，20% 通过胃肠道等生理途径排泄。多数孕妇铁的储存量不能满足需要，故妊娠中、晚期补充铁剂，以满足孕妇的需要及胎儿生长。

**7. 基础代谢率** 妊娠早期基础代谢率稍下降，妊娠中期逐渐增高，妊娠晚期可增高 15%~20%。妊娠期额外需要的总能量约 80000kCal，或每日约增加 300kCal。

### 十、骨骼、关节及韧带的变化

妊娠期间骨质一般无改变，仅在妊娠次数过多、过密，不注意补充维生素D及钙质时，易引起骨质疏松。妊娠晚期部分孕妇自觉肢体及腰骶部疼痛不适，可能与松弛素分泌有关，松弛素使骨盆韧带及椎骨间关节、韧带松弛。部分孕妇耻骨联合松弛、分离致明显疼痛、活动受限，产后大多可消失。妊娠晚期孕妇重心前移，为保持平衡，孕妇头部与肩部常向后仰，腰部向前挺形成典型的孕妇姿势。

## 第二节　产后女性身体的生理特点

产褥期母体各个系统均会产生变化，生殖系统变化最为显著。

### 一、生殖系统的变化

#### （一）子宫

子宫在产褥期变化最大。在胎盘娩出后子宫逐渐恢复至未孕状态的全过程称为子宫复旧，一般为6周。子宫复旧主要为宫体肌纤维缩复和子宫内膜的再生，同时还有子宫血管变化，子宫下段和宫颈的复原等。

**1. 子宫体肌纤维缩复**　子宫复旧不是肌细胞数目减少，而是肌浆中的蛋白质被分解排出，使细胞质减少致肌细胞缩小。被分解的蛋白质及其代谢产物通过肾脏排出体外。随着子宫体肌纤维不断缩复，子宫体积缩小、重量减轻。产后1周子宫缩小至约妊娠12周大小，产后10天在腹部无法扪及子宫底，产后6周恢复至妊娠前大小。分娩结束时重量约为1000g，产后1周约为500g，产后2周时约为300g，产后6周恢复至50~70g。

**2. 子宫内膜再生**　胎盘、胎膜娩出后，遗留的蜕膜分为2层。表层发生变性、坏死、脱落，形成恶露的一部分自阴道排出；基底层逐渐再生新的功能层，内膜缓慢修复，约于产后第3周，除胎盘附着部位外，宫腔表面均由新生内膜覆盖，产后6周胎盘附着部位内膜完成修复。

**3. 子宫血管变化**　胎盘娩出后，胎盘附着面立即缩小为原来的一半。子宫复旧导致开放的子宫螺旋动脉和静脉窦压缩变窄，形成血栓，出血量逐渐减少直至停止。若在新生内膜修复期间，胎盘附着面因复旧不良出现血栓脱落，可导致晚期产后出血。

**4. 子宫下段及宫颈变化**　分娩后子宫下段肌纤维缩复，逐渐恢复为非孕时的子宫峡部。胎盘娩出后的宫颈松软、壁薄，形成皱襞，宫颈外口呈环状如袖口。产后 2~3 日，宫口可容纳 2 指。产后 1 周宫颈内口关闭，宫颈管复原。产后 4 周宫颈恢复至孕前状态。分娩时宫颈外口常于 3 点、9 点处发生轻度裂伤，使初产妇的宫颈外口由产前圆形（未产型），变为产后“一”字形横裂（已产型）。

#### （二）阴道

分娩后阴道腔扩大，阴道黏膜及周围组织水肿，黏膜皱襞因过度伸展而减少，甚至消失，致使阴道壁松弛，肌张力低下。产褥期阴道壁肌张力逐渐恢复，阴道腔逐渐缩小，阴道黏膜皱襞约在产后 3 周重新出现，但阴道至产褥期结束时依旧不能完全恢复至未孕时的紧张度。

#### （三）外阴

分娩后外阴呈现轻度水肿，于产后 2~3 日内自行消退。会阴部血液循环丰富，若有轻度撕裂或会阴侧切缝合，多于产后 3~4 日内愈合。处女膜因在分娩时撕裂，形成残缺、不连续的处女膜痕。

#### （四）盆底组织

在分娩过程中，由于胎先露部位长时间的压迫，使盆底肌肉和筋膜过度伸展致弹性减弱，且常伴有盆底肌纤维的部分撕裂而致盆底肌松弛，产褥期应避免过早进行重体力劳动。若产妇能在产褥期坚持做产后康复锻炼，如传统运动疗法、产后瑜伽疗法、凯格尔训练等，可促使盆底肌恢复至接近未孕状态。若盆底肌及其筋膜严重撕裂，加之产褥期过早参加重体力劳动；或分娩次数过多，且间隔时间短，盆底组织难以完全恢复正常，可导致盆腔器官脱垂。

### 二、乳房的变化

产褥期乳房主要的变化是泌乳。妊娠期孕妇体内雌激素、孕激素、胎盘生乳素升高，使乳腺发育、乳腺体积增大、乳晕加深，为泌乳做好准备。随着胎盘剥离娩出，产妇血中雌激素、孕激素及胎盘生乳素水平急剧下降，抑制下丘脑分泌的催乳素抑制因子（prolactin-inhibiting factor，PIF）释放，在催乳素作用下，乳汁开始分泌，此后哺乳时的吸吮刺激乳汁分泌。婴儿每次吸吮乳头时，来自乳头的感觉信号经传入神经到达下丘脑，通过抑制下丘脑分泌的多巴胺及其他催乳素抑制因子，使腺垂体催乳素呈脉冲式释放，促进乳汁分泌。同时，吸吮乳头还能反射性地引起神经垂体释放缩宫素，缩宫素使乳腺腺泡周围的肌上皮细胞收缩，使乳汁从腺泡、小导管进入输乳导管和乳窦而喷出乳汁，此过程称为喷乳反射。保持乳腺不断泌乳的关键为吸吮及不断排空乳房。由于乳汁分泌量与产妇营养、睡眠、情绪和健康状况密切相关，因此保证产妇营养、足够睡眠和稳定的情绪至关重要。若乳汁不能正常排空，可出现乳汁淤积，导致乳房胀痛、硬结形成；若乳汁不足可出现乳房空软。

## 三、循环及血液系统的变化

胎盘剥离后子宫胎盘血液循环不复存在且大量血液从子宫涌入产妇体循环，加之妊娠期间潴留的组织间液回收，产后 72 小时内产妇循环血量增加 15%~25%，心脏负担明显加重，特别是产后 24 小时，应注意预防心衰的发生。循环血量于产后 2~3 周恢复至未孕状态。

产褥早期血液仍处于高凝状态，有利于胎盘剥离面形成血栓，减少产后的出血量。纤维蛋白原、凝血酶、凝血酶原于产后 2~4 周内降至正常。红细胞计数、血红蛋白水平于产后 1 周左右回升。白细胞总数于产褥早期较高，一般 1~2 周恢复正常。淋巴细胞稍减少，中性粒细胞增多，血小板数量增多。红细胞沉降率于产后 3~4 周降至正常。

## 四、消化系统的变化

妊娠期胃液中盐酸分泌量减少，胃肠蠕动及肌张力均减弱，产后 1~2 周逐渐恢复。产后 1~2 日内产妇常感口渴，喜进流食或半流食。产褥期因产妇卧床活动减少，肠蠕动减弱，腹肌及盆底肌松弛，易致便秘。

## 五、泌尿系统的变化

妊娠期体内潴留的多量水分主要经肾脏排出，故产后 1 周内尿量增多。妊娠期肾盂及输尿管扩张，产后 2~8 周恢复正常。在产褥期，尤其在产后 24 小时内，由于分娩时膀胱受压导致膀胱肌张力降低、黏膜充血水肿，对膀胱内压的敏感性降低，加之外阴切口疼痛、产程中会阴部受压迫过久、器械助产、区域阻滞麻醉等均可能增加尿潴留的发生率。

## 六、内分泌系统的变化

产后雌、孕激素水平急剧下降，产后 1 周降至未孕水平。胎盘生乳素于产后 6 小时已不能测出。催乳素水平与哺乳相关，哺乳产妇的催乳素于产后下降，但仍高于未孕水平，吸吮乳汁时催乳素明显增高；不哺乳产妇的催乳素于产后 2 周降至未孕水平。

月经复潮及排卵时间受哺乳影响。不哺乳产妇通常在产后6~10周恢复排卵，月经复潮。哺乳产妇的月经复潮延迟，平均在产后4~6个月恢复排卵。产后月经复潮较晚者，首次月经来潮前多有排卵，故哺乳产妇月经虽未复潮，却仍有受孕可能。

## 七、腹壁的变化

妊娠期下腹正中线出现的色素沉着，在产褥期逐渐消退。初产妇腹壁紫红色妊娠纹变成银白色。腹壁皮肤受增大的子宫影响，部分弹力纤维断裂，腹直肌呈现不同程度分离，产后腹壁明显松弛，腹壁紧张度恢复需6~8周。

## 八、产褥期临床表现

产妇在产褥期的临床表现属于生理性变化。

**1. 生命体征** 产后体温多数在正常范围内。产程延长致过度疲劳导致体温可在产后24小时内略升高，一般不超过38℃。产后3~4日乳房血管、淋巴管极度充盈，乳房胀大，伴体温升高，一般为37.8~39℃，称为泌乳热（breast fever），持续4~16小时下降，不属病态，但需排除感染等其他原因引起的发热。产后脉搏在正常范围内。产后呼吸深慢，由妊娠期的胸式呼吸变为胸腹式呼吸，一般每分钟14~16次，是由于产后腹压降低、膈肌下降所致。产褥期血压维持在正常水平，妊娠期高血压的产妇血压于产后明显降低。

**2. 子宫复旧** 胎盘娩出后，子宫圆而硬，宫底在脐下一指。产后第1日宫底略上升至平脐位置，以后每日下降1~2cm，产后1周在耻骨联合上方可触及，产后10日子宫下降至盆腔内，腹部检查触不到宫底。

**3. 产后宫缩痛** 产褥期因子宫收缩引起下腹部阵发性剧烈疼痛，称为产后宫缩痛（after-pains），产后1~2日出现，疼痛持续2~3日自然消失，多见于经产妇。哺乳时反射性缩宫素分泌增多使疼痛加重，属生理现象。

**4. 恶露** 产后随子宫蜕膜脱落，含有血液、坏死蜕膜等组织经阴道排出，称为恶露（lochia）。恶露有血腥味，但无臭味，持续4~6周，总量为250~500mL。因其颜色、内容物及时间不同，具体分为：

（1）血性恶露（lochia rubra） 因含大量血液得名，色鲜红，量多，有时有小血块。镜下见大量红细胞、坏死蜕膜及少量胎膜。持续3~4日。出血逐渐减少，浆液增加，转变为浆液恶露。

（2）浆液恶露（lochia serosa） 因含多量浆液得名，色淡红。镜下见较多坏死蜕膜组织、宫腔渗出液、宫颈黏液，少量红细胞及白细胞，且有细菌。浆液恶露持续10日左右，浆液逐渐减少，白细胞增多，变为白色恶露。

（3）白色恶露（lochia alba）　因含大量白细胞，色泽较白得名，质黏稠。镜下见大量白细胞、坏死蜕膜组织、表皮细胞及细菌等。白色恶露约持续3周干净。

若子宫复旧不全或宫腔内残留部分胎盘、胎膜或合并感染时，恶露增多，血性恶露持续时间延长并有臭味。

**5. 褥汗**　产后1周内皮肤排泄功能旺盛，排出大量汗液，夜间睡眠和初醒时明显，不属病态。但要注意补充水分，防止脱水及中暑。

# 第四章 产后康复方法与技术

中医康复方法内容丰富，可操作性强，在产后病治疗方面不仅效果明显，而且具有不影响母乳喂养的优点。中医康复方法治疗临床中常见的产后身痛、产后缺乳、产后乳汁自出、产后便秘、产后排尿异常、产后抑郁、产后肥胖等具有明显优势。临床中针刺疗法对产后病效果突出，可单独使用，也可联合推拿、拔罐、刮痧疗法增强疗效。产后感受风寒的女性主要表现为局部发凉，严重时可产生疼痛，艾灸疗法、中药热敷疗法、熏蒸疗法尤其适合产后感受风寒的女性。传统运动疗法是有助于身心康复的一种方法，可用于产后腰背痛的功能锻炼，也可作为一种预防产妇身心疾病的有效疗法。产后女性的形体恢复也是有必要的，产后瑜伽是一项针对产后女性盆底功能障碍性疾病、腹直肌分离、产后抑郁等病症的特色运动疗法，通过一些特定体式的锻炼，辅助治疗产后疾病，益于产后女性形体塑形，促使产后女性全面康复至孕前。

## 第一节 针刺疗法

针刺疗法是以中医理论为指导，经络腧穴理论为基础，运用针刺防治疾病的一种方法。针刺疗法具有适应证广、操作方便、疗效明显、经济安全等优点。本节主要介绍毫针疗法。

### 一、针刺疗法的作用原理与分类

#### （一）针刺疗法的作用原理

**1. 疏通经络** 针刺通过刺激经络、腧穴，使人体经络通畅，气血运行正常，从而恢复正常的生理功能。

**2. 调和阴阳** 针刺通过经络特性、经穴配伍和针刺手法共同作用来实现机体从阴阳失衡状态向阴阳平衡状态的转化。

**3. 扶正祛邪** 通过针刺扶正祛邪，从而调节疾病的发生发展及转归的过程，这一过程促进了人体自身的修复功能。

国内外学者对于针刺的作用机理开展了半个多世纪的研究和探索，形成了不同的理论和假说，主要包括局部机械传导理论、闸门控制理论、神经－体液理论、“神经－内分泌－免疫”网络理论、形态奇异性理论和神经节段理论等，但至今尚未有一种理论或假说能够完全解释针刺治疗的作用机理，因此针刺的原理目前被认为很有可能是多种生理过程的综合，其内在机制仍需进一步研究探索。

### （二）针刺疗法的分类

针刺疗法一般分为毫针法、三棱针法、皮肤针法、电针法、皮内针法、火针法、头针法、穴位注射法、埋线法等。毫针法是古今针灸临床中运用最多、手法最丰富、应用最广泛的针刺疗法。

## 二、常用针刺疗法的操作要点与适应证

### （一）针刺前的准备

**1. 毫针的结构与规格** 毫针以不锈钢为制作材料者最常用。毫针分为针尖、针身、针根、针柄和针尾5个部分。根据针柄与针尾的构成和形状不同，又分为环柄针、花柄针、平柄针和管柄针。毫针主要以长短和粗细确定规格，临床一般以25~75mm长、0.32~0.38mm粗者最常用（图4–1、图4–2）。

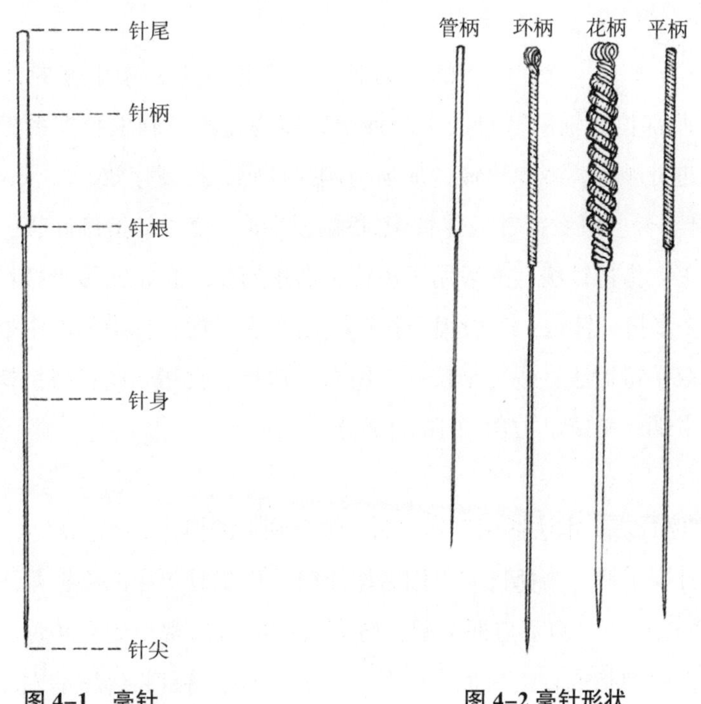


图4–1 毫针　　图4–2 毫针形状

**2. 针刺体位选择** 针刺时选择适当体位，对于取穴准确、操作方便、留针持久、防止针刺意外（如晕针、滞针、弯针等情况）有重要意义。临床上针刺时常用的体位如下：①针刺身体前面的腧穴宜采用仰卧位，该体位舒适自然，全身放松，不易疲劳。②针刺身体侧面的腧穴宜选用侧卧位。③针刺身体后面的腧穴宜采用俯卧位。④针刺前头、颜面、颈前、上胸部及肩部等部位的腧穴宜采用仰靠坐位。⑤针刺头顶、后头、项背和肩部的腧穴宜采用俯伏坐位。⑥针刺侧头、面颊、颈侧及耳部的腧穴宜采用侧伏坐位。

**3. 无菌要求** 毫针法属于微创操作，施术过程应符合无菌要求，包括针具、医者双手、患者施术部位和治疗室等的无菌要求。具体包括：①目前临床多采用一次性无菌针灸针，使用时注意检查包装是否破损及是否在无菌有效期内，严格做到针具专人专用，避免交叉使用。②在施术前，医者应先清洁双手，再用 75% 酒精棉球擦拭。施术时医者应尽量避免手指直接接触针身，如必须接触针身，可用消毒干棉球作间隔物，以保持针身无菌。③施术部位可用 75% 酒精棉球由腧穴部位的中心向外绕圈擦拭。当施术部位消毒后，切忌接触污物，以免重新污染。④以使用一次性治疗床单为佳，枕巾、毛毯等物品应按时换洗晾晒，以一人一用为佳。治疗室也应定期消毒净化，保持空气流通，环境卫生洁净。

## （二）毫针疗法的操作要点

**1. 持针法**

（1）刺手与押手 持针施术的手为刺手，多为右手，用于掌握针具，施行手法操作。按压所刺部位或辅助针身的手为押手，多为左手。刺手与押手密切配合、协同操作，才能使进针顺利，减少疼痛，加强与调控针感，提高疗效。

（2）持针姿势 医者持针应保持毫针端正坚挺，分为二指持针法、多指持针法和双手持针法。①二指持针法：一般用于短针，右手拇指、食指指腹夹持针柄，针身与拇指成 90° 角。②多指持针法：一般用于长针，用右手拇指、食指加上中指、无名指指腹夹持针柄。③双手持针法：适用于长针，用右手拇指、食指、中指持针柄，左手拇指、食指固定针体末端，稍留出 1/10~2/10 的部分。

**2. 进针法**

（1）单手进针法 本法适用于短毫针，医者刺手的拇指、食指持针，中指紧靠穴位，中指指腹抵住针身下段，当拇指向下用力按压时，中指顺势屈曲将针刺入。

（2）双手进针法 刺手与押手配合协同进针的方法常用的有 4 种。①爪切法：又称指切法，即左手拇指或食指指甲掐切在穴位上，右手持针将针紧靠左手指甲缘刺入皮下的手法，临床中最为常用。②夹持进针法：又称骈指进针法，适用于长针的进针，左手拇指、食指持捏消毒干棉球，夹住针身下端，将针尖对准穴位，当贴近皮肤时，用插入或捻入法将针刺入皮下。③舒张进针法：主要用于皮肤松弛部位腧穴（如天枢），用左手食指、中指将所刺腧穴部位的皮肤向两侧撑开，右手持针，使针从左手食指、中指的中间刺入。④提捏进针法：主要用于皮肉浅薄部位的腧穴（如印堂）进针，用左手拇指、食指将针刺腧穴部位的皮肤捏起，右手持针，从捏起的上端将针刺入。

**3. 行针与留针**

（1）行针法　又称运针，指进针后为使患者产生针感，调整针感强弱及引导针感方向而采取的操作方法。行针法又分为基本手法和辅助手法，基本手法分为提插法和捻转法。①提插法：将针刺入一定深度后，施以上下提插的操作手法。从深层引退至浅层称为提，从浅层向下刺入深层称为插，如此反复行针，一般幅度不宜过大，以 3~5 分为宜（1 寸为 10 分），频率约 60 次 / 分钟，保持针身垂直，不改变角度和方向。此外，提插的频率、幅度及操作时间还需根据患者体质、病情、腧穴部位而定。②捻转法：指针刺入一定深度后，医者通过拇指、食指持针柄施以向前向后捻转动作的操作手法，要求指力均匀，角度恰当，一般捻转角度在 180° ~360° 之间，不可单向捻针，以免滞针。此外，捻转的角度、频率及时间需根据患者体质、病情、腧穴部位而定。辅助手法是为了促进针后得气和加强针感的操作，临床主要有循法、弹法、刮法、摇法、飞法、震颤法等。

（2）留针法　将针刺入腧穴后，使针在穴位停留一定时间，称为留针。留针的目的是加强针刺的作用和便于行针，一般留针 20~30 分钟。但对一些特殊病证，如急性腹痛、顽固性疼痛或痉挛性病证，可适当延长留针时间，有时留针可达数小时，以便在留针过程中做间歇性行针，以增强、巩固疗效。

**4. 出针**　出针又称起针、退针，在行针结束或留针达到针刺目的和治疗要求后即可出针。出针时一般先以左手拇指、食指持消毒干棉球或棉签按住针孔周围皮肤，右手持针做轻微捻转，缓慢将针提至皮下，然后将针起出，用消毒干棉球或棉签揉压针孔，以防出血。若用徐疾或开阖补泻，则应按各自的具体操作要求将针起出。出针后患者应休息片刻，医者应检查针数以防遗漏。

### （三）针刺疗法的适应证

针刺疗法适应证十分广泛，临床应用于内、外、妇、儿各科病症。针刺疗法对产后身痛疗效显著，如产后颈肩肌筋膜疼痛综合征、产后腰背肌筋膜疼痛综合征、产后腰椎 – 骨盆复合体综合征、产后桡骨茎突狭窄性腱鞘炎等。此外，常见的产后病均可使用针刺治疗，如产后缺乳、产后便秘、产后抑郁、产后排尿异常、产后恶露不绝、产后肥胖等。

针刺疗法具有疗效显著、费用低廉、不影响母乳喂养等优点。

## 三、针刺疗法的禁忌证及注意事项

### （一）病症禁忌

患者在过度饥渴、暴饮暴食、醉酒及精神过度紧张时，禁止针刺。患有严重过敏性、感染性皮肤病及出血性疾病者（如血小板减少性紫癜、血友病等）禁用。对于破伤风、癫痫发作期、躁狂型精神分裂症发作期等患者，针刺时不宜留针。

### （二）部位禁忌

重要脏器所在部位，如胁肋部、背部、肾区、肝区不宜直刺、深刺；大血管走行处及皮下静脉部位的腧穴如需针刺时，则应避开血管。妇女月经期非病情需要慎用针刺。

## 四、针刺异常情况的预防和处理

在针刺治疗过程中，由于患者心理准备不足等多种原因，可能出现异常情况，应及时处理并加以预防。

### （一）晕针

晕针是患者在针刺或留针过程中突然出现头晕、恶心、心慌、面色苍白、冷汗等表现的临床现象。此时应立即停止针刺，并将针全部起出，令患者平卧，给饮少量温开水或糖水，即可恢复正常。患者经上述方法处理后不见效并出现心跳无力、呼吸微弱、脉搏细弱等表现，应采取相应急救措施。晕针是针刺治疗中最常见的异常情况，主要由于患者心理准备不足、过度紧张，或患者在针刺前处于饥渴、劳累等虚弱状态，或由于患者体位不适、术者手法不熟练等造成。为防止晕针，对初次接受针刺、精神紧张及体质虚弱者，医者在针刺前应先做好解释，同时选择舒适体位，最好采用卧位。对于饥渴、疲劳者，应令其进食，饮水休息片刻后再行针刺。医者在针刺过程中应当精神专一，注意观察询问患者感受，一旦患者有不适或晕针前兆，应及早采取处理措施。

### （二）滞针

在行针及起针时，医者感觉针下有涩滞，捻转、提插、出针等操作均出现困难且患者剧痛的现象称滞针。出现滞针后，不要强行行针或起针。若因患者精神紧张造成局部肌肉过度收缩，可稍延长留针时间，令患者全身放松，或于滞针腧穴附近循按或叩弹针柄，或在附近再刺一针，以宣散气血；若因行针不当造成，可向反向捻针，并用刮柄、弹柄法，消除滞针。滞针的主要原因是患者过度紧张，造成针刺局部肌肉强直性收缩，或针刺手法不当，向单一方向捻转太过，致肌纤维缠裹在针体。为防止滞针，针刺前应向患者做好解释工作，避免患者在针刺时产生紧张，且医者行针时应注意不要大幅度单方向捻转针体，并可与提插法配合。

### （三）弯针

进针或针刺入腧穴后，针身在体内发生弯曲的现象称为弯针。弯针后不可再行针，应将针慢慢起出；如弯曲角度过大，应顺弯曲方向起出；若因患者体位改变所致，应先令患者缓慢恢复到原来体位，局部肌肉放松后，再将针缓慢起出。切忌强行起针，以免损伤肌肉纤维或发生断针。弯针主要由于医者手法不熟练、用力过猛过速，以致针尖碰到坚硬的组织器官所致，或由患者改变体位，针柄受压、碰击、扭转造成。为防止弯针，医者手法要熟练、指力要均匀，针刺前应选择适当体位并嘱患者不要随意改变体位，留针时针柄上方不要覆盖重物，不要碰撞针柄。

### （四）断针

针体部分或全部折断在针刺穴位内，称为断针。发生断针时，医者必须冷静，嘱患者不得变更体位，以防断针向肌肉深部陷入。若针体残端部分暴露在皮肤外，可立即用镊子起出残针。若针体断端与皮肤相平或稍陷于皮下，医者可用左手拇指、食指垂直挤压针孔两旁，使皮下断针的残端退出针孔外，并用镊子捏住断针残端起出断针。若针体完全折断在皮下或肌肉深层时，则需借助于X光定位，手术取针。断针常见原因是针具质量欠佳或针身、针根部锈蚀损伤，或针刺时将针身全部刺入，并强力提插捻转行针使肌肉猛烈收缩造成折断，或留针时患者变更体位，弯针、滞针未及时正确处理等。为防止断针，应注意在针刺前仔细检查针具，对于针柄松动、针根部有锈斑的针，应及时剔弃不用。针刺时，切忌用力过猛。留针期间应嘱患者不随意变动体位，当发生滞针、弯针时，应及时正确处理。

### （五）血肿

出针后针刺部位皮下出血引起肿痛，皮肤呈青紫色，称皮下血肿，一般由于刺伤小血管造成，尤其是针尖弯曲带钩时易于发生。皮下少量出血造成局部青紫时，一般不必处理，可自行消退，或持棉球压按在针孔处的血肿上，轻揉片刻即可。若局部肿胀严重，青紫面积较大影响活动功能时，可加大按压力度并冷敷，然后再改为局部热敷，消散瘀血。为防止血肿的发生，针刺前应仔细检查针具，针尖有钩的不能使用。针刺时一定要注意仔细察看皮下血管走行，避开血管再行针刺。

### （六）创伤性气胸

针刺伤肺脏，使空气进入胸腔导致创伤性气胸，此时患者突然出现胸闷、胸痛、气短、心悸等现象，严重者出现呼吸困难、心跳加速、发绀、烦躁、冷汗、恐惧，甚则血压下降、休克等现象。查体时患者胸部叩诊呈过度反响，听诊肺泡呼吸音减弱或消失，严重者气管侧向移位，X 线检查可观察到肺组织被压缩现象。还有些患者针刺结束不立即出现症状，而是过了一定时间出现相应症状。气胸时应让患者心情平静，消除恐惧，采取半卧位休息，严密观察，对症处理，防止感染或肺组织因咳嗽创面加大。一般胸腔少量积气可自然吸收，积气量大者应行胸腔穿刺抽气减压，严重者应积极抢救。为预防创伤性气胸，医者针刺时应集中注意力，并根据患者形体选好针具及体位，掌握好进针方向、角度和深度，胸背部留针期间嘱患者不宜更换体位。

### （七）其他异常情况

因针刺方向、角度或深度错误，误伤重要内脏或脑脊髓等脏器，而造成严重后果等现象，多由医者缺乏解剖知识或施术不当造成。轻者患者卧床休息片刻可自愈；重者则需及时抢救。为防止该类现象发生，医者必须掌握解剖知识，严格掌握进针方向、角度和深度，在重要组织器官周围施术时应控制行针幅度。

## 附：其他针刺疗法

### 一、电针法

电针法是将针刺入腧穴得气后，在针具上接通接近人体生物电的微量电流，利用针和电两种刺激结合，以防治疾病的一种方法。

**1. 操作方法** 先将电针仪上的输出电位调零，常规消毒针刺部位皮肤，针刺得气后，再将两根输出导线分别接于两根针的针柄上，然后开启电针仪的电源开关，选择需要的波形，再逐渐调高输出电流至所需电流量，以患者耐受为度，通电时间一般为 20 分钟，特殊病症可酌情增减，治疗完毕，把电位器调低到零值，关闭电源，拆去输出导线，起针。

**2. 适应证** 一般产后疾病均可使用，常用于产后腰背肌筋膜疼痛综合征、产后腰椎－骨盆复合体综合征、产后桡骨茎突狭窄性腱鞘炎、产后足底筋膜炎、产后便秘、产后排尿异常、产后肥胖等。

**3. 注意事项** 电针刺激量较大，电流强度需以患者耐受为限。调节电流量时须由小到大缓慢调节，不可骤然增强，避免引起肌肉痉挛，造成弯针、折针或晕针。对于心脏病患者切忌电流回路通过心脏，以免发生意外。使用前应检查电针仪是否正常，以免发生漏电造成意外。

## 二、三棱针法

三棱针法是用三棱针点刺穴位或浅表血络，放出适量血液，以治疗疾病的方法。

**1. 操作方法** 针刺前先挤压推按施术部位，使血液聚集，常规消毒后，左手拇指、食指推按被刺部位，右手持针，迅速刺入一二分深，随即退针，并挤压针孔周围，放出适量血液后，用消毒棉球按压针孔。此法多用于手指或足趾末端，如十宣、十二井穴，或头面部的太阳、印堂、攒竹、上星等穴。

**2. 适应证** 多用于产后实证、瘀证，如产后手指关节疼痛、产后关节肿胀活动不利、产后颈肩肌筋膜疼痛综合征等。

**3. 注意事项** 使用一次性针具，施术时必须无菌操作，以防感染。点刺、散刺时手法宜轻快，出血不宜过多，注意勿刺伤深部动脉。病后体弱者、贫血者、孕妇和有出血倾向者禁用。

## 三、皮肤针法

皮肤针法是运用皮肤针叩刺人体一定部位，通过激发经络功能，调整脏腑气血，以防治疾病的方法。

**1. 操作方法** 常规消毒，医者持皮肤针，用手腕之力将针尖垂直叩击施术部位的皮肤，反复进行。叩刺分为循经叩刺、穴位叩刺和病变局部叩刺 3 种。

**2. 适应证** 常用于治疗产后脱发、妊娠斑、妊娠纹、产后足底筋膜炎、产后头痛等。

**3. 注意事项** 针具专人专用，提倡使用一次性针具，施术前检查针具，如有钩曲、不齐、缺损等，应及时更换。施术部位叩刺后，如有出血，用消毒棉球擦拭，保持清洁，以防感染。操作时针尖垂直上下，用力均匀，避免斜刺或钩挑。局部皮肤如有创伤、溃疡、瘢痕形成等，不宜使用本法。

## 四、头皮针法

头皮针又称头针，是针刺头部经络腧穴以治疗全身病证的方法。

**1. 操作方法** 头皮针常以国际通用的头皮针标准治疗线为刺激部位，沿皮透刺。一般选用 1~1.5 寸的毫针。在进针前，选取合适体位，分开头发暴露头皮并消毒，针体进入帽状腱膜下后，术者可采用捻转、提插等手法，激发经气，达到有效刺激量。

**2. 适应证** 常用于治疗产后脱发、产后失眠、产后多梦、产后头痛、产后抑郁等。

**3. 注意事项** 针刺部位应严格消毒，避免因头发妨碍导致头皮消毒不完全，治疗期间应随时观察患者状态，并及时询问患者感觉，以防晕针。进针时应避开发囊防止患者疼痛，且头皮血管丰富，容易出血，对于出血较多者，应延长按压针孔时间，若出血致皮下血肿，可轻轻揉按，以促进消散。出针后应清点针数，防止遗漏。

## 第二节　艾灸疗法

### 一、艾灸疗法简介

灸，灼烧的意思。灸法，是指借灸火的热力和药物的作用，对腧穴或病变部位进行烧灼、温熨，以防治疾病的一种方法。

#### （一）灸法的作用原理

**1. 局部温热刺激效应**　借助灸火的温热及药物的作用，通过经络传导使局部皮肤充血、毛细血管扩张，使局部的皮肤组织代谢能力加强，增强血液循环与淋巴循环，缓解和消除平滑肌痉挛，促进炎症、粘连、渗出物、血肿等病理产物的消散吸收；同时，还可引起大脑皮层抑制作用扩散，降低神经系统兴奋性，发挥镇静止痛作用；此外，温热作用还能促进药物的吸收。

**2. 经络调节作用**　经络是一个多层次、多功能的调控系统。在穴位上施灸时，艾火的温热刺激通过腧穴、经络传导，起到温通气血、扶正祛邪的作用。因此，艾灸疗法不仅能治疗疾病，而且能增强体质、预防疾病。

#### （二）灸法的分类

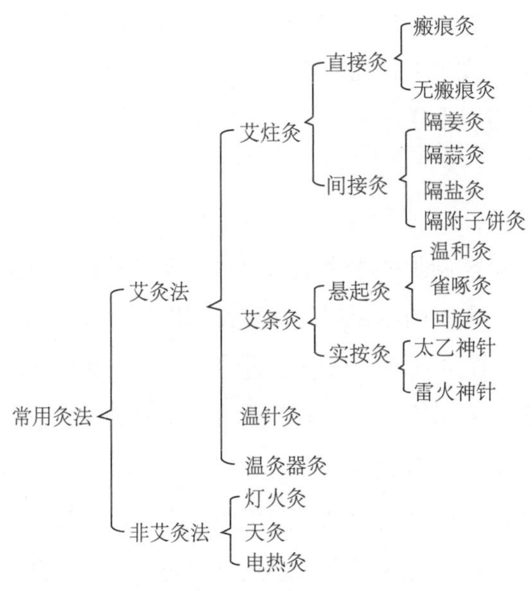


**图 4–3　灸法分类**

## 二、常用艾灸疗法的操作要点与适应证

不同类型灸法的操作方法不同，但适应证大致相同，其临床应用各有侧重，本节重点介绍艾灸疗法。艾灸的适应证广，一般以虚寒证和阴证为主，最常应用于慢性病及阳气不足之证，如产后体虚外感风寒湿邪引起的疼痛、产后畏寒怕冷、产后脱垂，也可用于痛经、宫寒、呕吐、腹泻等病证。

### （一）艾炷灸

**1. 直接灸** 直接灸是将艾炷直接放在皮肤上点燃施灸的方法。根据灸后是否留有瘢痕，又分为瘢痕灸和无瘢痕灸。

（1）瘢痕灸 施灸时将皮肤烧伤化脓，愈后留有瘢痕者称瘢痕灸，又称化脓灸。本法能改善体质，增强抵抗力，从而起到治疗和保健作用。

①操作方法 在施灸部位上涂少量蒜汁或凡士林，放上艾炷并点燃。每灸完一壮，继续放艾炷再灸，患者感到灼痛时，可在施灸部位轻轻拍打减轻痛感，一般可灸 7~9 壮。灸后可在施灸部位敷贴玉红膏。数天后，灸处出现无菌性化脓反应，经 30~40 天，灸疮结痂脱落，局部留有瘢痕。在灸疮化脓时，局部注意清洁，避免感染。

②适应证 常用于治疗哮喘、风湿顽痹、瘰病等慢性顽疾，此法产后使用较少。

（2）无瘢痕灸 施灸时不使皮肤烧伤化脓，不留瘢痕者称无瘢痕灸，又称非化脓灸。

①操作方法 在施灸部位涂少量蒜汁或凡士林，放上小艾炷并点燃，在艾火未烧及皮肤但有灼痛感时，立即用镊子夹去，更换艾炷再灸，一般灸 3~7 壮，以局部皮肤出现红晕而不起疱为度。

②适应证 一般产后虚寒性疾患均可采用此法。

**2. 间接灸** 间接灸又称间隔灸或隔物灸，是在艾炷下垫衬隔物施灸的方法。本法火力温和，又具有艾灸和药物的双重作用，临床上较直接灸更为常用。

（1）隔姜灸 将新鲜生姜切成直径 2~3cm，厚 0.2~0.3cm 的薄片，并刺数孔，将姜片置于施术部位，然后放上艾炷点燃，以皮肤潮红为度。当患者感到灼痛时，可将姜片上提片刻，或在姜片下衬纸片再灸。此法常用于产后因寒而致的腹痛、呕吐、产后颈肩肌筋膜疼痛综合征、产后腰背肌筋膜疼痛综合征等。

（2）隔蒜灸 用新鲜大蒜头切成厚 0.2~0.3cm 的薄片（也可用蒜泥），并刺数孔，置于施灸部位（如未溃脓肿的脓头处），然后放上艾炷点燃，灸 4~5 壮，换蒜片，每穴一次可灸 5~7 壮。因大蒜液对皮肤有一定刺激作用，灸后易发疱，应注意防护。此法产后治疗中使用较少。

（3）隔盐灸　隔盐灸又称神阙灸，本法只适用于脐部。患者仰卧屈膝，医者用干燥的食盐填满脐部，再放一片薄姜片，然后放上艾炷点燃。如患者脐部凸出，可用湿面条围绕肚脐后，在面条圈内填盐，如上法施灸。此法多用于产后小腹受寒所致的腹痛、呕吐、腹泻。

（4）隔附子饼灸　将附子研粉，用黄酒调和制成直径约3cm，厚约0.8cm的附子饼，中间刺数孔，放在施术部位，上面再放艾炷点燃，至皮肤红晕为度。此法常用于治疗各种阳虚证，如产后畏寒怕冷、产后脱垂、产后肥胖等。

## （二）艾条灸

**1. 悬起灸**　悬起灸是将点燃的艾条悬于施灸部位上的一种灸法，分为温和灸、雀啄灸和回旋灸。

（1）温和灸

①操作方法　将艾条点燃，距施术部位皮肤2~3cm进行熏烤，使患者局部有温热而无灼痛感，至皮肤出现红晕为度，一般每处灸10~15分钟。医者可将食指、中指置于施灸部位两侧感受局部温度，以便调节施灸距离，防止烫伤（图4–4）。

②适应证　艾灸适应证均可用本法，临床上多用于治疗各种慢性病。

（2）雀啄灸

①操作方法　点燃的艾条端与施灸部位的皮肤不固定于一定距离，像鸟雀啄食一样，一上一下地移动施灸（图4–5）。

②适应证　艾灸适应证均可用本法，临床上多用于治疗急性病证。

（3）回旋灸

①操作方法　点燃的艾条端与施灸部位的皮肤保持一定距离，不固定，均匀向左右方向移动或反复旋转施灸（图4–6）。

②适应证　艾灸适应证均可用本法。

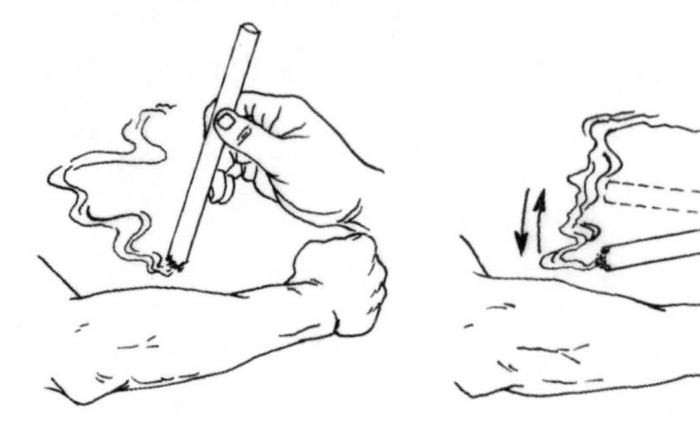

图4–4　艾条温和灸

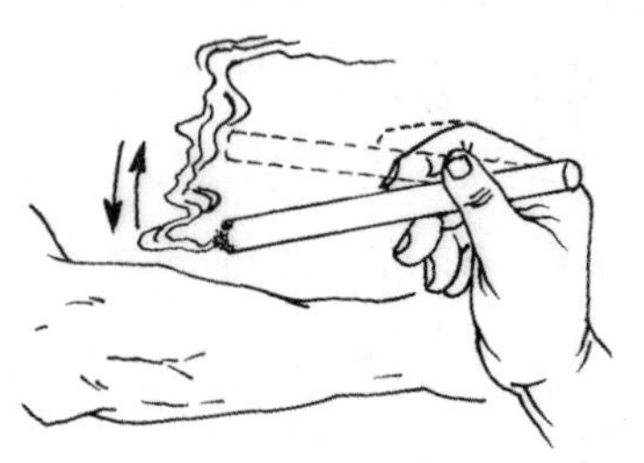

图4–5　艾条雀啄灸

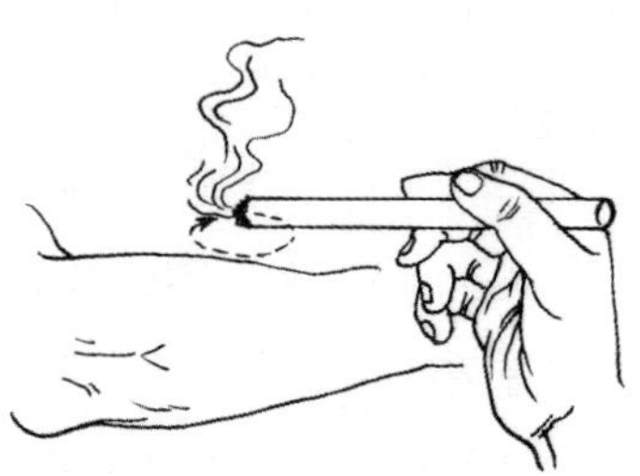

图4–6　艾条回旋灸

**2. 实按灸**　实按灸是在施灸部位垫布或纸数层，然后将药物艾条点燃，趁热按到施术部位上，使热力透至深部的一种灸法。根据艾绒中加入药物的不同，有太乙神针、雷火神针等（图 4–7）。

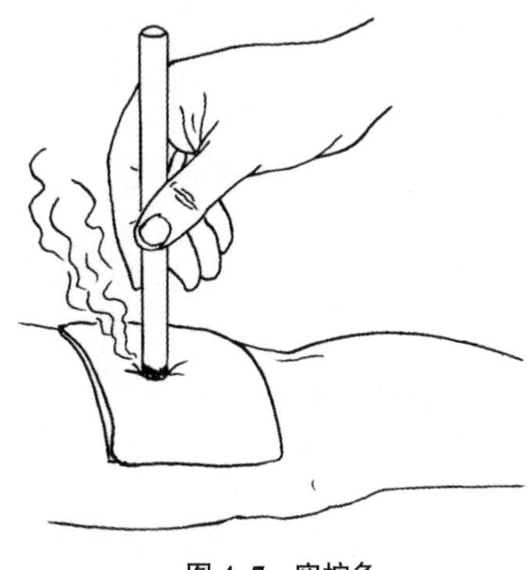

**图 4–7　实按灸**

（1）太乙神针　又称太乙针。将点燃的特制药条一端包上 6~7 层棉布或纸，趁热按熨于施术部位，冷却片刻点燃再熨，每次每穴 5~7 次；也可在施灸部位垫上 6~7 层棉布或纸，将艾火直接按其上，停留 1~2 秒，火熄灭后再点燃，重复操作 5~7 次。此法适用于产后体虚外感风寒湿邪引起的疼痛及产后虚寒性疾患。

（2）雷火神针　又称雷火针，是太乙神针的前身。本法除艾绒掺入的药物处方不同外，操作方法和适应证均与太乙神针相同。

## （三）温针灸

温针灸是针刺与艾灸结合的一种方法，适用于既要针刺留针又需要施灸的疾病。操作时，在针刺得气后，在留针的针柄上穿置一段长约 1.5cm 的艾条施灸，或在针柄末端搓捏少许艾绒点燃施灸，燃尽后去除灰烬，再起针。注意在施灸过程中，应防止艾火脱落烧伤皮肤或燃到衣物，施灸时嘱患者不要改变体位，并可在皮肤上方垫一层纸片，防止烫伤。此法对于产后外感风寒而致的疼痛不适效果显著（图 4–8）。

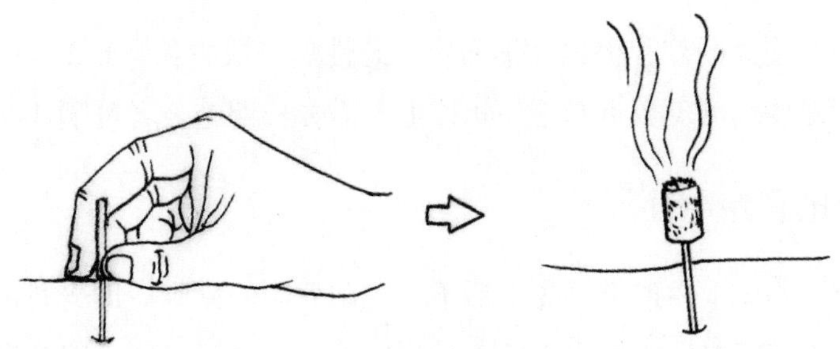

**图 4–8　温针灸**

## （四）温灸器灸

温灸器是专门用于施灸的器具，用温灸器施灸的方法称为温灸器灸。目前临床常用的温灸器有灸架、灸筒、灸盒等。

①操作方法　将艾条或艾绒放于温灸器的容器内点燃，然后将温灸器放置于施术部

位皮肤上方固定；或将温灸器在需要施术部位上来回熨烫，至局部皮肤潮红为度。

②适应证　凡艾灸适应证皆可使用本法。

## 三、艾灸疗法的禁忌

施灸禁忌主要考虑病情和部位两个方面。①病情方面：阴虚阳亢及邪热内炽者一般不宜用灸或慎用灸。②部位方面：面部穴位不宜直接灸，以免烫伤形成瘢痕；关节活动处不宜化脓灸，以免化脓溃烂，不易愈合；重要脏器部位、乳头、大血管处、肌腱浅在部位，不宜直接灸。

## 四、艾灸疗法应用注意事项

### （一）施灸量的多少及疗程

**1. 艾炷大小**　艾炷分为大、中、小 3 种，小者如小麦粒、中者如枣核、大者如蒜头。

**2. 壮数多少**　施灸时每燃烧 1 个艾炷为“1 壮”。按规定的壮数一次灸完称为顿灸；若分多次施灸称为报灸。灸的壮数应当因人、因病和因穴制宜。①因人而异：初病或体质强壮者壮数宜多，久病体弱及老幼妇孺壮数宜少。②因病而异：陈寒痼冷、阳气欲脱者，宜大炷且多壮；而风寒感冒、痈疽痹痛宜少壮，否则易导致邪火内郁。③因穴而异：一般头面部、胸部、四肢皮薄多筋骨处，不宜多灸，而腰背部、腹部、肩部、两股部可多灸。直接灸多用麦粒大小的艾炷，根据实际情况，少则 3~5 壮，多则数十壮，甚至数百壮，但在一般情况下，成人每穴可灸 5~7 壮，小儿每穴可灸 3~5 壮，每次可灸 3~5 穴。

**3. 疗程长短**　施灸的疗程根据病情而定。急性病一般少灸，1~2 次即可，需要时可一天灸 2~3 次；慢性病可灸数月乃至 1 年以上，需要长期施灸者可隔 3~7 日灸 1 次。

### （二）施灸的程序与补泻

**1. 施灸程序**　临床上一般遵循先上后下，先阳后阴的原则。即先背部后胸腹、先头身后四肢；壮数先少后多、艾炷先小后大。临床上还应结合病情，因病制宜。

**2. 施灸补泻**　艾灸补泻一般遵循慢火为补，急火为泻的原则，“以火补者，毋吹其火，须自灭也。以火泻者，疾吹其火，传其艾，须其火灭也”。目前临床上也不必拘泥于此，可根据患者的具体情况，结合腧穴性能酌情运用。

**3. 防止烧灼痛的方法**　由于化脓灸疼痛剧烈，为防止疼痛，现代有人使用 1% 普鲁卡因做皮下注射。

### （三）关于灸疮

灸后化脓者称为灸疮，多为无菌性，若溃疡面不弥漫扩大则可连续施灸；如化脓多且溃疡扩大，脓汁变为黄绿色或疼痛流血且有臭味则提示发生继发感染，按外科常规方法处理即可。灸疮一般不加治疗，经 30 天左右可自愈。如化脓灸面积扩大时可用敷料保护，以防继发感染，也可贴淡膏药保护疮面，每日换药 1 次。关于灸后瘢痕，一般灸后 3~4 周灸疮结痂出现赤褐色疮面，逐渐缩小变成白斑，形成永久性平滑的瘢痕组织。这种瘢痕对身体无害，但应提前向患者说明，取得患者同意才可进行瘢痕灸。

# 第三节 推拿疗法

## 一、推拿疗法简介

推拿疗法是在中医基础理论和现代解剖学指导下，应用推拿手法或借助一定的器具，刺激患者体表特定部位或穴位，以防治疾病和强身健体的一种外治方法，古称“拊”“按摩”“按跻”等。治疗范围涉及内、外、妇、儿、骨伤、五官等各科病证，具有鲜明的民族风格，是一种能够体现中医特色的疗法。

### （一）手法作用的原理

推拿是在人体的特定部位上，运用各种手法来防治疾病的一种中医外治疗法。手法产生疗效的主要因素，一是手法的“质量”，二是施行手法部位经络与穴位的特异作用。因此，推拿的治疗作用是通过手法作用于人体体表特定部位。一方面其直接的用力发挥了活血化瘀、理筋整复、矫正畸形、纠正人体骨关节与软组织解剖位置错位等局部治疗作用；另一方面，手法动态力的波动信号可通过经穴—经脉—脏腑传导通道，从而达到平衡阴阳，调整经络、气血、脏腑的功能。

**1. 平衡阴阳** 推拿治病遵循《黄帝内经》“谨察阴阳所在而调之，以平为期”的原则，根据辨证分型，术者采用或轻或重、或缓或急、或刚或柔等不同刺激的手法，使虚者补之，实者泻之，热者寒之，寒者热之，壅滞者通之，结聚者散之，邪在皮毛者汗而发之，病在半表半里者和而解之，以改变人体内部阴阳失调的病理状态，从而达到恢复阴阳的相对平衡、邪去正复之目的。

**2. 调整经络、气血与脏腑功能** 推拿调整经络、气血、脏腑的功能是通过手法作用于经络系统来完成的。因为推拿施治时，一是运用各种手法在人体体表“推穴道，走经络”；二是在脏腑投影的相应体表部位施以手法，能起到对其直接按摩的作用。一方面由于手法的局部作用，对受术部位的经络、气血、脏腑病症起到直接的治疗作用；另一方面，由于手法的刺激激发了经穴乃至整个经络系统的特异作用，使手法动态力的波动作用沿着经络传至所属的脏腑及其所过之处的组织、器官，从而改善、恢复这些脏腑、组织、器官的生理功能。

**3. 恢复筋骨、关节功能** 中医学所说的筋骨、关节，包括筋膜、肌肉、肌腱、腱鞘、韧带、关节囊、滑膜、椎间盘、关节软骨等人体软组织，这些组织可因直接或间接外伤或长期劳损产生一系列的病理变化。其损伤包括局部挫伤、肌肉拉伤、纤维破裂、肌腱撕脱、肌腱滑脱、韧带部分或全部断裂、关节囊撕破、骨缝开错（半脱位）、关节脱位、软骨破裂及关节或软组织劳损等。推拿对治疗上述诸病有良好的疗效，其作用原理主要有以下几方面。

（1）舒筋通络，解痉止痛　损伤后，肌肉附着点和筋膜、韧带、关节囊等受损害的软组织发出疼痛信号，通过神经的反射作用，使有关组织处于警觉状态。肌肉的收缩、紧张乃至痉挛，就是这一警觉状态的反映。这是人体的一种保护性反应，其目的在于减少肢体活动，避免对损伤部位的牵拉刺激，从而减轻疼痛。但对此如不及时处理，或治疗不彻底，损伤组织可形成不同程度的粘连、纤维化或瘢痕化，以致不断地发出有害冲动，加重疼痛、压痛和肌肉收缩、紧张，继而又可在周围组织引起继发性疼痛病灶，形成恶性疼痛环。不管是原发病灶还是继发病灶，均可刺激和压迫神经末梢及小的营养血管，造成局部血运及新陈代谢障碍。推拿是解除肌肉紧张和痉挛的有效方法，这是因为它不但能放松肌肉，还能解决引起肌肉紧张的原因。

（2）理筋整复　运用推拿的牵引、拔伸、伸展、摇扳或弹拨手法，可使关节脱位者整复、骨缝错开者合拢、软组织撕裂者对位、肌腱滑脱者理正、髓核脱出者还纳、滑膜嵌顿者退出，从而减轻引起肌肉痉挛和局部疼痛的病理状态，有利于损伤组织的修复和功能重建。

（3）剥离粘连，疏通狭窄　肌肉、肌腱、腱鞘、韧带、关节囊等软组织的损伤，均可因局部出血、血肿机化而产生粘连，从而引起长期疼痛和关节活动受限。运用局部的弹拨手法和关节平端、伸展、拔伸、摇扳等手法，能起到松解粘连、滑利关节的作用。

### （二）推拿手法的分类

推拿手法，是指用手或肢体的其他部位，按照各种特定的技巧和规范化的动作在体表进行操作，用以防治疾病和强身健体的一种技巧动作。推拿手法的分类主要按其手法操作的动作形态、用力方向、应用对象、手法组合等不同特点进行划分，常见的分类有以下几种。

**1. 根据手法的动作形态分类**

（1）摩擦类手法　是指手法操作过程中，在施术者着力部位与被施术者部位的皮肤之间产生明显摩擦的一类手法，如推法、摩法、擦法等。

（2）摆动类手法　是指以前臂的主动运动带动腕关节摆动来完成手法操作的一类手法，如一指禅推法、㨰法、揉法等。

（3）挤压类手法　是指单方向垂直向下或两个方向相对用力的一类手法，如按法、点法、拿法等。

（4）振动类手法　是指施术者以特定的肌肉活动方式使被施术者产生明显振动感的一类手法，如抖法、振法等。

（5）叩击类手法　是指以一定的节律，富有弹性地击打机体表面的一类手法，如拍法、击法、叩法等。

（6）运动关节类手法　是指运用一定的技巧在生理范围内活动被施术者关节的一类手法，如摇法、扳法、拔伸法等。

**2. 根据手法作用力的方向分类**

（1）垂直用力类手法　指手法作用力的方向与被施术部位互为垂直的一类手法，如按法、一指禅推法、拍法等。

（2）平面用力类手法　指在一定压力的基础上手法移动方向与被施术部位表面互为平行的一类手法，如推法、摩法、擦法等。

（3）对称合力类手法　指在某一部位两侧呈对称性相对用力的一类手法，如拿法、捏法、搓法等。

（4）对抗用力类手法　指两个相反方向的作用力同时作用于某一部位的一类手法，如拔伸法、扳法等。

（5）复合用力类手法　指两个以上方向的力同时作用于某一部位的一类手法，如摇法、背法等。

**3. 根据手法的应用对象分类**

（1）小儿按摩手法　指主要用于小儿的一类手法，如运法、掐法、捏脊法等。

（2）成人按摩手法　指主要用于成人的一类手法，如揉法、㨰法、压法、扳法等。较小儿按摩手法的刺激量大，但手法名称等并无严格的区别。

**4. 根据手法的组合成分分类**

（1）单式手法　又称基本手法，讲求单一、准确、规范，如推法、拿法、按法、摩法等。

（2）复合手法　把两种或两种以上的基本手法结合起来操作，就形成了复合手法，如拿揉法、推摩法、拨揉法等。

（3）复式手法　也称特定手法，指把一种或几种单式手法在一定穴位或部位上按照特定程序操作的组合型手法。此类手法在小儿按摩中使用的较多，如打马过河、黄蜂入洞等。

（4）其他　此外，还有根据手法流派分类的，如一指禅按摩手法、㨰法流派按摩手法、内功按摩手法等。还可以根据学习环节与应用目的对象分为基础手法、练习手法和临床手法等。

### （三）推拿操作要求与注意事项

手法是推拿治疗疾病的主要手段，推拿医师在临床上能否恰到好处地运用手法技术，是一个非常重要的问题。因为人有男女老少之别，病有虚实急慢之分，治疗部位有大小深浅等不同，所以，选用何种手法、施术部位或穴位，手法力量的大小，操作时间的长短等，都要贯彻辨证论治的精神，因病变个体和时间、地点的不同而灵活运用，充分发挥手法的治疗作用。一般说来，手法的操作要求主要包括明确诊断、辨证施治、补虚泻实和因人、因病、因时、因地制宜等几个方面。

**1. 明确诊断**　作为现代临床的推拿医生，施用手法前要对病情做充分了解，要有明确诊断。诊断应以中医基础理论为指导，结合西医学的基本理论，通过望、闻、问、切四诊合参，结合必要的西医学检查方法，全面了解患者的全身情况和局部症状，对疾病进行综合分析，从而得出正确诊断。在此基础上以辨证论治和辨病施治相结合的原则为指导，选择相应的手法进行治疗。在诊断未明确之前，不宜随便施术治疗，特别是一些刺激量较大或运动幅度较大的正骨手法和腰背胸腹部的重按法等。应严格掌握推拿手法的适应证、禁忌证。

**2. 辨证论治**　推拿手法的施术与中医内治疗法一样，应以中医基本理论为指导，遵循辨证论治的原则。正如《理瀹骈文》中云："外治之理即内治之理。"又说："外治必如内治者，先求其本，本者何？明阴阳识脏腑也。"辨证是治疗的前提和依据，只有明确病变的阴阳、表里、虚实、寒热等属性，才能从复杂多变的疾病现象中抓住病变的本质。把握病证的标本、轻重、缓急，采取相应的手法以扶正祛邪、调整阴阳，使气血复归于平衡，达到治疗疾病的目的。因此，手法的施术不仅是对症的局部治疗，而且要始终贯穿着辨证论治的思想。根据手法的性质和作用，结合治疗部位，手法治疗有温、补、通、泻、汗、和、散、清、吐、消十法。

**3. 补虚泻实**　补虚泻实是中医治病的基本法则之一，也是手法的施术原则之一。推拿治疗疾病，虽然不同于中药、针灸，但同样非常重视补泻。临床施术时，根据患者体质的强弱和证候的虚实，具体分析，区别对待，酌情施法，采取补、泻、兴奋、抑制等不同的手法技术，作用于患者体表特定的部位或穴位，虚者补之，实者泻之，从而起到扶助正气、祛除邪气，或促进机体的生理功能恢复、抑制脏腑组织亢奋的作用。一般情况下，顺着人体经络走向、用力稍浅、操作柔和、速度较慢的推拿手法，适用于虚证；逆着人体经络走向、用力深重、操作刚韧、速度较快的推拿手法，适用于实证。

**4. 因人、因病、因时、因地制宜** 因人、因病、因时、因地制宜，是指治疗疾病时要根据不同对象，不同病证及不同的时间、地理环境，制定相应的治疗方法。

（1）因人制宜 由于推拿手法的治疗效果受人体诸多因素的影响，包括患者的年龄、性别、体质、生活习惯、职业、痛阈等，因此，手法的选择及临床具体运用应有所不同。

（2）因病制宜 在推拿治疗过程中运用什么手法，应视疾病的性质、病变的部位而定，辨证辨病选择手法。

（3）因时制宜 这是指手法操作时要考虑到时间和季节因素。

（4）因地制宜 手法的施术应根据地理环境的不同而灵活地选择运用。如中国北方寒冷，北方人体格多壮硕，肌肤腠理致密结实，施术时手法宜深重才能有效；南方多热多湿，南方人体型多瘦小，肌肤腠理薄弱，推拿治疗时手法宜相对轻柔。

**5. 注意事项** 推拿在临床上作为外治手段，对很多疾病都有良好的治疗效果，但有时个别患者也会出现一些异常现象或不良反应。所以，推拿医师在临床操作过程中必须注意如下几个问题，并严格掌握推拿的禁忌证。

（1）事先解释 推拿医师态度要和蔼、严肃，谈吐文雅且富有同情心。对初次接受推拿治疗和精神紧张的患者，应做好解释工作。治疗前应先与患者讲解在治疗过程中的注意事项及有可能出现的某些现象或反应。争取患者的信任和配合，消除患者的精神紧张及不必要的顾虑或疑惧心理。对病情比较严重或神经衰弱者应进行解说和安慰，使患者有恢复健康的信心。

（2）集中精力 在手法操作过程中，推拿医师要集中精力，避免谈话、说笑，不可漫不经心。在保持推拿诊疗室清洁安静的环境下，推拿医师还要全神贯注，做到手随意动、功从手出，同时还要密切观察患者对手法的反应（如面部表情的变化、肌肉的紧张度及对被动运动的抵抗程度等），询问患者的自我感觉，根据具体情况随时调整手法刺激的方法与强度，避免增加患者的痛苦和不必要的人为损伤。

（3）体位舒适 手法操作要选择适当的体位。对患者而言，宜选择肌肉放松、呼吸自由，既能维持较长时间，又有利于推拿医生手法操作的体位。对推拿医师来说，宜选择一个有利于手法操作、力量发挥的体位，同时也要做到意到、身到、手到，步法随手法相应变化，保持整个操作过程中身体各部动作的协调一致。

（4）手法准确　首先，推拿医师应准确掌握每一手法的动作要领，严格按照规范化的动作结构进行操作。其次，在治疗过程中具体运用什么手法，应根据疾病的性质、病变的部位而定。如对关节运动障碍者，应用被动运动类手法，一定要在正常的生理活动范围内和患者能够忍受的情况下进行，使手法刺激准确地传导到相应的组织结构和层次，直达病所，起到相应的治疗作用。推拿手法种类繁多，但是每一个临床推拿医师掌握和习惯使用的手法不一定很多，手法宜精不宜滥、贵专不贵多。

（5）善用左手　左、右两手均能规范、熟练、灵活地操作，是专业推拿医师的一项基本功。强调“善用左手”是针对部分推拿医师（特别是初学者）习惯单独用“有力”之右手进行操作而言。推拿手法中，部分手法可以单手操作，部分手法则要求推拿医师必须左、右两手相互配合，动作准确、协调，所以左手操作水平的高低直接影响着手法技术的发挥。此外，善用左手，便于手法操作，术者左、右两手可交替操作、放松，避免单侧肢体因长时间操作而引起疲劳、慢性劳损等。临床应用手法时应两手交替应用，不可只偏重于一手。

（6）力量适当　手法操作必须具备一定的力量，达到一定的刺激阈值，才能激发人体的应答功能，获得良好的治疗效果。力量太过或不及均会影响疗效。故推拿医师在施用手法时必须根据患者体质、病证、部位等不同情况而灵活地增减，施加适当的力量。力量太过或施用蛮力、暴力，有可能加重患者的痛苦或增加人为的损伤，亦不利于推拿医师自身的健康；不及则不会产生良好的治疗作用。

（7）治疗有序　手法操作有一定的顺序，一般从头面、肩背、上肢、胸腹、腰骶、下肢，自上而下，先左后右，从前到后，由浅入深，循序渐进，并可依具体病情适当调整。局部治疗则按手法的主次进行。手法强度的控制要遵循先轻后重、由重转轻的原则。

（8）时间灵活　手法操作时间的长短对疗效有一定的影响。时间过短，往往达不到疗效；时间过长，局部组织有可能产生医源性损伤，或令患者疲劳。所以，操作的时间要根据患者的病情、体质、病变部位、所应用手法的特点等因素灵活确定。每次治疗的时间以10~20分钟为宜。

（9）操作卫生　推拿医师应注意保持个人卫生及工作环境的卫生，经常修剪指甲，手上不得佩带戒指及其他装饰品，以免擦伤患者的皮肤和影响治疗。推拿前后均应洗手，防止交叉感染。天气寒冷时，要注意双手保暖，以免冷手触及皮肤时引起患者的不适或肌肉紧张。

**6. 禁忌证**　推拿手法的应用范围很广，内、外、妇、儿、骨伤等各科中的多种病证均可采用，而且对某些病证具有很好的疗效，甚至胜过针药。但是推拿手法的临床运用也有一定的局限性，存在不适宜施用手法或施用手法有一定危险性的情况，即手法的禁忌证或慎用证。目前，大多数学者认为以下情况不适宜应用手法。

（1）各种急性传染性、感染性疾病，不宜应用手法，以免贻误病情。

（2）恶性肿瘤的患者一般不宜推拿治疗。

（3）结核病（如腰椎结核、髋关节结核等）、化脓性疾病（如化脓性关节炎等）所引起的运动器官病证，不宜手法治疗，以免加重病情。

（4）有血液病或出血倾向的患者，如血友病、恶性贫血、紫癜等，推拿手法有可能导致局部组织内出血，应慎用手法。

（5）手法治疗部位有皮肤破损（如烫伤、烧伤）、皮肤病（湿疹、癣、斑疹、脓肿）等，患处暂不行手法治疗，以免引起局部感染。

（6）严重心、脑、肺、肾等器质性疾患，禁止单独使用推拿手法。

（7）妇女在月经期，其腰骶部和腹部不宜使用推拿手法（也不宜在四肢感应较强的穴位采取强刺激手法），若需要手法治疗，也应以轻柔舒适手法为宜，以免出现出血过多现象。

（8）患者极度饥饿、劳累或体质极度虚弱，不宜立即做手法治疗，以免发生昏厥现象。

## 二、常用推拿手法与作用

### （一）摆动类手法

**1. 揉法** 揉法是以指、掌、掌根、小鱼际、四指近侧指间关节背侧突起、前臂尺侧肌群肌腹或肘尖为着力点，在治疗部位带动受术皮肤一起做轻柔缓和的回旋动作，使皮下组织层之间产生内摩擦的手法。其中，根据着力部位的不同，可以分为中指揉法、拇指揉法、掌揉法、掌根揉法、小鱼际揉法、肘揉法、拳揉法等。

（1）操作要领

①所施压力要适中，以受术者感到舒适为度。动作要灵活而有节律性。

②频率每分钟 120~160 次。

③腕关节自然放松，不可背伸。

④揉动时要带动皮下组织一起运动，不可在体表形成摩擦运动。

⑤揉法操作时、力度缓和，顺时针为泻、逆时针为补。

（2）临床应用 本法是推拿手法中常用手法之一，临床常配合其他手法来治疗产后颈肩肌筋膜疼痛综合征、产后腰背肌筋膜疼痛综合征、产后缺乳、产后乳汁淤积等。

**2. 㨰法** 用手掌尺侧面的背部及掌指关节背侧突起处，在操作部位做来回翻掌、旋转动作称㨰法。

（1）操作要领

①前臂旋转与腕关节屈伸这二者动作一定要协调。即前臂旋前时，腕关节一定要伸展，以小鱼际肌为着力部位。反之在前臂旋后时，腕关节一定要屈曲，以第五、第四掌骨的背侧为着力部位，如此在体表部位上产生持续不断地来回㨰动。其滚动频率为每分钟 120~160 次。

②躯体要正直，不要弯腰屈背，不得晃动身体。

③肩关节自然下垂，上臂与胸壁保持 5~10cm 距离，上臂不要摆动。

④腕关节要放松，屈伸幅度要大，约 120°（屈腕约 80°，伸腕约 40°）。

⑤㨰法突出的是"㨰"字，忌手背拖来拖去摩擦移动、跳动、顶压及手背撞击体表治疗部位。

⑥手指均须放松，任其自然，不要有意分开，也不要有意紧握。

（2）临床应用　此法刺激面积大、作用强、深透作用明显。常用于产后腰椎－骨盆复合体综合征，产后骶髂关节功能障碍，产后棘间、棘上韧带损伤等。

## （二）摩擦类手法

**1. 摩法**　术者用食指、中指、无名指指面，大鱼际肌腹或手掌面，着力于一定治疗部位，通过肩关节在前外方向的小幅度环转，使着力面在治疗部位做有节奏的环形平移摩擦的手法，称摩法。根据着力而不同，可分为指摩法、鱼际摩法与掌摩法。

（1）操作要领　肩关节放松，肘关节自然屈曲，以上肢自身重力作为预应力按放在治疗部位。指摩法时，腕关节略屈并保持一定的紧张度，适合在面积较小的部位操作；掌摩法适宜在面积较大的部位施术，以全掌贴压在治疗部位。各式摩法在做圆周摩转时，要求在四周均匀着力，不能一边重一边轻。操作时，仅与皮肤表面发生摩擦，不宜带动皮下组织，这是摩法与揉法的主要区别。一般操作频率在 100~120 周 / 分钟，指摩法动作轻快，而掌摩法宜稍重缓。《石室秘录》曰："摩法，不宜急，不宜缓，不宜轻，不宜重，以中和之义施之。"根据摩法的操作频率和运动方向，决定手法的补泻作用，例如急摩为泻、缓摩为补，顺摩为泻、逆摩为补。

（2）临床应用　摩法主要适用于产后便秘、产后失眠、产后肥胖、腹直肌分离等。

**2. 擦法**　用手掌紧贴皮肤，稍用力下压并做上下向或左右向直线往返的摩擦移动，使之产生一定的热量，称为擦法。有掌擦、鱼际擦和指擦之分。

（1）操作要领

①上肢放松，腕关节自然伸直，用全掌、大鱼际或小鱼际为着力点，作用于治疗部

位，以上臂的主动运动带动手做上下或左右方向的直线往返的摩擦移动，不得歪斜，更不能以身体的起伏摆动去带动手的运动。

②摩擦时往返距离要尽量拉长，而且动作要连续不断，不能有间歇停顿。如果往返距离太短，容易擦破皮肤；如果动作有间歇停顿，就会影响到热能的产生和渗透，从而影响治疗效果。

③压力要均匀而适中，以摩擦时不使皮肤起皱褶为宜。

④施法时不能操之过急，呼吸要自然调匀。

⑤摩擦频率一般每分钟 100~120 次。

（2）临床应用　擦法常用于产后因寒而致的腹痛，产后棘间、棘上韧带损伤，产后腰背肌筋膜疼痛综合征等。

**3. 抹法**　用拇指指腹或手掌面紧贴皮肤，略用力做上下或左右缓慢的往返移动。常用于头部、颈项及胸腹部。

（1）操作要领

①用单手拇指螺纹面或双手拇指螺纹面紧贴于治疗部位，稍施力做单向或往返移动；其余四指轻轻扶住助力，使拇指能稳沉地完成手法操作。

②双手动作要协调、灵活、力量均匀。

③频率在每分钟 60~120 次。

④配合介质防止擦伤。

（2）临床应用　常用于治疗产后头痛、产后失眠、产后多梦等。

**4. 搓法**　医者用双手掌面着力，对称地夹住或托抱住患者肢体的一定部位，双手交替或同时相对用力做相反方向来回快速搓揉，并同时做上下往返移动，称为搓法。

（1）操作要领

①搓动时双手动作幅度要均等，用力要对称。

②搓揉时频率要快，但在上下移动要缓慢，做到“快搓慢移”。

③双手夹持肢体时力量要适中。

（2）临床应用　此法属推拿手法中一种辅助手法，常作为四肢、胁肋部、腰背部推拿治疗的结束手法。

**5. 推法**　用指、掌、拳、肘面等部位紧贴治疗部位，运用适当的压力，进行单方向直线移动的手法称为推法。

（1）操作要领

①肩及上肢放松，着力部位要紧贴体表的治疗部位。

②操作向下的压力要适中、均匀。

③压力过重，易引起皮肤折叠而破损。

④用力深沉平稳，呈直线移动，不可歪斜。

⑤推进的速度宜缓慢均匀，每分钟 50 次左右。

⑥临床应用时，常在施术部位涂抹少许介质，使皮肤有一定的润滑度，利于手法操作，防止破损。

（2）临床应用　常用于治疗产后便秘、产后小便不通、产后腰背肌筋膜疼痛综合征等。

### （三）挤压类手法

**1. 按法**　以指、掌、肘尖着力，先轻渐重，由浅而深，反复按压治疗部位的手法，称为按法。可分为拇指按法、中指按法、掌根按法、掌按法、肘按法。

（1）操作要领

①按压力的方向要垂直向下。

②用力要由轻到重，稳而持续，使刺激感觉充分达到机体深部组织，切忌用迅猛的暴力。

③按压后要稍作停留，再做第二次重复按压。

④为增加按压力量，在施术时可将双肘关节伸直，身体略前倾，借助部分体重向下按压。

⑤按法结束时，不宜突然放松，应逐渐递减按压的力量。

（2）临床应用　常用于治疗产后慢性盆腔痛，产后棘间、棘上韧带损伤，产后骶髂关节功能障碍等。

**2. 捏法**　用拇指和食指、中指相对，夹提皮肤，双手交替向前捻搓的手法，称为捏法。

（1）操作要领

①捏动时以腕关节用力为主，指关节做连续不断灵活轻巧的挤捏，双手同时操作要协调。

②用力均匀柔和，动作连贯有节律性。

③两指相对不要拧转、不要抠掐。

（2）临床应用　常用于治疗产后颈肩肌筋膜疼痛综合征、产后乳汁淤积、腹直肌分离等。

**3. 拿法**　用拇指和食指、中指，或用拇指和其余四指的指腹，或全掌缓缓地相对用力，将治疗部位夹持、提起，同时捻搓揉捏的手法，称为拿法。

（1）操作要领

①拿法操作时肩臂要放松，腕要灵活，以腕关节和掌指关节活动为主，以指峰和指面为着力点。

②操作动作要缓和，有连贯性，不能断断续续。

③拿取的部位要准，指端要相对用力提拿，带有揉捏动作，用力由轻到重，再由重到轻，不可突然用力。

④拿后需配合揉摩，以缓解刺激引起的不适之感。注意拿捏时间不宜过长，次数不宜过多。

（2）临床应用　常用于治疗产后颈肩肌筋膜疼痛综合征、四肢关节肌肉酸痛等。

### （四）振动类手法

**1. 抖法**　用双手或单手握住患肢远端做小幅度的上下连续颤动，使关节产生疏松感的手法，称为抖法。

（1）操作要领

①操作时要连续、轻松，双手不要握得太紧，否则动作呆滞。

②患肢要自然放松，不要牵拉太紧。

③振幅由大到小，频率要快。

④术者呼吸自然，不要屏气。

（2）临床应用　抖法用于四肢部，以上肢为主。临床上常与搓法配合，作为治疗的结束手法。

**2. 振法**　用中指指端或手掌按压在治疗部位上做连续不断有节律的颤动，使治疗部位发生幅度很小而速度较快的振动的手法，称为振法。

（1）操作要领

①用手指或手掌着力在体表，前臂和手部的肌肉强力地静止性用力，产生振颤动作，每秒 8~11 次。

②用手指着力称指振法，用手掌着力称掌振法。

③操作时力量要集中于指端或手掌上，振动的频率较高，着力稍重。

（2）临床应用　常用于治疗产后腹痛、产后失眠、产后抑郁等。

### （五）叩击类手法

**1. 拍法**　用拇指指腹或手掌腹面着力，五指自然并拢，掌指关节微屈，使掌心空虚，然后以虚掌有节律地拍击治疗部位的手法，称为拍法。临床上常分为指拍法、指背拍法和掌拍法三种。

（1）操作要领

①指实掌虚，利用气体的振荡，虚实结合，要做到拍击声能声声清脆而不甚疼痛。

②拍法发力要以腕力为主，灵活自如。

③一般拍打 3~5 次即可，对肌肤感觉迟钝麻木者，拍打至表皮微红充血为度。

（2）临床应用　拍法为治疗各种疾病的辅助手法，常用于放松肩背部、腰骶部。

**2. 击法**　用拳、指尖、手掌侧面、掌根或桑枝棒击打一定部位或穴位的手法，称为击法。

（1）操作要领

①术者以腕发力，有弹力地拍击体表，力量由轻而重。

②频率由慢而快，或快慢交替。

③击打动作要协调、连续、灵活。

（2）临床应用　临床配合其他手法治疗产后腰椎 – 骨盆复合体综合征、产后腰背肌筋膜疼痛综合征等。

### （六）运动关节类手法

**1. 摇法**　使关节产生被动性的环形运动的手法称为摇法。根据部位不同，又分为颈部摇法、肩关节摇法、髋关节摇法、踝关节摇法、腰椎摇法、肘关节摇法、腕关节摇法、膝关节摇法。

（1）操作要领　施行本类手法时，按杠杆原理，以受术关节为阻力点。术者一手为制动（固定）手，以受术关节近侧的近关节处为支点；一手为动作（动力）手，以关节远侧的远端为作用力点，组成省力型单臂杠杆。在做颈椎、腰椎及腕关节摇法时，由于脊柱关节链的下端与髋关节的近侧可由受术者自身体重固定，此时术者的双手为动作手，故要注意双手动作的配合与协调。操作时摇动幅度由小渐大，如受术关节周围病理性约束力较大时，要先行软组织的放松手法，以使本法在最大的可动范围内进行。

（2）临床应用　常用于治疗产后颈肩肌筋膜疼痛综合征、产后骶髂关节功能障碍等。

**2. 拔伸法**　术者紧握伤肢远端，沿其纵轴进行平稳而有力的拔拉，借拔拉的外力对抗伤折处肌肉的收缩力，使肌肉收缩所造成的骨关节移位恢复到正常位置，即拔伸法。

（1）操作要领

①施行本法时，双手的握点、受术者及其受术关节的预备姿势、体位要准确，确保上下拉伸力的拉力线通过关节轴心，以达到使受术关节对位对线的良好治疗效果。

②若受术者需用大力牵引的拔伸手法，操作时不要用蛮力、死力，而是要充分利用运动生物力学，使手法轻松完成。

③在大力牵引时，要注意对握力点部位与邻近组织的保护，不要死抠、死掐，以免

损伤皮肤、神经。

④要注意掌握四肢关节与脊柱拔伸时不同的操作要领。

（2）临床应用　常用于治疗产后颈肩肌筋膜疼痛综合征、产后骶髂关节功能障碍等。

**3. 扳法**　术者用双手向同一方向或相反方向用力，使关节伸展或旋转，进行扳动肢体的手法，称为扳法。

（1）操作要领　扳法的动作幅度较摇法大，操作要求精确到位。运动幅度不足则治疗无效，过大又易造成关节损伤，严重的手法性损伤可危及生命，故扳法在被动类手法中，动作技术难度大、要求高，临诊时要严格掌握其操作要领。

①扳法操作时，术者双手握持的方法、原理及双手的作用与摇法相同，但是由于本法在发力扳动瞬间的扳动作用力较大，故此时作为杠杆系统中支点的制动手不能退让，而是要与动力手做相反方向的用力，使治疗环节牢固稳定，以保证扳动应力准确传递到受术关节。

②扳法动作起势时，术者动作要稳妥缓和，待受术关节的运动范围达到某一运动轴方向的病理位或功能位之后有一定阻挡感的位点，即“扳机点”时，再发力扳动。扳机点又称扳法的“发力点”，是把握与确定扳法发力时机的重要依据。

③扳动时，术者双手配合、协调准确，操纵手必须动作果断，用快速而有控制的推冲力使受术关节的被动运动幅度控制在安全范围内。一般而言，在常态关节条件下，从功能位之后的“扳机点”开始，再扩大5°~10°即可到达其生理位；对病态关节，每次可允许的最大扳动幅度要根据患者的实际情况而定。如果受术者全身情况比较好，无严重慢性疾病，对疼痛的耐受性较高，则每次扳动幅度可大一些；反之，每次扳动幅度要控制在其可承受范围内。扳动的最大幅度不得超越受术者关节运动的生理位。

④无论是对单轴关节还是多轴关节，在每一次扳动时只能选择一个运动轴所限定的方向施术。

⑤在扳动时，受术关节往往会发出一个响声。这种关节的扳动响声在病态关节是来自粘连组织被断开时的“撕裂声”或关节错位的“复位声”，而在常态关节则是“关节弹响声”。扳动响声的出现表明扳动应力到位，手法整复成功，但在实际操作中不一定每个人每次都会有此反应，特别当关节处于保护性或病理性软组织紧张、痉挛及无菌性炎症的状态时，由于关节周围病理性约束力等原因，不一定会产生扳动响声。因此，临诊时的“到位有效”原则应该是把握扳法治疗效果的依据，即只要扳动方向正确、幅度到位，治疗就会有效，不能以扳动响声作为手法成功的唯一标准，更不能盲目地通过扩大扳动幅度来追求扳动响声，以免因过度牵拉而造成关节损伤。

⑥临床施行扳法时，应先选用各种具有放松作用的软组织类手法在受术关节周围操

作，待痉挛的肌肉放松，挛缩的韧带、筋膜软化及痛势缓解后，再用扳法整治患病关节。此时，因为受术关节周围各种病理性约束力的缓解或消除，可提高扳法的成功率与安全性，并使术者省力，受术者也可少受痛苦。

（2）临床应用　常用于治疗产后腰椎－骨盆复合体综合征、产后骶髂关节功能障碍、胸腰椎小关节错位等。

# 第四节　中药热敷疗法

中药热敷疗法是将中药和适当的辅料经过加热处理后，敷于患部或腧穴的一种方法。本法广泛用于临床各科，具有操作简单、费用低廉、疗效显著、安全无痛苦等优点。

## 一、作用原理与分类

中药热敷疗法是联合热力与中药药力作用于肌表，通过经络、血脉输布全身，直达病所，以治疗疾病的一种传统方法，具有温经通络、镇痛消肿、祛湿散寒、调整脏腑阴阳的作用。中药热敷疗法可以促进血液循环，增加局部药物浓度，并改善周围组织营养代谢，从而达到治疗疾病的目的。

中药热敷疗法根据其制材方式不同，可分为以下几种。

**1. 药包热敷**　将选好的药物在砂锅内或铝锅内煮热，用布包裹敷贴于患病部位或穴位。每次热敷时间不宜超过 30 分钟，每日 2 次。

**2. 药饼热敷**　将药物研极细末，加入适量面粉做成饼状，或蒸或烙，或是用面粉蒸饼，将药物细末置放热饼之上，敷贴患病部位或穴位，凉后即换。

**3. 药末热敷**　将选定的药物共研细末，或将所选用的药物捣烂，直接置放在一定的部位或穴位上进行敷贴。

**4. 药液热敷**　将药物煮熬，用纱布吸取药液，直接敷贴于患病部位。

**5. 药渣热敷**　将选好的药物煮熬，去汁存渣，用其药渣热敷于患处，并盖上纱布等物，可用热药汁滴沾，以防散热太快。

## 二、常用中药热敷疗法的操作要点与适应证

药包热敷可根据患者的临床辨证选用一定的代表方，水煮后制作成药包，在患病部位热敷烫熨，在各类中药热敷疗法中制作较为简便，应用广泛。

### （一）药包热敷操作要点

1. 将选好的药物装入药包，并用绳子把药袋口扎紧，放在水中或高浓度酒中完全浸

泡半小时，也可根据情况延长时间，将药包放在锅中隔水蒸热 15~20 分钟或者放在微波炉中进行加热（一般高温加热 5~8 分钟即可，避免长时间加热水分过度蒸发使药物干燥引起药材燃烧）。

2. 根据治疗部位取患者舒适体位，充分暴露患处，取出药袋晾至 60~70℃，治疗者用轻快的手法将药包放在患者患处来回揉擦，当药袋温度降至患者能耐受的温度后，揉擦速度可适当减慢。

3. 热敷过程中应询问患者温度是否合适，温度偏高时可在患处周围快速来回烫熨，待药包温度降低至患者感觉适合的温度后，可将药包直接敷贴在患处。

4. 观察皮肤情况，局部皮肤出现潮红即可，每次热敷时间不宜超过 30 分钟，每天 2 次。

5. 痛温觉减退的患者（糖尿病、神经系统疾病等），热敷时用温度计探测药包温度，敷贴时药包内温度高于体表温度 2~3℃即可。密切观察皮肤情况，避免药包温度过高或敷贴时间过长导致皮肤烫伤起疱而感染。

### （二）中药热敷疗法的适应证

中药热敷疗法多用于产后桡骨茎突狭窄性腱鞘炎、产后骶髂关节功能障碍、产后足底筋膜炎、产后颈肩肌筋膜疼痛综合征等。

## 三、中药热敷疗法应用注意事项

1. 严格掌握热熨的温度和手法力量的大小。热熨温度以患者能够耐受为宜，熨剂温度过高容易熨伤皮肤，过低则影响药效的渗透。烫熨手法有推、揉、擦、按等，力度应恰当，温度高时手法应轻快；温度稍低时，手法稍重。

2. 操作过程中要经常询问患者的感受，如果出现头晕、头痛、心悸、恶心等不适及皮肤烫伤、擦伤、过敏等现象，应及时停止治疗。

3. 重点询问患者有无糖尿病或神经系统疾病，此类患者皮肤敏感性、耐受性差，要适当降低湿敷温度。皮肤感染、皮损处不得施予本法，以防感染。

4. 由于治疗时要充分暴露患处或治疗部位，寒冷季节应该有取暖设备，以免患者着凉感冒，热熨后患者要避风保暖，静卧休息。

5. 热敷后患处出现水疱，小的水疱应避免刺破或者挤压，待其自然吸收即可。若水疱较大，可于消毒后用无菌毫针在水疱底部刺破放水，保护创面，局部涂抹烧伤膏防止感染。

# 第五节　拔罐、刮痧疗法

## 拔罐疗法

拔罐疗法，又称吸筒疗法，古称“角法”，是指用燃火、抽气等方法使罐内的气压低于大气压，并使罐吸附于病痛部位或经穴处的体表，以治疗疾病的方法。常用的罐具有玻璃罐、竹罐、陶瓷罐、抽气罐、多功能罐等（图 4–9）。

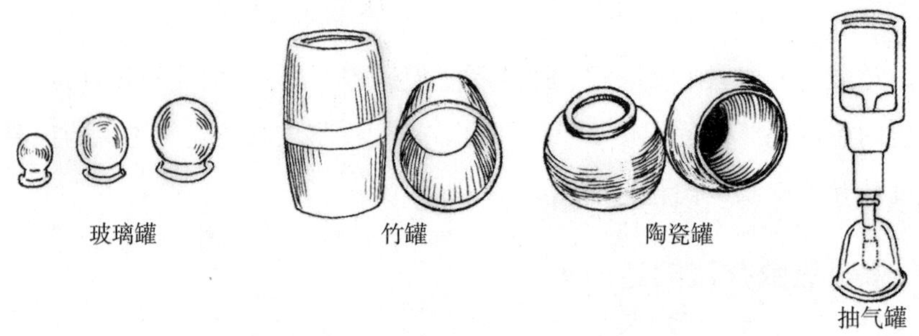


图 4–9　玻璃罐、竹罐、陶瓷罐、抽气罐

### 一、拔罐疗法的作用原理

**1. 负压作用**　中医学认为，拔罐是一种良性刺激，可促使机体自我调整，产生行气活血、舒筋活络、消肿止痛、祛风除湿等功效，从而促进机体恢复平衡。国内外研究发现，人体在火罐负压吸拔时皮肤表面溢出大量气泡，促进了局部组织的气体交换，同时发现负压使局部毛细血管产生通透性变化和毛细血管破裂，少量血液进入组织间隙产生瘀血，血红蛋白释出，出现自身溶血现象。

**2. 温热作用**　拔罐对局部皮肤产生温热刺激，以火罐、水罐和药罐最为明显，从而起到温经散寒的功效。西医学认为温热刺激能使血管扩张，促进以局部为主的血液循环，加强新陈代谢，使机体的废物、毒素加速排出，同时可增强局部组织的耐受性和机体的抵抗力。

**3. 调节作用**　拔罐的调节作用建立在负压或叠加温热作用的基础上，由于温热作用等一系列良性刺激通过皮肤及血管感受器的反射途径传到中枢神经系统，从而发生反射性兴奋，调节了大脑皮层的兴奋与抑制过程，同时加强了大脑皮层对身体各部分的调节功能。其次拔罐还能促进淋巴循环，增强淋巴细胞的吞噬能力。

## 二、常用拔罐疗法的操作要点与适应证

### （一）拔罐疗法的操作要点

**1. 火罐法** 借火力燃烧排出罐内空气形成负压，将罐吸附于体表的吸拔法，称为火罐法。

（1）闪火法 用镊子或止血钳夹住 95% 酒精棉球点燃，在罐内旋绕数圈后将火退出，迅速将罐扣于应拔部位。此法可用于留罐、闪罐、走罐等，适用于各部位，临床最为常用，操作时注意勿烧灼罐口，以免烫伤（图 4–10）。

（2）投火法 将纸折成宽条状，点燃后投入罐内，在纸条熄灭前，迅速将罐扣于施术部位，注意纸条放入罐内时未燃的一端朝向罐口，可避免烫伤皮肤。此法操作时罐内燃烧物易坠落烫伤皮肤，故适宜于身体侧面横向的拔罐（图 4–11）。

（3）贴棉法 将直径 1~2cm 的 95% 酒精棉片贴于罐体内壁下 1/3 处，点燃后迅速将罐扣于应拔部位。此法多用于侧面横拔，操作时棉片蘸酒精必须适量，避免酒精过多滴下，引起烫伤。

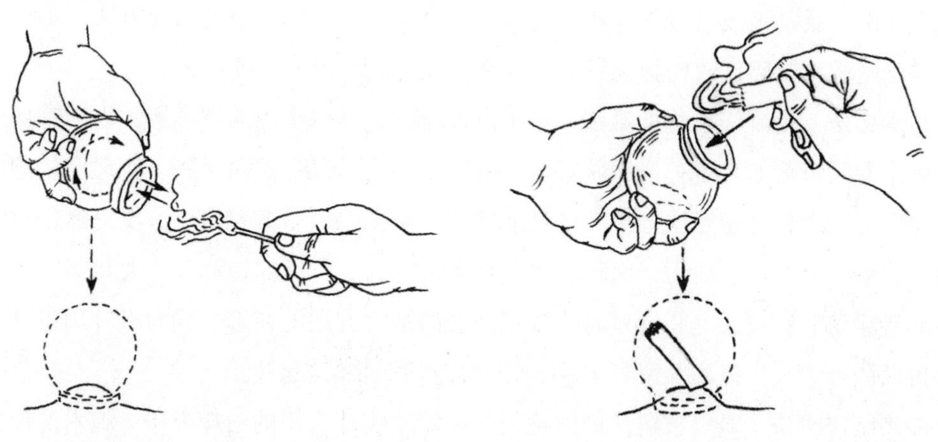

**图 4–10 闪火法** **图 4–11 投火法**

**2. 水罐法** 通过蒸汽、水煮等方法加热罐内空气，利用罐内空气冷却时形成的负压，使罐吸附于体表的方法，称为水罐法。一般选用竹罐放入水中或药液中煮沸，然后用镊子夹罐底（罐口朝下），迅速用凉毛巾捂住罐口，吸去罐内的水液，使罐口温度降低但保持罐内热气，将罐扣于施术部位。此法温热作用强，且可罐药结合。扣罐时机须严格控制，出水后扣罐过快易烫伤皮肤，过慢又使吸拔力不足。

**3. 抽气法** 将抽气罐紧扣在施术部位上，通过活塞抽出罐内空气，使罐内产生负压的方法，称为抽气法。

### （二）起罐的操作要点

起罐又称启罐，即将吸稳的罐取下的方法。一手握住罐体中下部稍倾斜，另一手拇指或食指按住罐口边缘的皮肤，使罐口与皮肤之间产生空隙，当空气进入罐内，则罐自动脱落。起罐时，切不可硬拉或旋转罐具，否则会引起疼痛，甚至损伤皮肤。水罐起罐时，应防止水（药）液漏出，若吸拔部位呈水平面，应先将拔罐部位调整为侧面后再起罐。抽气罐起罐则提起其上方的阀门使空气进入罐内，罐具即自行脱落。

### （三）拔罐疗法的适应证

拔罐适应证较广，在产后病治疗中常用于产后肥胖、产后腰背肌筋膜疼痛综合征、产后颈肩肌筋膜疼痛综合征、产后棘间、棘上韧带损伤等疾病。在临床上根据病变部位和病情需要，可分别采用以下几种拔罐方法。

**1. 留罐法** 留罐法又称坐罐法。拔罐后将罐留置 5~15 分钟，然后将罐起下。此法是最常用的拔罐方法，一般疾病均可应用。

**2. 闪罐法** 闪罐法是用闪火法将罐吸于施术部位，随即取下，再吸，再取下，动作要快而准确，反复吸拔至局部皮肤潮红，或以罐体底部发热为度的治疗方法。本法适用于留罐有困难或肌肉比较松弛及局部皮肤麻木或功能减退的虚证患者。

**3. 走罐法** 走罐法又称推罐法。选用口径较大、罐口平滑的玻璃罐，先于罐口或施术部位涂上润滑剂如凡士林、润肤霜等，将罐吸好后，以手握住罐底，将罐身稍倾斜，均匀用力将罐沿着一定路线推拉（罐具前进方向略提起，后方着力），反复运作至施术部位皮肤潮红为度。一般用于面积较大、肌肉丰厚的部位，如腰背部、大腿部等。

**4. 针罐法** 针罐法是指针刺与拔罐相结合的治疗方法。在选定腧穴上针刺得气后留针，再以针为中心，拔罐并留置 10~15 分钟，然后起罐、起针。

**5. 刺络拔罐法** 刺络拔罐法即拔罐与刺血疗法配合应用的治疗方法。施术部位常规消毒后，用皮肤针或三棱针、注射针、粗毫针点刺皮肤出血，或挑刺皮下血络或纤维数根，然后留罐。此法应用广泛，适用于产后热证、实证、瘀血证等。

## 三、拔罐疗法的禁忌证

**1. 病症禁忌** 急重症、慢性全身虚弱性疾病及接触性传染病者，皮肤高度过敏、严重心脏病、心力衰竭者，血小板减少性紫癜、白血病及血友病等出血性疾病者，急性外伤性骨折、严重水肿者，精神分裂症、抽搐、高度神经质及不合作者禁用，精神紧张、疲劳、过饥、过饱、烦渴时及饮酒后禁用。

**2. 部位禁忌**　皮肤肿瘤（肿块）部、皮肤溃烂部及疝气处，以及乳房部、前后阴部、心尖区、体表大动脉搏动部、静脉曲张部、五官孔窍部禁用。

## 四、拔罐疗法应用注意事项

1. 拔罐治疗室应宽敞明亮，空气流通，室温适宜，要注意患者保暖，并防止晕罐。

2. 根据病情与施术要求，选好体位，嘱患者体位应舒适，勿移动体位，以防罐具脱落；施术时充分暴露应拔部位，有毛发者须剃去，拔针罐应消毒，防止感染。

3. 体质虚弱的患者施罐数量宜少，留罐时间宜短。初次拔罐者，除应消除其畏惧心理外，拔罐数量与时间也宜少宜短，待适应后再酌增。

4. 注意与患者沟通，观察其局部和全身反应。拔罐后一般有下述三种反应：①患者感觉拔罐部位紧束、酸胀、温暖舒适或有凉气外出，罐斑呈红或紫斑样变，为正常反应。②患者感觉吸拔部位明显疼痛或烧灼、麻木，多为吸拔力过大；若患者毫无感觉，多为吸拔力不足，此种情况均应起罐重拔。③拔罐期间，如患者出现头晕恶心、面色苍白、四肢发凉、全身冷汗、胸闷心悸，甚至晕厥、脉细弱等晕罐征象，应及时起罐，并参照晕针处理。

# 刮痧疗法

刮痧疗法是指用边缘光滑的工具在患者体表部位由上而下、由内向外反复刮动，使局部充血（形成痧斑），以达到扶正祛邪、防病治病作用的疗法。西医学证明刮痧可以扩张毛细血管、增加汗腺分泌、促进血液循环。

## 一、刮痧疗法的作用原理与分类

### （一）刮痧疗法的作用原理

**1. 调整阴阳**　刮痧通过刺激体表的经络穴位，改善和调整脏腑功能，从而促进机体的阴阳平衡。

**2. 疏通经络**　刮痧通过工具和力的作用，可温煦经络、疏散瘀滞，从而起到疏通经络、畅达气血的功效。

**3. 活血止痛**　刮痧改善了刮拭组织周围的血液循环，增加组织血流量，提高局部组织痛阈，从而起到活血止痛、祛瘀生新的作用。

### （二）刮痧疗法的分类

根据刮拭方法的不同，刮痧主要分为刮痧法、撮痧法和拍痧法。

**1. 刮痧法** 刮痧法是患者取舒适体位，充分暴露被刮部位，用刮痧板或其他工具（光滑的硬币、瓷碗、药匙等），蘸取油性介质（如刮痧油、香油或中药提取浓缩液等）或水，在体表特定部位按一定顺序反复刮拭的治疗方法。本法是最常用的一种刮痧方法。

**2. 撮痧法** 撮痧法又称扯痧法，在患者的一定部位，以大拇指与食指（或食指与中指）用力提扯患者的皮肤，使扯痧部位表皮出现紫红色或暗红色的痧点，以达到治疗疾病的方法。

**3. 拍痧法** 拍痧法指用虚掌拍打或用刮痧板拍打患者身体某部位，使之出痧的方法。一般拍痧的部位多为痛痒、胀麻的部位，此法民间常用。

## 二、刮痧疗法的操作方法与适应证

### （一）刮痧疗法的操作方法

**1. 工具选择** 边缘光滑的物品均可作为刮痧工具，如铜钱、硬币、嫩竹板、小汤匙等。目前临床最常用的刮痧板多由水牛角或砭石制成，多为长方形。

**2. 操作要点**

（1）暴露患者需刮治的部位，必要时清洁皮肤，在皮肤上涂一层润滑剂，如水、刮痧油、凡士林或食用油等均可。

（2）刮痧手法种类多样，最常用的是施术者手持刮痧用具，蘸油性介质或清水后，从上向下、从内向外刮拭，手法由轻到重，以患者耐受为度。刮痧板与皮肤一般保持在45°~90° 之间进行刮拭。

（3）患者取舒适体位，腰背部刮痧一般取俯卧位，肩部一般取坐位。刮拭顺序：一般先刮颈项部，再刮脊柱两侧，然后再刮胸腹及四肢部位；面部刮拭应循轮匝肌走向；颈项部刮拭应注意避开颈动脉窦；胸腹部乳头禁刮。刮拭后多出现暗红、紫红或青紫（黑）色出血点，即为痧斑。

### （二）刮痧疗法的适应证

刮痧疗法的适应证较为广泛，常用于妊娠斑，妊娠纹，产后棘间、棘上韧带损伤，产后颈肩肌筋膜疼痛综合征等。此外，刮痧还可用于防病保健。

## 三、刮痧疗法的禁忌证

1. 急性传染病禁用本疗法。

2. 白血病、血小板减少、紫癜及血友病等出血性疾病禁用。

3. 饱食、饥饿及对刮痧恐惧者禁用。

4. 凡刮治部位皮肤有溃烂、破损、炎症者不宜用本法，如皮肤病初愈也不宜使用。

5. 乳头禁刮。

## 四、刮痧疗法的注意事项

1. 刮痧时应注意室内保暖，尤其在冬季应避风寒，夏季刮痧时，应避免风扇和空调直吹刮拭部位。

2. 刮痧手法应由轻到重，顺序由上而下，并使用适当润滑剂，以免刮伤皮肤，出痧后 1 小时内忌饮凉水。

3. 刮痧体位可根据需要而定，一般有仰卧、俯卧、侧卧或坐位等，以患者舒适为佳。

4. 前一次痧斑未退之前，不宜在原处再次刮痧，一般间隔 3~6 天，以皮肤痧退为准。

5. 出痧后适当饮用温开水为佳（亦可饮用淡糖盐水），并休息 15~20 分钟。

6. 刮痧后应擦干油性介质或水，也可在青紫处抹少量驱风油，让患者休息片刻，出痧处应避免风寒。如刮痧后病情反而加重者，应及时送至医院诊治。

# 第六节　熏蒸疗法

## 一、熏蒸疗法的作用原理及适应证

熏蒸疗法是利用药物加水煮沸后产生的蒸汽熏蒸患处，通过热疗、药疗的双重作用起到治疗的效果。热疗能疏松腠理、开发汗孔、活血通经，松弛痉挛的肌筋；药疗能对症治疗。两者配合使用，发挥散寒除湿、发汗祛风、温经通络、镇痛止痒的作用，可以加速血液、淋巴液的循环，促进新陈代谢，加快代谢产物的清除，同时利用热能的作用，促使皮肤、黏膜充血，有利于机体对药物的吸收，提高体内药物浓度。常用于产后畏寒怕冷、产后肥胖、外感风寒湿邪所致的产后腰椎 - 骨盆复合体综合征、产后腰背肌筋膜疼痛综合征等。

## 二、熏蒸疗法分类

**1. 全身熏蒸法**

（1）室内熏蒸法　采用密闭治疗舱或者治疗室，运用一人一方的个体化中药，将药物加热煮沸，蒸发气体。患者裸露或坐或卧，治疗舱从 30~35℃，渐增至 39~42℃。熏蒸 20~30 分钟，熏蒸后避免着凉受风，每周治疗 1~2 次。

（2）简易熏蒸法　将加热煮沸的中药煎剂倾入较大容器内，容器上置木板，患者裸坐其上，用被单圈住全身，仅露头面进行熏蒸。

**2. 局部熏蒸法**　将加热煮沸的中药煎剂倾入适当大小的容器中，使药液占容器体积的 1/2 左右，将患处置于容器中，距离药液一定距离，以患者感觉皮肤温热舒适为宜，也可以在容器上覆盖毛巾，不使热气外透，进行熏蒸。

### 三、熏蒸疗法注意事项

1. 冬季熏蒸时，应注意保暖，同时要避免吹风。

2. 熏蒸时应注意患者皮肤与药液保持一定的距离，以患者感觉皮肤舒适为宜，避免被蒸汽烫伤。

3. 熏蒸前不宜过饱、过饥。

4. 全身熏蒸时间不宜过长，不宜超过 30 分钟。熏蒸过程中，如患者发生恶心、呕吐、胸闷、气促、头晕心跳加快及不适时，应立即停止熏蒸，让患者在通风处卧床休息，并给予对症处理。

5. 熏蒸时若发现患者皮肤过敏，应立即停止熏蒸，并给予对症处理。

6. 应用熏蒸疗法，如无效或病情加重者，应停止熏蒸治疗，改用其他治疗方法。

7. 急性炎症、肺心病、恶性高血压不能控制者禁全身熏蒸。

## 第七节　传统运动疗法

传统运动疗法又称为传统体育疗法，是指进行具有我国特色和优良传统的运动锻炼，通过练意、练息、练形，以调养患者的精、气、神，进而促使其身心康复的一类方法。

### 一、传统运动疗法简介

#### （一）传统运动疗法的作用特点

传统运动疗法与现代运动方法相比，有两个特点，归纳如下。

**1. 注重体验，不求争先**　传统运动疗法大多不是竞技型运动，没有争夺输赢的目的。比如太极拳、五禽戏、八段锦和易筋经之类的导引方法，注重的是自身的精神状态、形体动作与自然界融为一体，讲究的是身体内部功能的融合贯通。因此，从外表上看，表现为祥和安坦，从容不迫，而不似现代竞技体育运动那样争先恐后，激烈勇猛。

**2. 三才兼修，融会贯通**　首先，中医学天人相应的理论要求修习传统运动者要将自己的个体放在天、地之间，个人的形体、精神、气息都要和自然界进行信息交换，以达到信息互通，状态同步，形成天、地、人三位一体的状态。就养生康复的目的而言，构成人体生命活动的三要素是精、气、神，修习中国传统运动不仅仅是锻炼形体，也要养精、调神，达到身心最佳状态。就传统运动的方式而言，不仅要练形体的动作，还要练气、练意。就其每一种具体的方法而言，是形、神、息并调，精、气、神并练。

### （二）传统运动疗法的应用原则

**1. 因人制宜**　对于老年人来说，由于反应迟缓，力不从心，宜选择动作缓慢柔和、运动量小的运动，像步行、太极拳、慢跑等。对于年轻力壮、身体素质较好的人，可选择运动量大的锻炼项目，如长跑、打篮球、踢足球等。此外，每个人工作性质不同，所选择的运动项目亦应有差别。如经常伏案工作者，要选择一些扩胸、伸腰、仰头的运动项目，又由于其用眼较多，还应开展望远活动；售货员、理发员、厨师要长时间站立，易发生下肢静脉曲张，在运动时不要多跑多跳，应仰卧抬腿。总之，运动项目的选择，既要符合自己的兴趣爱好，又要适合身体条件。对脑力劳动者来说，宜少参加一些使精神紧张的活动；而体力劳动者则应多运动那些在职业劳动中很少活动的部位，体脑交替。

**2. 因时制宜**　一般来说，早晨运动较好，因为早晨的空气较新鲜，而室内的氧气经过一夜的睡眠后，大部分被人吸收了，二氧化碳的浓度相对增多。到室外空气清新的地方进行运动锻炼，即可把积聚在身体内的二氧化碳排出来，还可以吸进更多的氧气，使身体的新陈代谢增强，为一天的工作打好基础。晚上睡觉前也可进行适当运动，以消除一天的紧张，轻松地进入梦乡，但运动不要太激烈，以免引起神经系统的兴奋，影响睡眠。此外，稍微剧烈的运动，不要在吃饭前后进行。饭前机体呈现饥饿状态，血液中葡萄糖含量低，易发生低血糖症；饭后剧烈运动，大部分血液到肌肉里去，胃肠的血液相对减少，不仅影响消化，还可引起胃下垂。许多运动要因时制宜，有益健身。

**3. 持之以恒**　运动养生不仅是身体的锻炼，也是意志和毅力的锻炼。锻炼身体非一朝一夕之事，要持之以恒。古人云“冰冻三尺，非一日之寒”，说的就是这个道理。若因病或因其他原因不能到野外或操场锻炼，可以在院内、室内、楼道内做太极拳、广播操、原地跑或者原地跳。总之，要把坚持运动当作每天的习惯去培养，长此以往，受益终生。

**4. 循序渐进**　华佗曰：“人体欲得劳动，但不当使极尔，支摇则谷气得消，血脉流通，病不得生，譬犹户枢，终不朽也。”孙思邈在《备急千金要方》中告诫人们：“养性之道，常欲小劳，但莫大疲及强所不能堪耳。”在运动方面，疲劳和痛苦都是不必要的，要轻轻松松地渐次增加活动量。正确的锻炼方法是运动量由小到大，动作由简单到复杂。比如跑步，刚开始练跑时要跑得慢些、距离短些，经过一段时间锻炼，再逐渐增加跑步的速度和距离。

### （三）传统运动疗法的注意事项

1. 首先要排除杂念，放松精神，宽衣松带。

2. 锻炼前，先做热身活动。切忌在思未静、体未松、肢未动的情况下，便立即进入运动状态。

3. 锻炼后，依次放松意念和肢体。每次锻炼之后应以机体舒适自然为度，不应产生胸闷、头晕、疲乏、食欲不振、睡眠不安等现象。

## 二、常用传统运动疗法

传统运动疗法通常是以太极拳、五禽戏、八段锦和易筋经为主。

### （一）简化太极拳

太极拳是我国宝贵的民族遗产，姿势优美，动作柔和，既能锻炼身体，又能防治疾病，不仅我国人民喜练，而且受到世界各国人民的欢迎。“太极拳”，就是以“太极”哲理为依据，以太极图形组编动作的一种拳法。其形在“太极”，意在“太极”，故而得名。

**1. 要领**

（1）意气相合，气沉丹田　用意与呼吸相配合，呼吸要用腹式呼吸，一吸一呼正好与动作一开一合相配。

（2）意体相随，用意不用力　用意念引出肢体动作来，随意用力，劲虽使得很大，外表却看不出来，即随着意而暗用劲的意思。切不可片面理解不用力。如果打拳时软绵绵的，打完一套拳身体不发热，不出汗，心率没有什么变化，这就失去了打拳的作用。

（3）手眼相应，以腰为轴，移步似猫行，虚实分清　打拳时必须上下呼应，融为一体，要求动作出于意、发于腰、动于手，眼随手转，两下肢弓步和虚步分清而交替，练到腿上有劲，轻移慢放没有声音。

（4）含胸拔背、沉肩垂肘　指胸、背、肩、肘的姿势，胸要含不能挺，肩不能耸而要沉，肘不能抬而要下垂，全身要自然放松。

（5）虚领顶颈　头颈似向上提升，并保持正直，要松而不僵可转动，颈正直了身体的重心就能保持稳定。

（6）动中求静，动静结合　肢体动而脑子静，思想要集中于打拳，所谓形动于外，心静于内。

（7）式式均匀，连绵不断　每一指一式的动作快慢均匀，各式之间连绵不断，全身各部位肌肉舒松协调而紧密衔接。

**2. 临床应用**　太极拳常用于产后腰背肌筋膜疼痛综合征、产后失眠等疾病的康复锻炼。

### （二）五禽戏

五禽戏为2000多年前的名医华佗所创。五禽，是指虎、鹿、熊、猿、鸟5种禽兽。戏，即游戏、戏耍之意。所谓五禽戏，就是指模仿虎、鹿、熊、猿、鸟5种禽兽的动作，组编而成的一套锻炼身体的方法。

**1. 要领**

（1）专注意守　要排除杂念，精神专注，将意志集中于意守部位，以保证意、气相随。

（2）全身放松　练功时，首先要全身放松，情绪要轻松乐观。乐观轻松的情绪可使气血通畅，精神振奋；全身放松可使动作不致过分僵硬、紧张。

（3）呼吸均匀　呼吸要平静自然，用腹式呼吸，均匀和缓。吸气时，口要闭合，舌尖轻抵上腭。吸气用鼻，呼气用嘴。

（4）动作自然　五禽戏动作各有不同，如熊之沉缓、猿之轻灵、虎之刚健、鹿之温驯、鹤之活泼等。练功时，应据其动作特点而进行，动作宜自然舒展，不要拘谨。

**2. 临床应用**　常用于产后腰背肌筋膜疼痛综合征、产后腰椎－骨盆复合体综合征等疾病的康复锻炼。

### （三）八段锦

八段锦是我国民间流传较广、作用较好的一套健身操，距今已有800多年的历史。由于八段锦动作简单，易学易练，随时可做，站地可练，在实践中不断加以修改、创新，又演变出许多种类。

**1. 要领**

（1）意守丹田　八段锦的运动要求“用意引导动作”。意到身随，动作不僵不拘。要心情舒坦，精神安定，意识与动作配合融汇一体。姿势自如，强调“意守丹田”，意练重于体练。

（2）刚柔结合　在练习八段锦时要求身心放松，身体重心放稳。根据动作要领，有轻缓的动作和用力的动作。练功时要始终注意松中有紧，松力时要轻松自然，用力时要均匀、稳定而且含蓄。

（3）呼吸均匀　八段锦同样要配合呼吸。初学者呼吸自然、平稳，用鼻做腹式呼吸。练久练熟后，逐步有意识地用呼吸与动作配合。一般动作开始吸气为多，动作终了呼气为多，做到呼吸深、长、匀、静。同时呼吸、意念与每个动作的要领相配合，贯串一气，更好地利用意识引导练功。

八段锦包括八节连贯的传统运动，具体内容如下：

双手托天理三焦；左右开弓似射雕；

调理脾胃须单举；五劳七伤往后瞧；

摇头摆尾去心火；背后七颠百病消；

攒拳怒目增气力；两手攀足固肾腰。

**2. 临床应用** 常用于产后颈肩肌筋膜疼痛综合征、产后压力性尿失禁、产后抑郁等疾病的康复锻炼。

### （四）易筋经

易，改变的意思；筋，泛指肌肉，筋骨；经，方法。易筋经是一种改变肌肉、筋骨质量的特殊锻炼方法，除练肌肉、筋骨外，也练气和意，是一种意念、呼吸、动作紧密结合的功法。在古本十二式《易筋经》中，所设动作均以劳动的各种动作为基础形态，都是仿效古代的各种劳动姿势演化而成。运动以形体屈伸、俯仰、扭转为特点，以达到“伸筋拔骨”的锻炼效果。

**1. 要领**

（1）精神清静，意守丹田。

（2）舌抵上腭，呼吸匀缓，用腹式呼吸。

（3）松静结合，刚柔相济，身体自然放松，动随意行、意随气行，用力时应使肌肉逐渐收缩，达到紧张状态，然后缓缓放松。

易筋经十二式具体内容如下：①捣杵舂粮；②扁担挑粮；③扬风净粮；④换肩扛粮；⑤推袋垛粮；⑥牵牛拉粮；⑦背牵运粮；⑧盘箩卸粮；⑨围茓囤粮；⑩扑地护粮；⑪屈体捡粮；⑫弓身收粮。

**2. 临床应用** 常用于产后失眠、产后抑郁、产后腰背肌筋膜疼痛综合征、产后颈肩肌筋膜疼痛综合征等疾病的康复锻炼。

## 第八节 产后瑜伽疗法

产后瑜伽是专为产后女性制定的一种特色康复锻炼，是在调息基础上结合特定的体式锻炼和经络穴位推拿，达到女性身心康复的方法。产后瑜伽在促进产后女性快速和长期康复中发挥重要作用。瑜伽之调息法与《黄帝内经》和《诸病源候论》呼吸吐纳法养生保健有相似之处，通过调息、调身、调神达到预防保健、延年益寿的目的。

产妇在产褥期内气血损耗、疲劳虚弱和“百节空虚”，可选择瑜伽调息法放松身心、恢复精力。结合简单的瑜伽体式锻炼，如摊尸式、腹式呼吸，具有利于恶露排出、子宫复旧、器官复位及促进乳汁分泌的效果。产后 42 天后，可采取一些特定的瑜伽体式锻炼，训练结束时，运用中医穴位推拿和经络拍打法，疏通经络，舒畅气机，调和气血，促进身体功能恢复和塑形。

我们科室产后康复运动疗法研究团队，在瑜伽锻炼方面结合中医经络和穴位，得到了产后人群及家属的一致好评，适合产后女性练习的瑜伽体式如下文所述。

## 一、腹部区域

**1. 摊尸式**　仰卧，身体呈直线，确保头部处于正中位，背部平贴地面，腿部伸直并放松，双脚分开与肩同宽，脚趾放松并倒向两侧，双臂自然伸展，与身体约成 45° 夹角，双手放松，掌心向上，手指微卷。全身放松，头脑不受外界干扰，轻轻呼吸，感受身心的自由与平和，自然呼吸节律下稳定保持 15~20 分钟（图 4–12）。

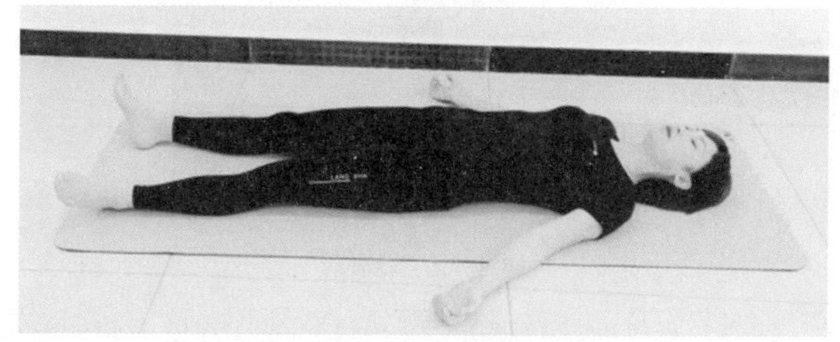

图 4–12　摊尸式

**2. 腹式呼吸**　仰卧，双脚自然分开，双手自然放于身体两侧，掌心朝上，全身放松。深吸气，腹部微微隆起。慢呼气，腹壁下降，感受肚脐贴近脊柱。每次 5~10 分钟（图 4–13）。

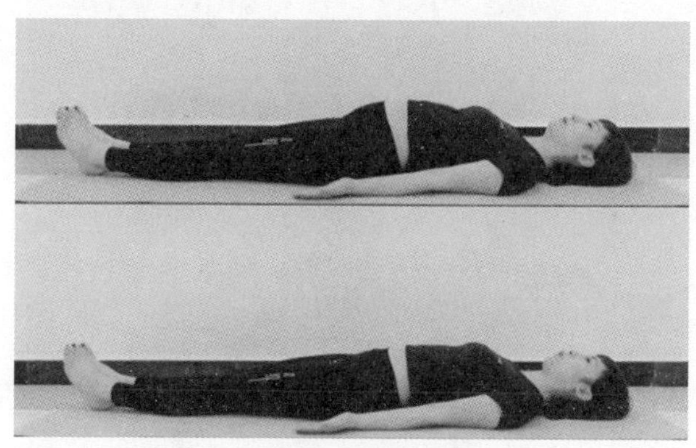

图 4–13　腹式呼吸

调息法能够消除紧张和疲劳，提升内脏功能，加强肠胃蠕动能力，促进血液循环。足少阴肾经、足阳明胃经、任脉、带脉等经络循行于人体胸腹部，点按中脘、天枢、气海、关元等腧穴各 3 次，每次 6~8 秒，并沿肾经、胃经、任脉、带脉循行拍打放松，有利于人体经脉的运行和经气的流通，可增强肠蠕动，调理女性月经、痛经等。顺时针按揉腹部，有利于产后肠功能恢复，改善便秘。拍打带脉，有消除腹部脂肪的功效。

**3. 幻椅式** 站姿，吸气时，双上臂向上伸展，掌心相对，胸腔向上提。呼气时屈膝，坐骨垂直下沉，重心在脚掌中间。稳定保持 15~30 秒为 1 次，重复 6~8 次（图 4–14）。

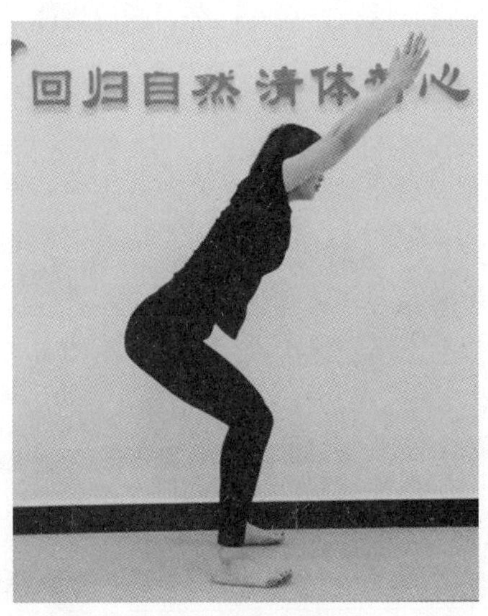


图 4–14 幻椅式

**4. 战士Ⅱ式** 站姿，吸气时，双脚分开 120~135cm，双臂向两侧伸展与肩平齐，掌心向下，右腿转 90°，左脚内扣，双腿挺直，做 1 次深呼吸。呼气时右腿屈膝，向右转头，左眼注视着右手。自然呼吸，稳定保持 10~15 秒为 1 次，重复 6~8 次（图 4–15）。

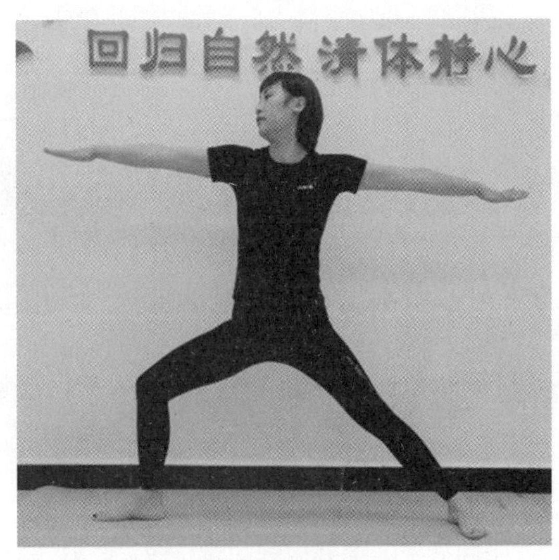


图 4–15 战士Ⅱ式

腹部区域体式能够提升横膈膜，收紧腹部核心，强健腹部器官，加速新陈代谢，促进形体的康复。足阳明胃经、足太阴脾经、足少阴肾经、任脉循行于腹部，按揉天枢、滑肉门、大横等腧穴各3次，每次6~8秒，并沿胃经、脾经、任脉循行路线拍打放松，可健脾益气，调理肠胃，缓解腹痛、腹胀，并改善女性月经不调、带下等。

任脉循行于胸腹部前正中线；肾经循行从足至腹胸部，在腹部为任脉旁开0.5寸，在胸部为任脉旁开2寸；胃经循行从头面部至足，在胸部为任脉旁开4寸，在腹部为任脉旁开2寸；脾经循行从足至胸腹部，在腹部为任脉旁开4寸，在胸部为任脉旁开6寸（图4–16）。

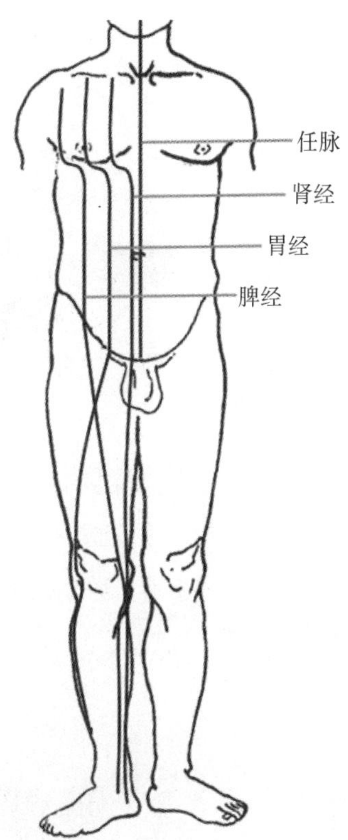

**图4–16 任脉、肾经、胃经、脾经循行示意图**

## 二、盆底区域

**1. 蝴蝶式** 保持上身挺直坐于瑜伽垫上，双脚靠拢，脚心相对，膝部向外伸展，双手十指交叉握住双脚，并尽可能让足跟往会阴部内收。伴随匀速呼吸双膝慢慢下压，再慢慢抬起，让双腿像蝴蝶翅膀一样上下扇动，重复30~60次（图4–17）。

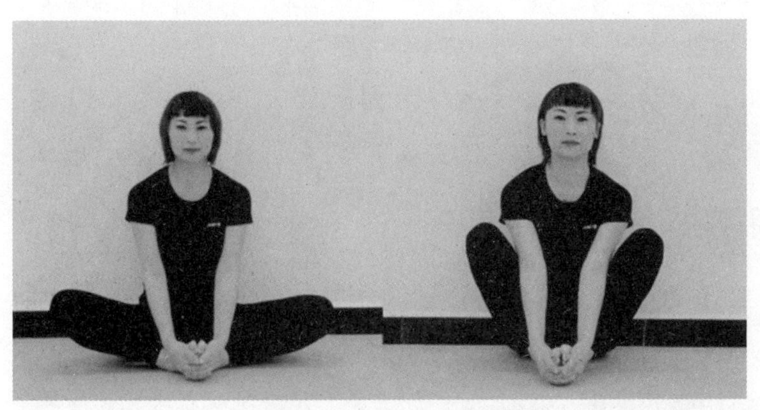

**图4–17 蝴蝶式**

**2. 桥式** 仰卧位双腿屈膝，脚跟放于靠近臀部的位置，双腿打开与肩同宽。吸气，双脚压地，同时依次抬起臀部、腰部和背部，保持5~8次呼吸的时间后，慢慢呼气，依次缓慢放下背部、腰部和臀部，重复6~8次（图4–18）。

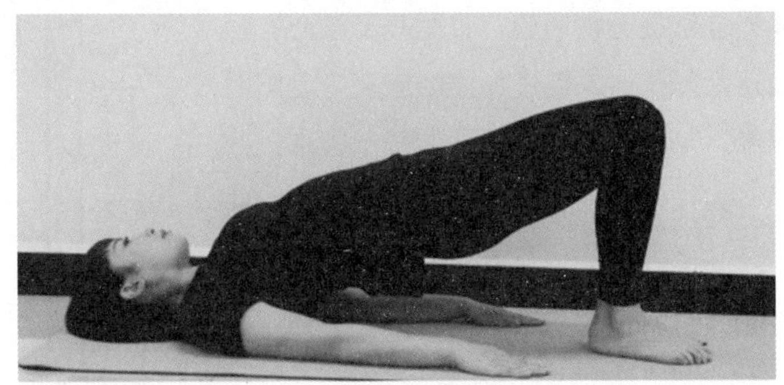

图 4–18　桥式

**3. 虎式**　四点跪姿，吸气时，脊柱下沉，同时抬高下颌伸展颈部，左腿尽最大限度向后上方抬高，注意膝盖与左脚尖绷直。呼气时，左腿慢慢收回，抬起脊椎使其成拱形，同时低头收回下颌，左膝尽量高于下颌，交替运动为 1 次。重复 8~10 次（图 4–19）。

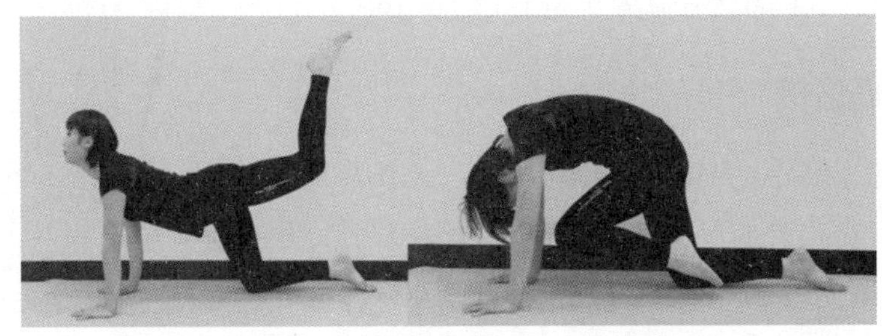

图 4–19　虎式

**4. 脚蹬墙肩倒立式**　保持上半身平躺于瑜伽垫上，双腿弯曲向墙上走，双脚牢牢抵靠在墙面上。屈肘，双手支撑背部，将身体重量分布于双肩、上臂和肘部。双脚蹬墙上提臀部、脊柱、胸部，用胸骨上端去触碰下巴，返回时，逆向完成进入体式的整个过程。自然呼吸节律，保持此姿势 3~5 分钟，重复 6~8 次（图 4–20）。

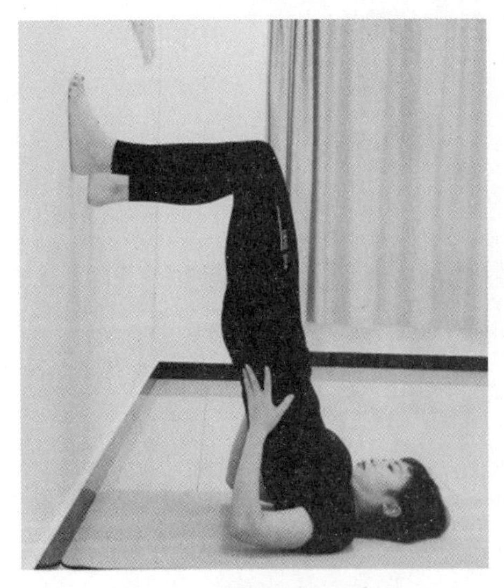

图 4–20　脚蹬墙肩倒立式

盆底区域体式可增强盆底肌肉及其他软组织弹性，促进子宫收缩，防止盆腔器官下垂及尿失禁。足太阳膀胱经、足厥阴肝经、足少阴肾经、任脉等经络循行于盆底区域，按揉肾俞、八髎、气海、关元、中极等腧穴各 3 次，每次 6~8 秒，并沿膀胱经、肝经、肾经、任脉循行路线拍打放松，可疏经活络，通调水道，预防改善尿失禁，改善盆腔器官下垂。

肝经循行从足至胸腹部，还行阴器；督脉循行于背腰部后正中线；膀胱经循行从头面至足部，在背部为督脉旁开 1.5 寸和 3 寸（图 4–21）。

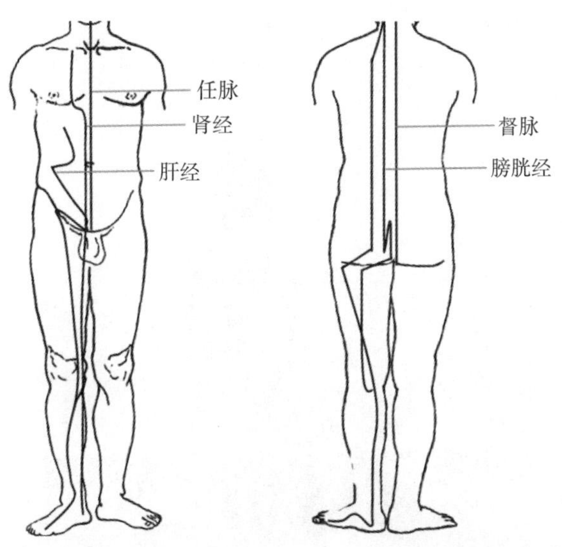


图 4–21 任脉、肾经、肝经、督脉、膀胱经循行示意图

## 三、腰背区域

**1. 双角式** 站姿，双脚分开 90cm 左右，双手背后交叉握紧。吸气时，抬头，挺胸，胸口向上伸展打开。呼气时，身体缓慢地向前、向下伸展，手臂于身后伸直，感觉颈椎、腰椎、尾椎在延展中变得轻松。继续呼吸。吸气时，手部向前伸展到地面，前额和头顶部分轻轻落在瑜伽垫上。保持 5~8 次呼吸的时间。呼气时，缓慢抬起头部，手部伸展于背后不要松开，脊柱一节一节地向上伸展还原（图 4–22）。

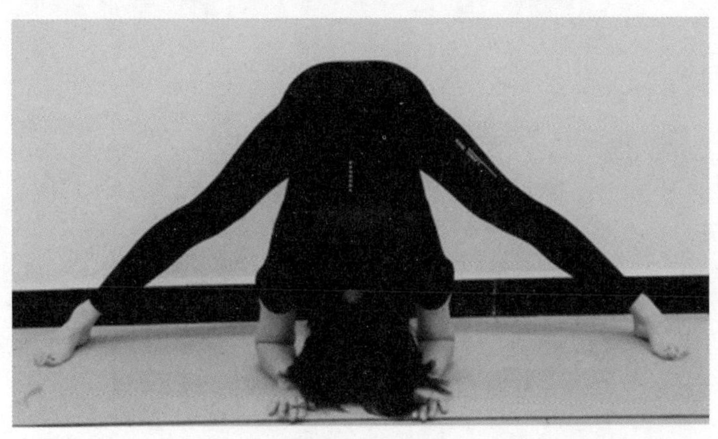

图 4–22 双角式

**2. 巴拉瓦伽式** 双腿屈膝坐于瑜伽垫上，身体挺直，两小腿向右后方弯曲，双脚并拢放于臀部右侧臀部着地。吸气，躯干向左转 45°，右臂伸直，右手放于左膝附近，弯曲左臂向背后，左手勾住右侧大腿根部。头向左转，眼睛看向左肩，保持此姿势做深呼吸，换身体另一侧重复上述动作（图 4–23）。

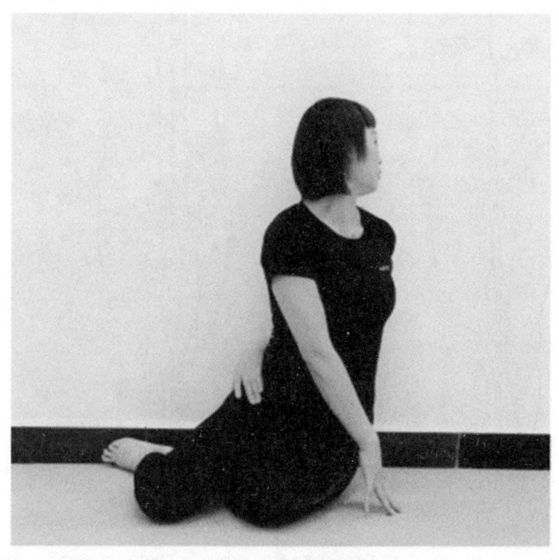

**图 4–23 巴拉瓦伽式**

**3. 半月式** 站姿，双腿分开 90cm 左右。吸气时，双肩放松手臂侧平举，右脚外旋 90°，双腿充分伸直。呼气时，右膝弯曲成 90°，右手支撑在右脚前方 20cm 左右的瑜伽垫上，左手放于髋部，眼睛看向右手指尖，腹部紧贴大腿。吸气时，左臂用力向上伸直，左腿向上抬起并伸直，重心移至右脚右手上。保持 3~5 次呼吸的时间。左手放于髋部，呼气时，右膝弯曲，左腿慢慢放下，收回姿势。调整呼吸后，换对侧重复练习上述动作（图 4–24）。

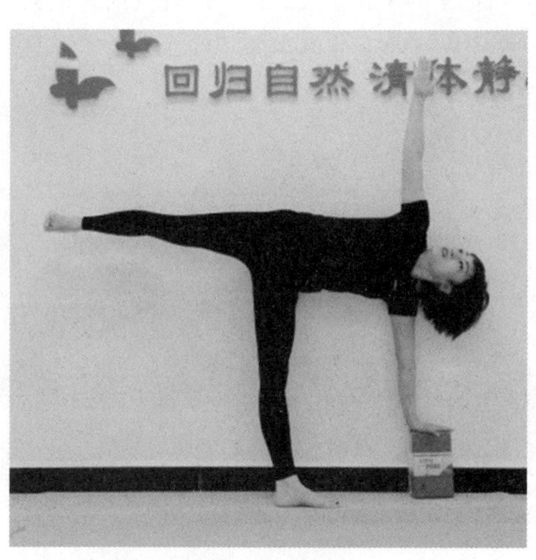


**图 4–24 半月式**

腰背区域体式可伸展脊柱，增加脊柱供血，滋养脊柱神经，调整体态，增加身体柔韧性，缓解腰背疼痛。督脉、足太阳膀胱经循行于腰背部，按揉肾俞、大肠俞、腰阳关等腧穴各3次，每次6~8秒，并沿督脉、膀胱经、胆经循行路线拍打放松，可通经活络，所谓“通则不痛”，该法可治疗产后腰、胸胁、胯等部位的疼痛。

胆经循行从头面至足部，循行于人体侧面（图4–25）。

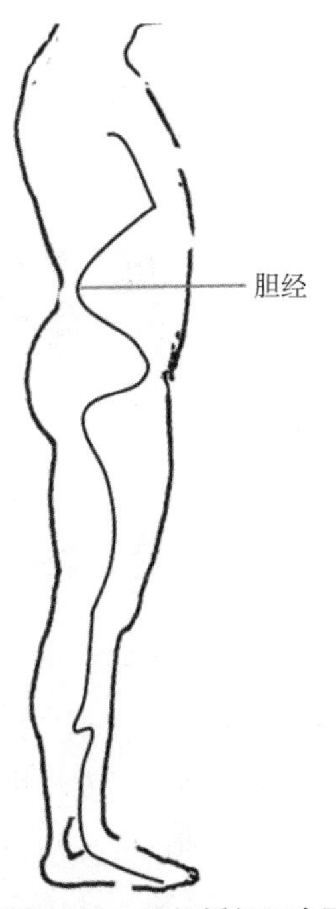

图4–25 胆经循行示意图

## 四、乳房区域

**1. 展胸式** 双下肢伸展坐于瑜伽垫上，双手放于身体后方，掌心向下撑地。吸气时，双腿弯曲脚尖点地，慢慢向上挺起胸部，微收下颌。呼气时，伸直双腿，慢慢抬起下颌，感觉喉咙被完全打开，双肩向两肩胛骨靠拢，保持此姿势做3~5次呼吸的时间（图4–26）。

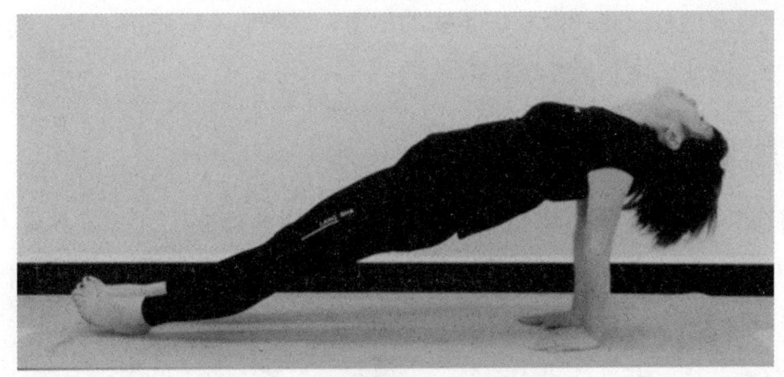
图4–26 展胸式

**2. 鱼式** 仰卧，双手掌心朝下放于身体两侧，脚尖向前伸直。吸气时，胸部微微上提，双手掌心朝下置于臀部下方。呼气时，手肘推起上身同时抬下颌，肩膀向后打开，保持2次呼吸的时间。再呼气时，头慢慢后仰，下颌拉高，胸部上挺，身体进一步后仰至头顶着地，肩胛骨在后面夹紧，保持3~5次呼吸的时间（图4–27）。

乳房区域体式可舒展胸部，改善血液循环，缓解抑郁和压力，预防乳房疾病。足阳明胃经、足厥阴肝经、任脉循行于胸部，点揉屋翳、乳根、膻中等腧穴各3次，每次6~8秒，并沿胃经、肝经、任脉循行路线拍打放松，可调理气机，疏通经络，改善产后缺乳、产后乳汁淤积，沿肝经拍打还可舒缓情绪，预防产后抑郁。

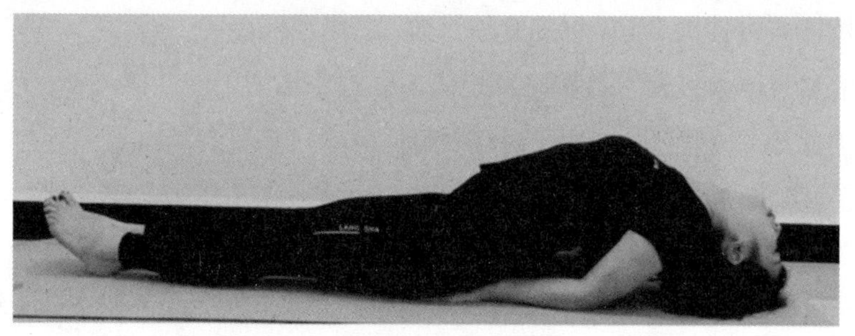

图 4-27 鱼式

## 五、产后瑜伽的益处

产后女性通过适当的瑜伽锻炼，可以消除孕期堆积的脂肪，减少赘肉，恢复身材至孕前。

有利于产后女性恢复身体功能，增强体质，提高免疫力。

增加产后女性的母乳分泌，提高母乳质量，预防因哺乳造成的乳房下垂。

缓解产后女性由于孕期不良姿势和产后劳累造成的产后颈、肩、腰及足跟痛等。

有利于产后女性释放生产及产后累积的压力，平静内心，培养心平气和的状态，缓解产后的焦虑、抑郁情绪。

## 六、注意事项

产后女性需在腹部及会阴切口完全恢复后再进行瑜伽锻炼，建议产后 42 天复查后开始。寻找专业的瑜伽老师，制定适合自己的“运动处方”，不可自己盲目练习，避免不必要的损伤。

练习应遵循“循序渐进、量力而行”的原则。不可因追求“标准”而过度练习，不可初期就进行高难度的瑜伽动作。

练习时注意力要集中，动作应缓慢、柔和，出现关节或肌肉酸痛应停止练习。

避免饭前饭后 1 小时内练习，避免结束后 30 分钟内进食或沐浴。

患有颈椎病、腰椎间盘突出症、膝关节炎或高血压、心脏病等疾病者，应避免瑜伽练习或应在医生或瑜伽老师指导下再进行练习。

产后恶露未净或月经期者不可练倒立体式，如桥式、脚蹬墙肩倒立式。

# 第五章 常见产后病证

## 第一节 概述

产妇在产褥期内发生的与分娩或产褥相关的疾病，称为“产后病”。从胎盘娩出至产妇全身各器官（除乳腺外）恢复至正常未孕状态所需的一段时期，称为“产褥期”，一般约需6周。产后7天内称为“新产后”。古语有“弥月为期”“百日为度”之说，俗称“小满月”与“大满月”，即产后1个月（弥月）为小满月，产后3个月（百日）为大满月。

常见的产后病有产褥感染、产后血崩、产后恶露不绝、产后汗证、产后多梦、产后缺乳、产后乳汁自出、产后乳汁淤积、产后抑郁、产后肥胖、产后便秘、产后排尿异常、产后脱垂、产后阴痒、产后身痛、产后脱发等。

产后病的发病机理主要为三个方面：一是失血过多，亡血伤津，虚阳浮散，或血虚火动，易致产褥感染、产后多梦、产后便秘等；二是瘀血内阻，气机不利，血行不畅，或气机逆乱，可致产褥感染、产后恶露不绝、产后抑郁、产后身痛等；三是外感六淫或饮食、房劳所伤等，导致产褥感染、产后身痛、产后恶露不绝等。总之，产后脏腑伤动，百节空虚，腠理不实，卫表不固，摄生稍有不慎便可引发各种产后疾病。

产后疾病的诊断在结合四诊及新产特点的基础上，还须注意“三审”，即先审小腹痛与不痛，以辨有无恶露的停滞；次审大便通与不通，以验津液之盛衰；三审乳汁行与不行及饮食之多少，以察胃气的强弱。同时，结合舌脉及产妇体质，运用八纲辨证进行综合分析，才能作出正确的诊断。古代医家对新产疾病颇为重视，不但论述了亡血伤津的情况下产生的“新产三病”，即《金匮要略》所云“新产妇人有三病，一者病痉，二者病郁冒，三者大便难”，而且指出了急重症“三冲”“三急”的危害性。如《张氏医通》所论的“三冲”，即冲心、冲肺、冲胃，其临床表现：冲心者，心中烦躁，卧起不安，甚则神志不清，语言颠倒；冲肺者，气急，喘满，汗出，甚则咳血；冲胃者，腹满胀痛，呕吐，烦乱。张氏还指出：“大抵冲心者，十难救一；冲胃者，五死五生；冲肺者，十全一二。”该书又提出产后“三急”，书中曰：“产后诸病，惟呕吐、盗汗、泄泻为急，三者并见必危。”

产后病的治疗应根据亡血伤津、瘀血内阻、多虚多瘀的特点，本着“勿拘于产后，亦勿忘于产后”的原则，结合病情进行辨证论治。《景岳全书》云：“产后气血俱去，诚多虚证，然有虚者，有不虚者，有全实者，凡此三者，但当随证随人，辨其虚实，以常法治疗，不得执有诚心，概行大补以致助邪。”即产后多虚应以大补气血为主，但其用药须防滞邪、助邪之弊；产后多瘀，当予活血行瘀之法，然产后之活血化瘀，又须佐以补气养血，使祛邪而不伤正，化瘀而不伤血。选方用药，必须顾护气血。开郁勿过于耗散，消导必兼扶脾，祛寒勿过于温燥，清热勿过用苦寒。同时，应掌握产后用药三禁，即禁大汗，以防亡阳；禁峻下，以防亡阴；禁通利小便，以防亡津液。

## 第二节　产褥感染

产褥感染是指产褥期内生殖道受病原体侵袭，引起局部或全身的感染。其发病率为6%，是导致孕产妇死亡的四大原因（产褥感染、产后出血、妊娠合并心脏病、严重的妊娠期高血压疾病）之一。产褥感染属中医学“产后发热”范畴。其重症可危及产妇的生命，应予重视。

### 【病因病理】

#### 一、西医病因病理

##### （一）病因

**1. 诱因**　妊娠和正常分娩通常不会增加感染机会，机体免疫力、细菌毒力、细菌数量三者之间平衡时不会引起感染，一旦平衡被打破，则增加感染的概率，导致感染发生。产妇体质虚弱、孕期贫血、营养不良、孕期卫生不良、慢性疾病、多次宫颈检查、胎膜早破、羊膜腔感染、产科手术操作不慎、产程延长、产前产后出血过多等，均为产褥感染的诱因。

**2. 病原体种类**　导致产褥感染的病原体种类繁多，大致分为需氧菌、厌氧菌及其他病原体。

（1）需氧菌　包括链球菌（如 β－溶血性链球菌）、杆菌（如大肠杆菌、克雷伯菌属等）、葡萄球菌（主要为金黄色葡萄球菌和表皮葡萄球菌）。

（2）厌氧菌　包括革兰阳性球菌、杆菌属（主要是脆弱类杆菌）、梭状芽孢杆菌（主要是产气荚膜梭菌）。

（3）其他　如支原体、衣原体、淋病奈瑟球菌等。

**3. 感染途径**

（1）外源性感染　外界病原体经由被污染的衣物、用具、各种手术器械，或医务人员消毒不严及临产前性生活等途径侵入机体。

（2）内源性感染　寄生于正常产妇生殖道的微生物，当机体免疫力降低等诱因出现时可致病。内源性感染造成的影响更大，除导致产褥感染外，还能在孕期感染胎儿，造成流产、早产、胎膜早破、死胎等。

### （二）病理

**1. 急性外阴、阴道、宫颈炎**　分娩时会阴部损伤或手术切口引起感染。会阴裂伤或会阴切口感染可致局部伤口红肿、发硬、裂开、触痛、脓性分泌物流出等；阴道挫伤感染表现为黏膜充血、水肿、溃疡等。感染部位较深时可致阴道旁结缔组织炎；宫颈裂伤感染向深部蔓延，可引起盆腔结缔组织炎。

**2. 急性子宫内膜炎、子宫肌炎**　病原体由胎盘剥离面入侵，扩散至子宫蜕膜层，称为子宫内膜炎；子宫内膜充血、坏死，侵入子宫肌层，称为子宫肌炎。

**3. 急性盆腔结缔组织炎、急性输卵管炎**　病原体沿宫旁淋巴和血行达宫旁组织，累及输卵管，局部充血、水肿、大量中性粒细胞浸润，可发生盆腔脓肿，甚至形成“冰冻骨盆”。

**4. 急性盆腔腹膜炎及弥漫性腹膜炎**　炎症扩散至子宫浆膜，形成盆腔腹膜炎，继而发展为弥漫性腹膜炎。腹膜面分泌大量渗出液，纤维蛋白覆盖可引起肠粘连，亦可在直肠子宫陷凹形成局限性脓肿。

**5. 血栓静脉炎**　盆腔内血栓静脉炎常侵及子宫静脉、卵巢静脉、髂内静脉、髂总静脉和阴道静脉，病变单侧居多。下肢血栓静脉炎多继发于盆腔静脉炎，病变多在股静脉、腘静脉及大隐静脉。

**6. 脓毒血症及败血症**　感染血栓脱落进入血液循环可引起脓毒血症，随后可发生感染性休克和迁徙性脓肿（肺脓肿、左肾脓肿）。若病原体大量进入血液循环并繁殖可形成败血症。

## 二、中医病因病机

主要为产后体虚，感染邪毒，正邪交争。如热毒不解，极易传入营血或内陷心包，出现急危重症。

**1. 感染邪毒** 产时产创、出血，元气耗损，血室正开，如接生不慎、产褥不洁、不禁房事，邪毒乘虚侵入，稽留于冲任、胞脉，正邪交争可致发热。

**2. 热入营血** 感染邪毒不解，火热炽盛，加之产后元气大伤，邪毒内陷，热入营血，与血搏结，损伤营阴，或迫血妄行可致发热。

**3. 热陷心包** 营分失治，热毒深陷，内闭心包亦可生热。

## 【诊断与鉴别诊断】

### 一、诊断要点

**1. 病史** 多有难产、产程过长、手术产、急产、不洁分娩、胎膜早破、产后出血或产褥期性交等病史。

**2. 临床表现** 产褥期内出现发热、下腹疼痛、恶露异常。

**3. 检查**

（1）实验室检查 白细胞总数及中性粒细胞增高，有核左移现象。血清 C 反应蛋白＞ 8mg/L 有助于早期诊断感染。宫颈管或切口分泌物、脓肿穿刺物、后穹隆穿刺物的细菌培养、药敏试验、血培养、厌氧菌培养及病原体抗原和特异抗体检测可明确病原体。

（2）辅助检查 B 超、彩色超声多普勒、CT、磁共振等检查，可监测子宫的大小及复旧情况，了解宫腔内有无残留物，有助于对感染形成的炎性包块、脓肿做出定位及定性诊断。

### 二、辨证要点

应根据发热的特点，结合恶露的量、色、质、气味改变，有无腹痛等伴随症状及舌脉辨其虚实。若高热寒战，伴小腹疼痛、拒按、恶露有臭气，为感染邪毒；高热汗出，烦躁不安，皮肤斑疹隐隐，为热入营血；高热不退，神昏谵语，为热陷心包。

### 三、鉴别诊断

**1. 导致产褥病率的其他疾病** 产褥病率是指分娩 24 小时以后的 10 日内，每日测体温 4 次，间隔时间 4 小时，有 2 次体温达到或超过 38℃。产褥病率多由产褥感染引起，但也可由生殖道以外感染如急性乳腺炎、上呼吸道感染、泌尿系统感染等所致。这些疾病均可引起发热，但一般恶露正常，妇科检查无异常发现，子宫复旧良好，有其原发病的特征。

**2. 产褥中暑** 发生于炎热夏季，多为产妇在产褥期间处于高温闷热环境出现的一种急性热病。主要表现为恶心、呕吐、心悸、发热，甚至谵妄、抽搐、昏迷。

## 【治疗】

### 一、西医治疗

导致产褥感染的病因病理有多种，临床中 1 周内的产褥感染多考虑会阴伤口或腹部伤口感染；1 周后多以子宫内膜炎、子宫肌炎、盆腔结缔组织炎、输卵管炎等常见。根据病情选择相应的治疗方法。

**1. 支持疗法**　定时监测体温，必要时适当行物理降温；加强营养，增强全身抵抗力，纠正水及电解质紊乱；病情严重或贫血者，可多次少量输新鲜血或血浆；宜取半卧位，利于恶露引流或使炎症局限于盆腔内。

**2. 抗生素的应用**　未能确定病原体时，应根据临床表现及临床经验，选用广谱抗生素，然后依据细菌培养和药敏试验结果，调整抗生素种类和剂量。中毒症状严重者，可短期加用肾上腺皮质激素，以提高机体应激能力。

**3. 切开引流**　会阴伤口及腹部伤口感染，应及时行切开引流术；形成盆腔脓肿者，可经腹及后穹隆切开引流。

**4. 手术治疗**　若有胎盘胎膜残留，经有效抗感染治疗同时，应清除宫腔内残留物。若子宫严重感染，经积极治疗无效，出现不能控制的出血、败血症或脓毒血症时，应及时行子宫切除术，清除感染源，抢救患者生命。

**5. 血栓静脉炎的治疗**　在应用大量抗生素的同时，加服活血化瘀等中药，并可加用肝素治疗，即 150U/(kg·d)肝素加入 5% 葡萄糖注射液 500mL 中静脉滴注，每 6 小时 1 次，体温下降后改为每日 2 次，连用 4~7 天；尿激酶 40 万单位加入 0.9% 氯化钠注射液或 5% 葡萄糖注射液 500mL 中静脉滴注 10 日。用药期间应监测凝血功能。

### 二、中医治疗

**1. 治疗原则**　以清热解毒、凉血化瘀为主要治法。对热毒炽盛、热入营血、热陷心包，甚或亡阳者，应分清标本缓急，急宜清心凉血开窍或回阳救逆。

**2. 辨证论治**

（1）感染邪毒证

证候：产后高热寒战，小腹疼痛拒按，恶露量多或少，色紫暗如败酱，气臭秽，烦躁，口渴引饮，尿少色黄，大便燥结，舌红，苔黄而干，脉数有力。

治法：清热解毒，凉血化瘀。

代表方：五味消毒饮（《医宗金鉴》）合失笑散（《太平惠民和剂局方》）加减。

组成：金银花、野菊花、蒲公英、紫花地丁、紫背天葵子、蒲黄、五灵脂、牡丹皮、赤芍、鱼腥草、益母草。

（2）热入营血证

证候：产后高热汗出，烦躁不安，皮肤斑疹隐隐，舌红绛苔黄燥，脉弦细而数。

治法：清营解毒，散瘀泄热。

代表方：清营汤（《温病条辨》）加减。

组成：犀角（用水牛角代替）、生地黄、金银花、连翘、玄参、黄连、竹叶心、丹参、麦冬、紫花地丁、蒲公英、栀子、牡丹皮。

（3）热陷心包证

证候：产后高热不退，神昏谵语，甚至昏迷，面色苍白，四肢厥冷，舌红绛，脉微而数。

治法：清心开窍。

代表方：清营汤送服安宫牛黄丸（《温病条辨》）或紫雪丹（《温病条辨》）。

病情进一步发展至热深厥脱，出现冷汗淋漓、四肢厥冷、脉微欲绝等亡阳证候者，急宜回阳救逆，方用独参汤（《十药神书》）、参附汤（《正体类要》）或生脉散（《内外伤辨惑论》）。

**3. 中成药**

（1）安宫牛黄丸或紫雪丹　口服，适用于热陷心包证。

（2）西黄丸　口服，适用于盆腔或生殖道有脓肿形成者。

**4. 针刺疗法**　根据"急则治其标，缓则治其本"的原则辨证选穴，若出现昏迷等情况可选择急救穴位，选穴多以头面、四肢部穴位为主，在特定穴中以郄穴和井穴较为常用，如水沟、太冲、内关等；治疗以抗感染等对症治疗为主，若感染控制后仍反复发热可随证选穴。

**5. 其他疗法**

（1）耳针疗法　取耳尖、耳背静脉。用三棱针点刺出血，用于发热期。

（2）穴位注射　取曲池、风门、肺俞。外感发热选用柴胡注射液、板蓝根注射液，内伤发热选用鱼腥草注射液、清开灵注射液，常规穴位注射。

（3）刮痧　取脊柱两侧和背俞穴。用刮痧板刮至皮肤出现紫红色为度。

（4）拔罐　取胸背部脊柱两侧膀胱经皮部和颈项、背部督脉经线部位。反复走罐至皮肤紫红色为度。

（5）中药熏洗　会阴伤口感染，局部红、肿、热、痛，或有脓性分泌物，用蒲公英、菊花、紫花地丁、黄柏、土茯苓、苦参、白花蛇舌草等煎水熏洗。

## 【预防与调护】

产妇应注意孕期卫生，保持外阴清洁；临产前2个月避免盆浴及性生活；加强营养，增强体质；及时治疗外阴阴道炎及宫颈炎症，避免胎膜早破、滞产、产道损伤与产后出血的发生。医者在产妇产时应严格无菌操作，减少不必要的阴道检查和手术操作；产后严密观察，对可能发生产褥感染者，可预防性应用抗生素。

## 【病历摘要】

患者，女，28岁，2021年3月10日初诊。

发热2天。顺产后15天，2天前测最高体温39.3℃，遂就诊于我科，行血常规、CRP、B超及妇科检查，提示白细胞升高，予以抗炎、补液对症治疗，体温下降，但仍反复发热，遂予以中药调理。症见：发热，时测体温37.9℃，口咽干燥，恶露未净，色暗红，有异味，无咳嗽咳痰、鼻塞流涕，食纳欠佳，夜休一般，大便干，小便色黄，舌红，苔黄厚，脉数。中医诊断：产褥感染。证属感染邪毒。治法：清热解毒，凉血化瘀。治疗：口服中药配合针刺治疗。

中药处方：五味消毒饮加减。金银花10g，野菊花12g，蒲公英15g，紫花地丁10g，紫背天葵子10g，蒲黄10g，五灵脂10g，牡丹皮10g，赤芍10g，益母草15g，甘草6g。上方6剂，每日1剂，早晚两次温服。

穴位处方：大椎、十宣点刺放血5~10滴，合谷、曲池直刺1~2寸，施泻法，不留针，每日1次，连续治疗5次。

治疗1个疗程后，热退，恶露已净，苔转薄。

# 第三节　产后血崩

产妇分娩后，突然阴道大量出血者，称为产后血崩。据报道，产后血崩的发病率为5%~10%，但由于临床上估计的出血量往往比实际出血量低，因此产后血崩的实际发病率更高。本病西医学称为“产后出血”，即胎儿娩出后24小时内，阴道分娩者出血量≥500mL，剖宫产者出血量≥1000mL。若救治不及时，可危及产妇生命，为产后危急重症之一，是我国孕产妇死亡的首要原因。

## 【病因病理】

### 一、西医病因病理

**1. 子宫收缩乏力**　产妇精神紧张、体弱、高龄、肥胖或合并慢性全身性疾病，以及产程过长、胎盘因素、子宫因素、药物因素等影响子宫肌纤维收缩和缩复功能，引起子宫收缩乏力性出血。

**2. 胎盘因素** 胎盘滞留导致出血；完全性胎盘粘连或植入出血量不多，部分性胎盘粘连或植入使已剥离面血窦开放引发生严重出血；胎盘部分残留影响子宫收缩而出血。

**3. 软产道裂伤** 分娩过程中由于阴道手术助产、巨大胎儿分娩、急产、软产道静脉曲张、外阴水肿、软产道组织弹性差等因素导致软产道裂伤而引起出血。软产道裂伤可达会阴、阴道和宫颈，严重者可达阴道穹隆、子宫下段甚至盆壁。

**4. 凝血功能障碍** 原发性血小板减少、再生障碍性贫血、肝脏疾病、胎盘早剥、死胎、羊水栓塞等原发或继发的凝血功能异常引起手术创伤处及子宫剥离面出血，甚至引起弥散性血管内凝血，从而导致子宫大量出血。

### 二、中医病因病机

本病主要病机为气虚血失统摄；瘀血留滞，新血不得归经；或产伤损伤脉络。

**1. 气虚** 产妇素体虚弱，或因产程过长，疲劳过度，损伤元气，气虚冲任不固，血失统摄，则致血崩。

**2. 血瘀** 产时血室正开，寒邪乘虚而入，余血浊液为寒邪凝滞，瘀阻冲任，新血不得归经，而致崩下不止。

**3. 产伤** 产时助产不当，或产力过强，产程进展过快，或胎儿过大，以致产道损伤，脉络破损，遂使流血不止，而致血崩。

## 【诊断与鉴别诊断】

### 一、诊断要点

**1. 病史** 有多胎妊娠、巨大胎儿、羊水过多、产程延长、急产、前置胎盘、胎盘早剥、妊娠期高血压疾病、宫腔感染史等。

**2. 临床表现** 主要为胎儿娩出后阴道大量流血，24 小时出血量≥ 500mL 者，可继发休克。检查可见宫底升高、轮廓不清，胎盘胎膜缺损，阴道、会阴、宫颈裂伤等。

**3. 检查** 血常规及血小板计数、纤维蛋白原、凝血酶原时间等凝血功能检测可协助诊断。

**4. 失血量的测定**

（1）称重法 失血量（mL）=［胎儿娩出后接血敷料湿重（g）—接血前敷料干重（g）］/ 1.05（血液比重 g/mL）。

（2）容积法　用产后接血容器收集血液后，以量杯测量。

（3）面积法　按接血纱布血湿面积粗略估计（10cm×10cm 为 10mL 计算）。

（4）休克指数法（shock index，SI）　休克指数 = 脉率 / 收缩压（mmHg），当 SI = 0.5，血容量正常；SI=0，失血量为 10%~30%（500~1500mL）；SI=1.5，失血量为 30%~50%（1500~2500mL）；SI=2，失血量为 50%~70%（2500~3500mL）。

（5）血红蛋白测定　血红蛋白每下降 10g/L，失血量为 400~500mL。但是在产后出血的早期，由于血液浓缩，血红蛋白常无法准确反映实际的出血量。

由于分娩时收集和测量失血量有一定难度，因此估计失血量时常偏少。

## 二、辨证要点

本病应根据阴道流血的特点，结合全身症状及舌脉辨别虚实。若阴道流血色鲜红，伴有气虚血脱症状而无腹痛者多为虚证；若出血色暗红有块，腹痛拒按，块下痛减者多为实证。

## 三、鉴别诊断

本病可根据胎儿娩出后 24 小时内发生的出血相关症状确诊，一般无须与其他疾病鉴别，但需明确出血的原因。

# 【治疗】

## 一、西医治疗

针对出血原因，迅速止血，补充血容量，纠正失血性休克，预防感染，尽早采取手术止血措施，包括宫腔填塞（纱条填塞和球囊填塞）、子宫压迫缝合、血管结扎、血管内介入治疗，若产后出血难以控制，危及产妇生命，必要时应行子宫切除术等。

## 二、中医治疗

**1. 治疗原则**　治疗应遵循“急则治其标，缓则治其本”的原则，出血多时以西医治疗为主。病情好转后，气虚者补气固冲止血；血瘀者活血化瘀止血。

**2. 辨证论治**

（1）气虚证

证候：新产后，突然阴道大量出血，血色鲜红，头晕目花，心悸怔忡，气短懒言，肢冷汗出，面色苍白，舌淡，苔薄白，脉虚细。

治法：补气固冲，摄血止崩。

代表方：升举大补汤（《傅青主女科》）加减。

组成：黄芪、白术、橘皮、人参、炙甘草、升麻、当归、熟地黄、麦冬、川芎、白芷、黄连、黑芥穗、地榆炭、海螵蛸。

（2）血瘀证

证候：新产后，突然阴道大量下血，色暗红，夹有血块，小腹疼痛拒按，血块下后腹痛减轻，舌紫暗，或有瘀点瘀斑，脉沉涩。

治法：活血化瘀，理血归经。

代表方：化瘀止崩汤（《中医妇科学》）加减。

组成：炒蒲黄、五灵脂、益母草、南沙参、当归、川芎、三七粉。

（3）产伤证

证候：新产后，突然阴道大量下血，血色鲜红，持续不断，软产道有裂伤，面色苍白，舌淡，苔薄，脉细数。

治法：益气养血，生肌固经。

代表方：牡蛎散（《证治准绳》）加减。

组成：煅牡蛎、川芎、熟地黄、白茯苓、龙骨、续断、当归、炒艾叶、人参、五味子、地榆、甘草。

**3. 中成药**

（1）补中益气丸　口服，适用于血止后气虚者。

（2）归脾丸　口服，适用于血虚者。

（3）新生化颗粒　口服，适用于血瘀者。

**4. 针灸疗法**

血止后，可辨证选用针灸疗法。

（1）主穴　合谷、三阴交、足三里。

（2）配穴　气虚者可加关元、气海（均艾灸），血瘀者可加十二井（刺血）。

（3）操作　毫针常规针刺。

**5. 耳针疗法**　取子宫、神门、交感、肝、肾等耳部穴位，毫针法，或埋针法、压丸法，也可间歇行针。

## 【预防与调护】

产妇应加强产前检查，做好孕期保健。妊娠期间医者应对可能引起产后出血的疾病及早干预，做好产后出血的防治；正确处理好分娩过程中的三个产程，防止滞产，勿过早揉捏子宫或牵拉脐带；有产后出血倾向者，在胎盘娩出后，应常规给予宫缩剂，并仔细检查胎盘胎膜完整性及有无残留；手术切口和软产道裂伤，应按解剖层次缝合和修补，分娩后在产房或手术室仔细观察产妇的生命体征、宫缩及阴道出血情况，送回病房后仍须严密观察其全身情况及宫缩情况；定期轻揉子宫，促进子宫收缩，鼓励产妇早解小便。

## 【病历摘要】

患者，女，29 岁，2021 年 11 月 2 日初诊。

产后阴道大量出血行子宫动脉介入栓塞术后 2 天。顺产后 2 天，产后 2 小时阴道大量出血，色鲜红，伴血块，评估后立刻行子宫动脉介入栓塞术。术后患者自觉头晕、气短懒言，遂来我科就诊。症见：阴道少量出血，血色鲜红，头晕，心悸，气短懒言，遍身汗出，肢冷，面色苍白，舌淡，苔薄白，脉细弱。中医诊断：产后血崩。证属气虚。治法：补气固冲，摄血止崩。治疗：中药口服治疗。

中药处方：升举大补汤加减。黄芪 40g，白术 15g，橘皮 15g，人参 6g，炙甘草 6g，升麻 10g，当归 20g，熟地黄 15g，麦冬 15g，川芎 10g，白芷 10g，黄连 6g，黑芥穗 10g。上方 6 剂，每日 1 剂，早晚两次温服。

治疗 1 个疗程后，头晕、心悸较前好转，血量减少。继服上药 2 个疗程后无明显不适。

# 第四节　产后恶露不绝

产后血性恶露持续 3 周以上，仍淋漓不尽者，称“产后恶露不绝”，又称“恶露不尽”“恶露不止”。相当于西医学产后子宫复旧不全、晚期产后出血。

## 【病因病理】

### 一、西医病因病理

**1. 胎盘胎膜残留**　易造成阴道分娩后晚期出血，多发生于产后 10 日左右，黏附在宫腔内的残留胎盘组织发生变性、坏死、机化。当坏死组织脱落时，暴露基底部血管引起大量出血。

**2. 蜕膜残留**　产后 1 周蜕膜脱落并随恶露排出，若长时间残留影响子宫复旧继发引起晚期产后出血。

**3. 子宫胎盘附着面复旧不全**　胎盘娩出后其附着面迅速缩小，附着部位血管有血栓形成，继而血栓机化，出现玻璃样变，血管上皮增厚，管腔变窄、堵塞。胎盘附着部边缘有内膜向内生长，底蜕膜深层残留腺体和内膜重新生长，子宫内膜修复，此过程需要 6~8 周。若胎盘附着面复旧不全可引起血栓脱落，血窦重新开放，导致子宫出血。

**4. 感染** 以子宫内膜炎多见，引起胎盘附着面复旧不良和子宫收缩欠佳，血窦关闭不全，导致子宫出血。

**5. 剖宫产术后子宫切口愈合不良** 子宫下段横切口两端切断子宫动脉向下斜行分支，造成局部供血不足，横切口选择过高或过低、缝合不当、切口感染等引起切口愈合不良，造成出血。

**6. 其他** 产后子宫滋养细胞肿瘤、子宫黏膜下肌瘤、子宫颈癌等均可引起晚期产后出血。

### 二、中医病因病机

本病的主要病机为冲任失固，气血运行失常。常见的有气虚冲任不固，血失统摄；或瘀血内阻，血不归经；或热扰冲任，迫血下行。

**1. 气虚** 素体气虚，正气不足，复因分娩失血耗气；或产后操劳过早，劳倦伤脾，气虚下陷，冲任失固，不能摄血，以致恶露不绝。

**2. 血瘀** 产后胞脉空虚，寒邪乘虚入胞，血为寒凝；或因七情所伤，血为气滞；或因产留瘀，胞衣胎膜残留为瘀，瘀血内阻，新血难安，不得归经，以致恶露不净。

**3. 血热** 素体阴虚，复因产时伤血，阴液更亏，阴虚内热；或产后过食辛热温燥之品，或感受热邪，或肝郁化热，热扰冲任，迫血下行，导致恶露不净。

## 【诊断与鉴别诊断】

### 一、诊断要点

**1. 病史** 了解有无产程过长、组织残留、产后子宫复旧不良等病史。

**2. 临床表现** 产后血性恶露日久不尽，量或多或少，色淡红、暗红或紫红，或有恶臭味，可伴神疲懒言、气短乏力、小腹空坠，或伴小腹疼痛拒按。出血多时可合并贫血，严重者可致昏厥。

**3. 检查**

（1）妇科检查　子宫大而软，或有压痛，宫口松弛，有时可见残留胎盘组织堵塞于宫口。当恶露量多、色鲜红时，应仔细检查软产道，及时发现软产道损伤。

（2）辅助检查　常须将宫内刮出物送病理检查。

### 二、辨证要点

本病应根据恶露的量、色、质、气味等辨其寒、热、虚、实。如色淡红、量多、质稀、无臭气者多为气虚；色紫暗、有血块、小腹痛者为血瘀；色红或深红、质黏稠或臭秽者多为血热。

## 三、鉴别诊断

**1. 子宫黏膜下肌瘤** 产后阴道出血淋漓不尽，B超提示宫内无胎盘胎膜残留，或可提示黏膜下肌瘤，HCG阴性。

**2. 绒毛膜癌** 本病25%发生于正常妊娠足月产2~3个月后，除产后阴道出血淋漓不尽外，有时可见转移症状，如咯血、阴道紫蓝色结节，胸部X线、尿HCG、B超、诊刮等可协助诊断。如HCG阳性、B超提示宫内无胎盘胎膜残留、子宫增大而软或有子宫壁肿瘤或卵巢黄素化囊肿、诊断性刮宫组织物病理检查示坏死组织间夹有增生活跃且异型性滋养细胞，则可确诊。

# 【治疗】

## 一、西医治疗

西医多采用缩宫素联合抗生素治疗或清宫术治疗，虽然起效快，但是不得不考虑服用药物后的哺乳问题，宫腔操作后的感染风险高，一旦出现产褥期感染可能要切除子宫，患者难以接受。对于产后恶露不尽的患者，且子宫B超提示宫腔积液，或有低回声、混杂回声等异常情况，临床治疗需要结合物理治疗，进一步促使其子宫复旧。

低频电脉冲技术：脉冲宽度为120μs、脉冲频率为80Hz，由低电流开始治疗，以耐受度为主，每次治疗时间控制在30分钟，连续治疗3~5天。

## 二、中医治疗

**1. 治疗原则** 治疗应虚者补之、热者清之、瘀者攻之，并随证选加相应止血药，标本同治。

**2. 辨证论治**

（1）气虚证

证候：恶露过期不尽，量多，色淡，质稀，无臭气，面色㿠白，神疲懒言，四肢无力，小腹空坠，舌淡苔薄白，脉细弱。

治法：补气摄血固冲。

代表方：补中益气汤（《脾胃论》）加减。

组成：黄芪、白术、党参、炙甘草、升麻、柴胡、橘皮、艾叶、阿胶、益母草。

（2）血瘀证

证候：恶露过期不尽，量时少或时多，色暗有块，小腹疼痛拒按，舌紫暗或边有瘀点，脉沉涩。

治法：活血化瘀止血。

代表方：生化汤（《傅青主女科》）加减。

组成：全当归、川芎、桃仁、干姜、甘草、益母草、炒蒲黄。

（3）血热证

证候：产后恶露过期不止，量较多，色紫红，质黏稠，有臭味，面色潮红，口燥咽干，舌质红，脉细数。

治法：养阴清热止血。

代表方：保阴煎（《景岳全书》）加减。

组成：生地黄、熟地黄、黄芩、黄柏、山药、白芍、续断、甘草、益母草、七叶一枝花、贯众。

**3. 中成药**

（1）新生化颗粒　口服，适用于血瘀证。

（2）产复康颗粒　口服，适用于气虚血瘀证。

**4. 针灸疗法**

（1）主穴　气海、关元、血海、三阴交。

（2）配穴　气虚可加足三里、脾俞，用补法；小腹空坠者配灸百会；腹痛拒按者配灸归来；血瘀可加地机、膈俞，用泻法；血热可加中极、太冲、行间，用泻法。

（3）操作　血海沿脾经向腹部透刺，其余穴位毫针常规针刺。

**5. 耳针疗法**　取内生殖器、皮质下、交感、内分泌、脾、肾、肝。每次选取 3~5 穴，毫针法，或埋针法、压丸法。

## 【预防与调护】

医者应推荐产妇进行早期妊娠检查及孕期营养调护，对其提倡住院分娩；胎盘娩出后，必须仔细检查胎盘胎膜是否完整；如发现有宫腔残留，应立即清宫。产后产妇应注意适当休息，注意产褥卫生，避免感受风寒；增加营养，不宜过食辛燥之品；做产后保健操。

## 【病历摘要】

患者，女，37 岁，2020 年 10 月 6 日初诊。

阴道少量出血 43 天。剖宫产术后 43 天，手术过程顺利，产后至今阴道仍少量出血，遂来我科就诊，现生命体征平稳，饮食可，睡眠可，二便可。查体：阴道出血，色暗红，量少，舌暗红，苔薄白，脉细涩。辅助检查：B 超，宫腔内见 7.4mm × 28.5mm × 39.5mm

混杂回声伴暗区。中医诊断：产后恶露不绝。证属气虚血瘀。治法：活血化瘀、益气固冲。治疗：中药口服结合低频电脉冲治疗。

中药处方：生化汤加减。当归 20g，川芎 15g，炒桃仁 10g，炮姜 10g，蒲黄 10g，五灵脂 10g，益母草 10g，党参 20g，黄芪 30g，炙甘草 6g。上方 6 剂，每日 1 剂，早晚两次温服。

低频电脉冲治疗：协助患者采取平卧位，使用低频电脉冲治疗仪进行治疗，将电极片分别放置于患者下腹部，脉冲宽度为 120μs、脉冲频率为 80Hz，各个参数设置完毕后，接通电源，由低电流开始治疗，以耐受度为主，每次治疗时间控制在 30 分钟，连续治疗 5 天。

治疗 1 个疗程后，阴道出血已净，复查 B 超：子宫、双附件未见明显异常。

## 第五节　产后汗证

产后汗证包括自汗和盗汗两种。产妇于产后出现涔涔汗出，持续不止者，称为“产后自汗”；若寐中汗出湿衣，醒来即止者，称为“产后盗汗”。不少妇女产后汗出较平时为多，尤以进食、活动后或睡眠时为著，此因产后气血骤虚、腠理不密所致，可在数天后营卫自调而缓解，不做病论。

### 【病因病理】

#### 一、西医病因病理

西医对多汗症的发病机制研究尚在探索，有学者认为多汗症与交感神经的异常兴奋有关，也可能和汗腺功能的异常增强、情绪刺激及精神等有关。

#### 二、中医病因病机

本病主要病机为产后耗气伤血，气虚阳气不固，津液外泄；阴虚内热迫汗外出。气虚、阴虚为本病主因。

**1. 气虚**　素体虚弱，复因产时伤气耗血，气虚益甚，卫阳不固，腠理不实，阳不敛阴，阴津外泄，乃致自汗不止。

**2. 阴虚**　营阴素亏，加之产时失血伤津，阴血益虚，阴虚内热，寐时阳乘阴分，热迫津外泄，致盗汗。醒后阳气卫外，充腠理，实皮毛而汗自止。亦有因气随血伤，醒后卫阳仍不固而自汗不止者。

## 【诊断与鉴别诊断】

### 一、诊断要点

**1. 病史** 注意询问患者平素体质情况，有无结核、贫血等慢性病史。

**2. 临床表现** 本病以产后出汗量过多和持续时间长为特点。产后自汗者，白昼汗多，动则益甚；产后盗汗者，寐中汗出，醒后即止。

**3. 检查** 对于盗汗疑有肺结核者，应进行肺部X线检查。

### 二、辨证要点

本病临床以产后出汗量过多、持续时间长为特点。据出汗发生时间之不同分为自汗和盗汗。白昼汗多，动则尤甚为自汗；寐中出汗，醒后即止为盗汗。本病有气虚、阴虚之不同。

### 三、鉴别诊断

**1. 产后中暑** 在炎热的酷暑之季，感受暑邪，以骤发高热，汗出，神昏，嗜睡，甚则躁扰抽搐为特征。产后自汗无季节性，无发热及神志的改变。

**2. 产后发热** 可出现汗出较多，但以高热多汗、汗出后热退为特征，起病急、病程短。产后汗证为汗出过多而无发热。

## 【治疗】

### 一、西医治疗

根据患者出汗后体液有所流失，引起口干舌燥等症状给予补液、补充电解质等对症治疗措施。

### 二、中医治疗

**1. 治疗原则** 治疗当首辨气虚与阴虚。气虚者，治以益气固表，和营止汗；阴虚者，治以益气养阴，生津敛汗。

**2. 辨证论治**

（1）气虚证

证候：产后汗出过多，不能自止，动则加剧；时有恶风身冷，气短懒言，面色㿠白，倦怠乏力，舌质淡，苔薄白，脉细弱。

治法：益气固表，和营止汗。

代表方：黄芪汤（《济阴纲目》）加减。

组成：黄芪、白术、防风、熟地黄、煅牡蛎、白茯苓、麦冬、甘草、大枣。

（2）阴虚证

证候：产后睡中汗出，湿透衣衫，醒后即止，面色潮红，头晕耳鸣，口燥咽干，渴不思饮，或五心烦热，腰膝酸软，舌质红，苔少，脉细数。

治法：益气养阴，生津敛汗。

代表方：生脉散（《医学启源》）加减。

组成：人参、麦冬、五味子、煅牡蛎、浮小麦、山萸肉、糯稻根。

**3. 中成药**

参芪五味子片　口服，适用于气血虚弱、心脾肺虚证。

**4. 针灸疗法**

（1）主穴　合谷、复溜。

（1）配穴　气虚加气海、关元（可艾灸），阴虚加阴郄、太溪。

（3）操作　毫针常规针刺，先泻合谷后补复溜。

**5. 其他疗法**

（1）耳针疗法　将附有王不留行籽的医用胶布贴于耳部特定穴位。如自汗者选取内分泌、肾上腺、肾、肺等耳穴；盗汗者选取交感、三焦、心等耳穴。

（2）中药足浴　自汗者，玉屏风散煎剂足浴；盗汗者，当归六黄汤煎剂足浴。每日 1 次，30 分钟 / 次，5 次为 1 个疗程。

## 【预防与调护】

产妇应加强产后营养及适当锻炼，以增强体质调和营卫；适寒温，慎起居，防外感。

## 【病历摘要】

患者，女，32 岁，2021 年 12 月 23 日初诊。

产后汗多 2 月余。顺产后 2 月余，产后汗出不止，遂就诊于我科，现生命体征平稳，饮食量少，睡眠可，二便调。症见：遍身汗出，食后、活动及夜间尤甚，伴恶风，神疲乏力，口干咽燥，舌淡红，苔薄白，脉细数。中医诊断：产后汗证。证属气阴两虚。治法：益气固表，敛阴止汗。治疗：中药口服配合针刺疗法。

中药处方：黄芪汤加减。黄芪 30g，白术 20g，防风 10g，生地黄 15g，煅牡蛎 30g，茯苓 15g，白芍 15g，麦冬 10g，五味子 15g，地骨皮 15g，浮小麦 30g，甘草 10g，大枣 10g。上方 6 剂，每日 1 剂，早晚两次温服。

穴位处方：合谷、复溜、气海、关元、太溪、阴郄，先泻合谷后补复溜，其余穴位常规针刺，每次留针 30 分钟，每日 1 次，5 天 1 疗程。

二诊：患者夜间汗出好转，口干咽燥好转，食后、活动时仍汗出较多，出汗后怕风，乏力，舌淡红，苔薄白，脉细。初诊方去生地黄、地骨皮、麦冬，加党参、当归各20g。继续服用6剂。

治疗2个疗程后，患者自诉食后、活动后及夜间无明显出汗，无乏力、口干咽燥。

## 第六节　产后多梦

产后女性睡眠不实，睡中梦绕纷纷，甚则梦见惊恐可怖怪异之事，醒后自觉头昏神疲，称为产后多梦，属中医不寐的范畴。不寐和多梦常同时出现，病因和病机相同，均属于西医睡眠障碍的范畴，常见于西医焦虑症、抑郁症等神经心理疾病。

### 【病因病理】

#### 一、西医病因病理

梦的发生与人在睡眠状态下快速眼球活动（rapid eye movement，REM）和非快速眼动的周期性变化相关，梦发生在REM阶段（梦的成因的进展研究）。弗洛伊德认为“梦是一种（被压抑或被抑制的）愿望的（经伪装过的）满足”。梦的产生来源于外部感官刺激、内部感官刺激、内部躯体刺激或者纯粹的精神刺激。

导致产后多梦的原因有很多，主要有以下三个方面。①生活事件刺激：白天过度劳累、生活压力大、心情烦躁、情绪紧张焦虑等。②应激事件刺激：如婴儿突发疾病、家庭变故等。③某些疾病：最常见的精神类疾病有抑郁症、焦虑症、创伤后应激障碍等，器质类疾病如疼痛、甲状腺疾病、脑部肿瘤等。

研究发现影响孕产妇睡眠质量的因素涵盖了社会人口学特征、生理因素、家庭基本情况、社会支持情况、心理弹性状况、孕早期心理健康状况等。其中，社会人口学特征包括年龄、工作状态、是否是计划内怀孕，具体表现为孕妇年龄越大，其睡眠质量越差；不上班的孕妇相较上班的孕妇睡眠质量更差；计划外怀孕的孕妇比计划内怀孕的孕妇睡眠质量更差。

#### 二、中医病因病机

正常睡眠依赖于人体的“阴平阳秘”，脏腑调和，气血充足，心神安定，卫阳能入于阴。

**1. 情志不舒**　产后肝气郁结，气郁化火，肝火扰神，心神不安可致多梦。

**2. 饮食不节**　产后过补，宿食停滞，壅遏于中，胃气失和，阳气浮越于外可致多梦；或脾胃受损，脾失健运，气血生化不足，心血不足，心失所养亦可致多梦。

**3. 产后失血** 引起心血不足，心失所养，心神不安而致多梦。

**4. 多孕多产** 耗伤肾精，肾水不能上奉于心，心火上炎，不能下济肾水，水火不济而多梦。

**5. 受大惊大恐** 心虚胆怯，暴受惊恐，神魂不安而多梦。

## 【诊断与鉴别诊断】

### 一、诊断要点

1. 多梦，轻者睡中梦绕纷纷，重则梦见惊恐、恐怖、怪异之事。

2. 可伴有头昏头痛、心悸健忘、心烦、神疲等。

3. 常有情志失常、饮食不节、劳倦过度及病后体虚等病史。

### 二、辨证要点

本病首先结合全身症状及舌脉辨别虚实。虚证多为阴血不足，心失所养；实证为邪热扰心，心神不安。

### 三、鉴别诊断

本病可根据相关症状确诊，一般无须与其他疾病鉴别，但需明确引起多梦的原因。

## 【治疗】

### 一、西医治疗

排查病因后进行针对性治疗。多梦症状严重，且伴随失眠，可服用抗抑郁药物治疗，如米安色林片、帕罗西汀、阿戈美拉汀等，同时可适当小剂量服用安定类药物，但不能长期服用，否则会对身体造成严重影响。

### 二、中医治疗

**1. 治疗原则** 治疗当以补虚泻实、调整阴阳为原则。实者泻其有余，如疏肝泻火、清化痰热、消导和中；虚者补其不足，如补益心脾、滋阴降火、益气镇惊安神。在此基础上选加安神之品。

**2. 辨证论治**

（1）肝火扰心证

证候：不寐多梦，甚则彻夜不眠，急躁易怒，伴有头晕头胀，目赤耳鸣，口干而苦，便秘溲赤，舌红，苔黄，脉弦而数。

治法：疏肝泻火，镇心安神。

代表方：龙胆泻肝汤（《医方集解》）加减。

组成：龙胆草、黄芩、栀子、泽泻、车前子、当归、生地黄、柴胡、甘草。

（2）痰热扰心证

证候：心烦多梦，胸闷脘痞，泛恶嗳气，口苦，头重，目眩，舌偏红，苔黄腻，脉滑数。

治法：清化痰热，和中安神。

代表方：黄连温胆汤（《备急千金要方》）加减。

组成：半夏、橘皮、茯苓、枳实、黄连、竹茹。

（3）心脾两虚证

证候：多梦易醒，心悸健忘，神疲食少，头晕目眩，四肢倦怠，腹胀便溏，面色少华，舌淡，苔薄，脉细无力。

治法：补益心脾，养血安神。

代表方：归脾汤（《济生方》）加减。

组成：人参、炒白术、炙甘草、黄芪、当归、远志、酸枣仁、茯神、龙眼肉、木香。

（4）心肾不交证

证候：多梦，心烦不寐，入睡困难，心悸，伴头晕耳鸣，腰膝酸软，潮热盗汗，五心烦热，咽干少津，舌红，少苔，脉细数。

治法：滋阴降火，交通心肾。

代表方：六味地黄丸（《小儿药证直诀》）合交泰丸（《韩氏医通》）加减。

组成：熟地黄、山萸肉、山药、泽泻、茯苓、丹皮、黄连、肉桂。

（5）心胆气虚证

证候：多噩梦，易于惊醒，触事易惊，终日惕惕，胆怯心悸，伴气短自汗，倦怠乏力，舌淡，苔薄白，脉弦细。

治法：益气镇惊，安神定志。

代表方：安神定志丸（《医学心悟》）合酸枣仁汤（《金匮要略》）加减。

组成：人参、茯苓、炙甘草、茯神、远志、龙齿、石菖蒲、川芎、酸枣仁、知母。

**3. 中成药**

（1）冠心舒口服液　口服，适用于心脾两虚证。

（2）安神补脑液　口服，适用于心肾不交证。

**4. 针刺疗法**

（1）主穴　百会、安眠、神门、内关。

（2）配穴　心脾亏损加心俞、厥阴俞、脾俞，心肾不交加心俞、太溪，心胆气虚加心俞、胆俞、大陵、丘墟，肝阳上扰配肝俞、间使、太冲，脾胃不和配胃俞、足三里。

（3）操作　百会平刺 0.5 寸；安眠穴直刺 0.5~1 寸，平补平泻，以得气为度；神门离心方向斜刺 0.3 寸；内关穴左手向心方向斜刺 0.5 寸，右手离心方向斜刺 0.5 寸。

**5. 耳针疗法**　取神门、皮质下、交感、脑点、心、肝等耳穴，神经衰弱点。耳穴贴压王不留行籽，5 天更换 1 次，两耳交替，5 次 1 疗程。

## 【预防与调护】

产妇应在饮食方面根据病情对某些食物有所禁忌。如痰火上扰者忌牛羊肉等生痰生火之物，寒湿内盛者忌生冷鲜物，风邪内盛者忌鱼虾发物，虚证者应多食用富有营养的食物。同时劳逸结合，保持心情愉快，合理安排工作及休息时间。可到安静空旷且富含氧气的公园做深呼吸、唱歌及有氧运动，此举对失眠、多梦等均有一定缓解作用。创造舒适的睡眠环境，白天避免过于疲劳或兴奋，调整心态，放松精神。

## 【病历摘要】

患者，女，25 岁，2020 年 7 月 21 日初诊。

产后多梦 15 天。顺产后第 43 天，15 天前出现多梦、心烦，遂来我科就诊，现生命体征平稳，饮食尚可，睡眠差，二便可。症见：多梦，心烦，腰膝酸软，夜间汗多，舌红，少苔，脉细数。中医诊断：产后多梦。证属心肾不交。治法：滋阴降火，交通心肾。治疗：中药口服配合针刺疗法。

中药处方：六味地黄丸合交泰丸加减。党参 20g，熟地黄 15g，山萸肉 12g，山药 12g，泽泻 10g，茯苓 10g，丹皮 10g，黄连 6g，肉桂 6g，合欢花 30g，首乌藤 30g，柏子仁 10g，酸枣仁 20g，炙甘草 6g。上方 6 剂，每日 1 剂，早晚两次温服。

穴位处方：百会、安眠、神门、内关、心俞、太溪，每次 30 分钟，每日 1 次，5 天 1 疗程。

治疗 1 个疗程后，睡眠明显改善，无烦热。

# 第七节　产后缺乳

哺乳期内产妇乳腺无乳汁分泌，或泌乳量少，不能满足婴儿喂养需要者，称产后缺乳。据报道，产后 1 个月内及以后因乳量不足母乳喂养失败者约占 34.39%。本病中医学称为“产后缺乳”“产后乳汁不足”“产后乳汁不行”等。

# 【病因病理】

## 一、西医病因病理

**1. 各种因素影响丘脑下部** 贫血、营养不良、恐惧、抑郁、焦虑、劳累、剧痛、年龄过大等可直接影响丘脑下部，使儿茶酚胺量增多，导致 PIF 分泌增加，PRL 减少，因而缺乳或乳汁过少。

**2. 产妇泌乳次数减少** 产后婴儿对乳头刺激不够，或婴儿吸吮乳头姿势不正确可造成乳头皲裂、疼痛，致产妇泌乳次数减少，使垂体 PIF 分泌增加，PRL 释放减少，致乳腺泡泌乳减少而缺乳。

## 二、中医病因病机

中医学认为，乳房属阳明胃经，乳头属厥阴肝经。乳汁乃气血所化，源于中焦脾胃，赖肝气之疏泄条达，故只有脾胃健旺，气血充足，肝之疏泄有常，乳汁才能正常分泌。若气血化源不足，或乳汁运行受阻，必致缺乳或乳汁过少。

**1. 气血虚弱** 素体脾胃虚弱，或产后忧思伤脾，或操劳过度损耗中气，气血化源不足；或孕妇年岁已高、气血虚衰，或产后失血过多，均致乳汁乏源，继而乳汁甚少或全无。

**2. 肝郁气滞** 素善忧郁，肝气抑郁，又加产后情志不遂，肝之疏泄失职，气机不畅，则乳脉涩滞，乳汁运行受阻而缺乳。

# 【诊断与鉴别诊断】

## 一、诊断要点

产妇哺乳时，如不能满足以下 5 点，可考虑确诊为产后缺乳。

**1. 哺乳次数** 出生后 1~2 个月婴儿 24 小时哺乳 8 次以上，哺乳时可听见吞咽声。

**2. 排泄情况** 婴儿每天换湿尿布 6 块以上，有少量多次大便。

**3. 睡眠** 两次哺乳之间，婴儿满足并安静，3 个月内婴儿常在吸吮中入睡，自发放弃乳头。

**4. 体重** 婴儿每周平均增加 150g 左右，3 个月内婴儿每周增加 200g 左右。

**5. 神情** 婴儿双眼明亮，反应灵敏。母亲在哺乳前有乳房胀感，哺乳时有射乳反射，哺乳后乳房变软。

## 二、辨证要点

本病应根据乳房有无胀痛及乳汁的稀稠，结合全身情况及舌脉辨其虚实。乳房柔软、乳汁清稀、面色少华、倦怠乏力、舌淡、少苔、脉虚细者，属气血虚弱证；乳房胀硬或疼痛、乳汁浓稠，伴胸胁胀闷、情志不遂、舌淡、苔薄、脉弦者，为肝郁气滞证。

## 三、鉴别诊断

本病应与急性乳腺炎相鉴别。急性乳腺炎可表现为缺乳，初起恶寒发热，乳房红肿热痛，继而化脓溃破。产后缺乳无局部皮肤改变。

# 【治疗】

## 一、西医治疗

西医对本病无针对性治疗，主要以服用大量维生素 B 类药物，或超声波、红外线进行乳房照射等治疗为主。

## 二、中医治疗

**1. 治疗原则**　治疗以调理气血，通络下乳为主。虚者补益气血，实者疏肝解郁，均宜佐以通乳之品。

**2. 辨证论治**

（1）气血虚弱证

证候：产后乳少或无乳，乳汁清稀，乳房柔软，无胀感，面色少华，神疲乏力，或心悸头晕，舌淡白，脉虚细。

治法：补气养血，佐以通乳。

代表方：通乳丹（《傅青主女科》）加减。

组成：人参、黄芪、当归、麦冬、木通、桔梗、七孔猪蹄、通草。

（2）肝郁气滞证

证候：产后乳少或全无，乳汁浓稠，乳房胀硬或疼痛，情绪抑郁，舌象变化轻微，脉弦。

治法：疏肝解郁，通络下乳。

代表方：下乳涌泉散（《清太医院配方》）。

组成：柴胡、当归、白芍、地黄、川芎、王不留行、穿山甲（以皂角刺代替）、通草、漏芦、麦芽、天花粉、白芷、桔梗、甘草。

**3. 中成药**

（1）催乳丸　口服，适用于气血虚弱证。

（2）涌泉散　口服，适用于肝郁气滞证。

**4. 针刺疗法**

（1）主穴　膻中、乳根、少泽、屋翳。

（2）配穴　气血虚弱配脾俞、足三里，肝郁气滞配合谷、太冲。

（3）操作　膻中穴向下平刺 0.5~1 寸，乳根、屋翳穴沿皮下向乳房外侧斜刺 1~1.5 寸，少泽快速进针 0.1~0.2 寸。

**5. 穴位推拿疗法**　取乳根、膻中、屋翳、足三里、太冲等穴位，手指点穴，并结合穴位局部推拿手法，每日 1 次，每次 15~20 分钟。

## 【预防与调护】

产妇应保持心情舒畅，切忌情绪抑郁，并充分休息。鼓励母婴同室，做到早接触、早吸吮，掌握正确的哺乳姿势，使婴儿反复吸吮刺激乳头，加快乳腺排空。孕期应注意乳头护理及卫生，常用肥皂擦洗乳头，防止乳头皲裂；若乳头凹陷，可经常将乳头向外牵拉或做乳头“十”字保健操。产后可食用高蛋白、高热量、易消化及富含胶原蛋白饮食，充分补充汤汁，忌辛辣酸咸。

## 【病历摘要】

患者，女，30 岁，2021 年 5 月 10 日初诊。

产后乳汁量少 5 日。剖宫产术后第 21 天，5 天前因家庭事务，情绪受到影响，发现乳汁减少，自诉大量喝猪蹄汤，未见乳汁增加，因想继续母乳喂养，遂来我科就诊。现生命体征平稳，饮食尚可，睡眠可，二便可。查体：术后伤口愈合良好，会阴无肿痛，恶露量少，无异味。双乳大小对称，无肿块，无橘皮样改变，无乳头内陷，双侧腋窝未触及肿大的淋巴结。双侧乳房柔软，泌乳畅，乳量少，质稀，婴儿需添加奶粉喂养，每次需添加 60~90mL 奶粉。舌淡、苔薄白，脉弦细。中医诊断：产后缺乳。证属肝气郁结。治法：疏肝解郁、调理气血。治疗：中药口服配合针刺疗法。

中药处方：下乳涌泉散加减。柴胡 12g，青皮 10g，王不留行 20g，小通草 8g，漏芦 10g，桔梗 10g，天花粉 10g，白芷 10g，黄芪 30g，党参 15g，炙甘草 6g，焦神曲 10g，当归 20g，川芎 10g，炒白芍 15g，熟地黄 15g。上方 6 剂，每日 1 剂，早晚两次温服。

穴位处方：屋翳（双侧）、乳根（双侧）、膻中、少泽（双侧）、太冲（双侧）、合谷（双侧），每次 30 分钟，每日 1 次，5 次 1 疗程。

治疗 1 个疗程后，乳汁渐增，食欲佳，遵医嘱继续治疗 1 个疗程。产后 42 天复查，诉乳房充盈明显，乳汁量多，质正常，不需要添加奶粉。

# 第八节　产后乳汁自出

产妇在哺乳期中，乳汁不经婴儿吸吮而自然溢出者称“乳汁自出”，亦称“漏乳”。若乳母身体健壮，气血旺盛，乳汁充沛，乳房饱满，由满而溢，或断乳之时乳汁难断而自出者，不属病态。

## 【病因病理】

### 一、西医病因病理

产后乳汁自出可能与功能性障碍或精神因素相关，产妇催乳素及缩宫素分泌旺盛，乳腺管增粗，致使在没有刺激乳头的情况下乳汁自出。

### 二、中医病因病机

中医学认为本病发生分虚实两端。虚者胃气不固以致摄纳失常；实者肝郁化热以致迫乳外溢。

**1. 气虚失摄**　因产伤气耗血，中气不足；或饮食劳倦伤脾，脾胃虚弱，乳房属足阳明胃经，中气不足，胃气不固，则摄纳无权。乳汁随化随出而致乳汁自流不止，正如《妇人良方大全》云：“产后乳汁自出，乃胃气虚。”

**2. 肝经郁热**　产后情志抑郁，郁久化火；或恚怒伤肝，肝火亢盛，乳头属足厥阴肝经所主，火盛则令肝之疏泄太过，迫乳外溢，如《胎产心法》曰：“肝经怒火上冲，乳胀而溢。”

## 【诊断与鉴别诊断】

### 一、诊断要点

**1. 病史**　注意了解患者体质情况、情志精神状态及有无贫血等慢性病史。

**2. 临床表现**　产妇在哺乳期中，乳汁不经婴儿吸吮而自然溢出，乳汁清稀或黏稠。

**3. 检查**　可见双乳头或一侧乳头乳汁点滴而下，渗透衣衫。乳头未见皲裂，乳房柔软或胀满。

## 二、辨证要点

本病分虚实两端，应结合乳房有无胀痛、是否柔软及乳汁稀稠辨证。如乳汁清稀、乳房柔软者多为气虚失摄；若乳汁稠、胸胁胀满、乳房胀痛者，多为肝经郁热。

## 三、鉴别诊断

**1. 乳泣** 为孕期乳汁自然溢出，其乳汁为乳白色或黄白色，乳房无结节，乳汁自出则是在产后哺乳期乳汁自然溢出。

**2. 闭经泌乳综合征** 产后停止哺乳仍长时间溢乳，往往同时持续闭经，亦有以乳溢与闭经同时出现为特征者，与原发性垂体功能异常有关，可配合有关检查，如 CT、激素测定促卵泡激素、促黄体生成素、雌二醇、PRL，以予鉴别。产后乳汁自出是在哺乳期内。

# 【治疗】

## 一、一般治疗

哺乳结束后，应以手挤或吸奶器等辅助乳汁排出。

## 二、中医治疗

**1. 治疗原则** 治疗以调理气血，固摄乳汁为主。虚者宜补气摄乳，实者宜清热敛乳。

**2. 辨证论治**

（1）气虚失摄证

证候：产后乳汁自出，量少质清稀，乳房柔软无胀感，面色无华，神疲乏力，舌质淡，苔薄白，脉细弱。

治法：补气益血，佐以固摄。

代表方：补中益气汤（《脾胃论》）加减。

组成：黄芪、白术、党参、炙甘草、升麻、柴胡、橘皮、当归、芡实、五味子。

（2）肝经郁热证

主要证候：产后乳汁自出，量多质稠，乳房胀痛，情志抑郁或烦躁易怒，口苦咽干，大便秘结，小便黄赤。舌质红，苔薄黄，脉弦数。

治法：疏肝解郁，清热敛乳。

代表方：丹栀逍遥散（《内科摘要》）加减。

组成：柴胡、当归、白芍、白术、茯苓、生姜、甘草、薄荷、牡丹皮、栀子、生地黄、夏枯草、生牡蛎。

**3. 中成药**

（1）补中益气丸　口服，适用于气虚失摄证。

（2）丹栀逍遥散　口服，适用于肝经郁热证。

**4. 针灸疗法**

（1）主穴　内关、足三里、三阴交。

（2）配穴　气虚失摄配关元、气海，肝经郁热配太冲、行间。

（3）操作　用提插补泻法，留针 30 分钟，每间隔 5 分钟提插 1 次。针后可艾灸。

## 【预防与调护】

产妇应加强产后营养及适当锻炼，促进脾胃健运以补气固摄；保持情绪乐观，心情舒畅。

## 【病历摘要】

患者，女，26 岁，2021 年 10 月 28 日初诊。

产后乳汁自出 32 天。剖宫产术后第 54 天，32 天前出现乳汁自出，量多，质清稀，乳房无胀感，恶露已净，食纳可，睡眠可，二便调。查体：术后伤口愈合良好，恶露已净，双乳大小对称，无肿块，无橘皮样改变，无乳头内陷，双侧腋窝未触及肿大的淋巴结。双侧乳房柔软，泌乳畅，乳量适中，质稀，乳汁自出，渗透上衣，神疲乏力，舌质淡，苔薄白，脉细。中医诊断：产后乳汁自出。证属气虚失摄。治法：补气益血，佐以固摄。治疗：中药口服。

中药处方：补中益气汤加减。炙黄芪 30g，党参 20g，当归 20g，白术 15g，升麻 15g，橘皮 15g，熟地黄 15g，白芍 12g，五味子 15g，芡实 15g，炙甘草 6g。上方 6 剂，每日 1 剂，早晚两次温服。

治疗 1 个疗程后，乳汁漏出量减少，遵医嘱继续服药 1 个疗程。自诉乳汁无漏出，乳房有胀感。

# 第九节　产后乳汁淤积

乳汁淤积是哺乳期因为乳汁排出不畅导致乳汁在乳房内积存而形成的，大多发生于产后 2~4 天，产生的原因包括哺乳延迟、哺乳困难等，患者发病后可能会出现乳房肿块、胀痛和红肿，给患者造成了一定的痛苦，影响哺乳的顺利进行。同时，还可能会继发急性乳腺炎或者乳腺脓肿。中医古籍多有记载“妒乳”“吹奶”“产后妒乳”“产后吹奶”之名，内外治法皆可用之。

## 【病因病理】

### 一、西医病因病理

1. 新生儿用力吸吮乳头、不正确使用吸奶器等，造成部分乳腺导管充血水肿，乳头破损产生角化物，从而阻塞乳腺管。

2. 初产妇缺乏哺乳喂养知识而哺乳不当、新生儿未能及时吸尽乳汁，从而导致乳汁淤积于乳腺管。

3. 产妇乳头发育异常，如扁平、内陷或过小，导致乳汁从乳头排出困难；或乳汁黏稠，或乳腺导管细长扭曲，可造成乳腺管内乳汁排出缓慢，形成乳汁淤积。

4. 产后首次哺乳时间、饮食、情绪因素均会导致乳汁淤积的发生。

### 二、中医病因病机

中医学认为，本病或因感受外邪，或因情志失调，或因饮食不节导致乳汁排出受阻，乳生结核，进而出现肿块伴疼痛。

**1. 外感邪气** 因产妇产后体虚，风寒之邪气侵袭乳络，使邪气入乳，或寒邪凝结乳汁于乳内，或郁而化热，故而形成肿块。

**2. 肝郁气滞** 情志失调致乳房气机运行不畅，且产妇多食味厚之物，易使脾胃运化失司，阻滞乳汁的生成和疏泄，乳汁稠厚难以排出。

**3. 饮食无节** 产妇过食温补及下奶的食物，导致乳汁分泌过多，无法及时排出。

## 【诊断与鉴别诊断】

### 一、诊断要点

**1. 病史** 产褥期乳汁淤积史、既往易乳汁淤积史或既往乳腺增生病史。

**2. 临床表现** 乳汁排出受阻，乳房发热、肿胀，乳内结块。

**3. 检查** 双侧或单侧乳房疼痛伴结块，乳汁不畅，腋窝伴或不伴肿大的淋巴结，可伴发热；血常规、C 反应蛋白正常或异常。

### 二、辨证要点

本病主要以乳房局部结块伴疼痛为主，结合全身情况及舌脉辨其病机。

### 三、鉴别诊断

本病应与急性乳腺炎相鉴别。急性乳腺炎往往发生在产后 3~4 周，伴随寒战、高热、乳房红肿胀痛或刺痛，乳汁淤积等症状，严重者出现炎性改变，白细胞计数、中性粒细胞升高，乳腺超声检查提示乳腺有炎症形成。

## 【治疗】

### 一、西医治疗

目前，母乳喂养率明显提高。但母乳喂养过程是个漫长的过程，需要时刻保持乳房通畅，乳汁分泌供需平衡，前者的淤堵易导致后者的发生，甚至造成乳汁淤积及进一步乳腺炎的发生。为了避免形成乳腺炎，顺畅母乳喂养，故需要早宣教、早指导、早开奶，再结合产后康复治疗仪理疗，促进乳汁的分泌，保证乳房的通畅。

**1. 母乳喂养指导** 病房或产后宣教并指导母乳喂养，倡导母婴同室，建议产妇与新生儿早接触、早吸吮、早哺乳，产妇在哺乳期保持心情舒畅。哺乳期间，鼓励产妇按需哺乳，勤排乳，避免淤堵；哺乳姿势可多样化，避免乳房受累。

**2. 产后康复治疗仪理疗** 患者取仰卧位，将涂抹有均匀耦合剂的电极片放置于乳房，避开乳头和乳晕，固定腹带，根据患者的实际耐受程度进行调节电疗强度，每次 30 分钟，每天 1 次。

### 二、中医治疗

**1. 治疗原则** 强调疏通乳络，乳汁流畅是本病的治疗原则。

**2. 中药治疗** 秉承傅青主之“乳房胀痛治宜大舒其肝木之气”的思想以通肝生乳汤治疗，药用：炒白芍、酒当归、炒白术、麦冬、甘草、熟地黄、通草、柴胡、远志。此方重在疏肝理气，调理脾胃，疏通气血之壅滞，解除乳房胀痛。

**3. 针刺疗法**

（1）选穴 膻中、乳根、屋翳、合谷、太冲。

（2）操作 膻中向剑突方向平刺，乳根、屋翳向外侧斜刺，余穴常规针刺。膻中、乳根平补平泻；合谷、太冲行捻转或提插泻法。

**4. 其他疗法**

（1）穴位推拿疗法

①疏通法

点穴：天池、乳根、屋翳、膻中。

揉经：采用掌揉或大鱼际按揉肝经、胃经。

推络：大拇指或全掌推乳络。

②挤排法

挤乳：用拇指、食指、中指从乳晕部向乳头方向挤压，如婴儿吸吮动作，如发现乳头凹陷时，用“十”字手法，即双手拇指和食指呈“十”字形放于乳头外，分别向外推乳晕，暴露乳头，然后牵引乳头，反复以上步骤。

排乳：从屋翳穴到天池、乳根、膻中穴开始排乳，即外上、外下、内下、内上顺序，依次将乳腺管排空。每侧 15~20 分钟，每日 1 次，共操作 3 次。

（2）中药外敷　如意金黄散：天花粉、黄柏、大黄、姜黄、白芷、苍术、橘皮、厚朴、天南星、甘草。以蜜茶同制，治疗发热未成脓者；以葱蜜同制，治疗大疮已成者；以葱酒煎调，治疗漫肿无头者。调至糊状，外敷于患处，厚度约 2mm，宽度以超过患缘 1cm 为度，外盖纱布，医用胶布固定，每天 1 次，每次敷药 4~6 小时，5 天 1 疗程。

## 【预防与调护】

医者应加强健康教育，提倡新生儿半小时内吸吮母乳头；鼓励产妇按需哺乳；指导产妇喂养姿势及乳房护理。嘱产妇产褥期避风寒，保持心情舒畅，切忌焦虑，并充分休息。产褥期 3 天内给予产妇清淡易消化、营养丰富的饮食。

## 【病历摘要】

患者，女，29 岁，2021 年 11 月 19 日初诊。

产后乳房胀痛 1 天。剖宫产产后 3 天，患者自诉 1 天前因未及时排出乳汁，发现双侧乳房胀痛，伴结块，家属给予热敷、按摩，未见好转，遂来我科就诊。现乳房结块，疼痛，无发热、寒战，饮食尚可，睡眠可，二便可。查体：术后伤口愈合良好，恶露量少，无异味。左侧乳房 3 点方向触及 3cm × 3cm 大小结块，压痛（+），右侧 9 点 ~11 点方向可触及 5cm × 5cm 大小结块，伴疼痛，双乳大小对称，无橘皮样改变，无乳头内陷，双侧腋窝未触及肿大的淋巴结。舌淡、苔薄黄，脉弦细。中医诊断：妒乳。治法：疏通乳络。治疗：手法乳腺疏通结合产后康复治疗仪理疗。

给予疏通、挤排手法推拿治疗 20 分钟，结合产后康复治疗仪理疗 30 分钟，患者双侧乳房结块消散，疼痛愈，嘱患者勤吸亲喂，回家乳房局部外敷土豆片，若有必要择日继续手法疏通。

# 第十节　产后抑郁

产妇在分娩后出现情绪低落、精神抑郁、沉默寡言，或心烦不安、失眠多梦，或情志错乱、狂言妄语等症者，是产褥期精神综合征中最常见的一种类型，一般在产后

2周开始出现症状，持续6~8周，甚则长达数年，本病中医学称为“产后抑郁”“产后情志异常”。

西医学的产褥期抑郁症，可参照本病辨证治疗。

## 【病因病理】

### 一、西医病因病理

本病病因尚不明确，与不良生育史、多产、青少年产妇、早产产妇、妊娠合并其他疾病、新生儿患病、家庭关系不和睦、新生儿性别与期望不符等情况有关。

### 二、中医病因病机

本病主要发病机制为产后多虚，血不养心，心神失养；或情志所伤，肝气郁结，肝血不足，魂失潜藏；或产后多瘀，胞宫瘀血停滞；或因劳倦耗气，运血无力，血滞成瘀，上攻于心。

**1. 心血不足** 素体血虚，或产后失血过多，或产后思虑太过，所思不遂，心血暗耗，血不养心，而见心神失养。

**2. 肝气郁结** 素性忧郁，气机不畅，复因产后情志所伤或突受惊吓，加之产后肝血不足，肝不藏魂，以致魂不守舍。

**3. 血瘀** 产后元气亏虚，复因劳倦耗气，气虚无力运血，血滞成瘀，或产时、产后感寒，寒凝血瘀，或产后胞宫瘀血停滞，败血上攻扰心，以致神明失常。

## 【诊断与鉴别诊断】

### 一、诊断要点

**1. 病史** 产时或产后失血过多，产后忧愁思虑，过度劳倦，或素性抑郁，或曾有精神病史、难产史。

**2. 临床表现** 多在产后2周内发病，产后4~6周症状逐渐明显。主要表现为情绪低落、精神抑郁，伤心落泪，沉默寡言，悲观厌世，心烦不安、失眠多梦，或内疚、焦虑、易怒，甚则情志错乱，狂言妄语等。严重者可产生杀婴或自杀倾向。

**3. 检查**

（1）妇科检查　多无明显异常变化。

（2）辅助检查　血常规检查无异常或血红蛋白低于正常。

## 二、辨证要点

根据产后多虚多瘀及气血变化的特点，结合全身症状及舌脉，辨明虚实及在气在血，分而治之。产后精神不振，忧郁焦虑，悲伤欲哭，心神不安，失眠多梦，神疲乏力，气短懒言，舌淡，脉细弱者，多属虚；产后精神郁闷，沉默寡言，失眠多梦，神志恍惚，喜怒无常，舌暗有瘀斑，苔薄，脉弦或涩，多属实。

## 三、鉴别诊断

本病应与产后神经衰弱相鉴别。产后神经衰弱临床表现有失眠多梦、神疲乏力、记忆力减退等，经充分休息尚可缓解。

# 【治疗】

## 一、西医治疗

**1. 药物治疗** 症状严重者，需在医生指导下选择不影响母乳喂养的药物进行治疗。

（1）5-羟色胺再吸收抑制剂 此类药作为首选。盐酸帕罗西汀每日 20mg，口服，2~3 周后可逐渐增至每日 50mg，不宜骤然停药；盐酸舍曲林每日 50mg，口服，数周后增至每日 100~200mg（此量需控制在 8 周内）。

（2）三环类抗抑郁药 阿米替林每日 50~75mg，口服，逐渐增至每日 150~250mg。

**2. 物理治疗** 重复经颅磁刺激治疗主要通过不同的频率来刺激大脑，高频（＞1Hz）主要是兴奋的作用，低频（≤1Hz）则是抑制的作用，通过双向调节大脑兴奋与抑制功能之间的平衡来调节大脑分泌，改善抑郁症的神经递质和激素分泌，缓解抑郁情绪。

**3. 心理治疗** 心理治疗是治疗本病的重要手段，对产后抑郁产妇进行早期心理干预，能达到抗抑郁药物的治疗效果。常用心理治疗方法包括认知行为疗法、非指导性咨询、心理动力学疗法及人际心理治疗，它们对产后抑郁都具有良好的治疗作用，其中疗效最为肯定的是人际心理治疗及认知行为治疗。但是心理治疗见效较慢，周期较长，对中重度抑郁效果较差。

**4. 放松疗法** 为产后抑郁的常用疗法之一，主要是通过一定的训练得到精神和躯体上放松的行为治疗方法，运用肌肉放松训练，再辅之以舒缓的音乐，使患者在一种全身放松的状态下缓解抑郁情绪，减轻心理压力。

## 二、中医治疗

**1. 治疗原则** 治疗以调和气血，安神定志为主，同时配合心理治疗。

**2. 辨证论治**

（1）心血不足证

证候：产后精神不振，沉默寡言，情绪低落，悲伤欲哭，心神不宁，失眠多梦，健忘心悸，恶露量多，伴神疲乏力，面色苍白或萎黄，舌淡，苔薄白，脉细弱。

治法：养血滋阴，补心安神。

代表方：天王补心丹（《摄生秘剖》）加减。

组成：人参、玄参、当归、天冬、麦冬、丹参、茯苓、五味子、远志、桔梗、酸枣仁、生地黄、朱砂、柏子仁。

（2）肝气郁结证

证候：产后精神郁闷，或心烦易怒，心神不安，夜不入寐，或噩梦纷纭，惊恐易醒，恶露量或多或少，色紫暗有血块，伴胸胁、乳房胀痛，善太息，舌淡红，苔薄，脉弦或弦细。

治法：疏肝解郁，镇静安神。

代表方：逍遥散（《太平惠民和剂局方》）加减。

组成：柴胡、当归、白芍、白术、茯苓、甘草、薄荷、炮姜、夜交藤、合欢皮、磁石、柏子仁。

（3）血瘀证

证候：产后郁郁寡欢，默默不语，神思恍惚，失眠多梦，或神志错乱，狂言妄语，如见鬼神，哭笑不休，恶露不下或下而不畅，色紫暗，有血块，小腹疼痛，拒按，面色晦暗，舌暗有瘀斑，苔白，脉弦或涩。

治法：活血化瘀，镇静安神。

代表方：癫狂梦醒汤（《医林改错》）加减。

组成：桃仁、赤芍、柴胡、香附、青皮、橘皮、大腹皮、桑白皮、苏子、木通、半夏、甘草、龙骨、牡蛎、酸枣仁。

**3. 中成药**

（1）归脾丸　口服，适用于心脾两虚证。

（2）天王补心丹　口服，适用于心血不足证。

（3）逍遥丸　口服，适用于肝气郁结证。

（4）血府逐瘀胶囊　口服，适用于血瘀证。

**4. 针刺疗法**

（1）主穴　百会、四神聪、太冲。

（2）配穴　心血不足证，取肝俞、肾俞、关元、气海、三阴交等穴；肝气郁结证，取肝俞、心俞、内关、神门、三阴交等穴；瘀血内阻证，取血海、三阴交、膈俞、内关、神门等穴。

（3）操作　毫针常规刺法。

**5. 其他疗法**

（1）穴位推拿疗法　①患者取坐位，医者站于侧前方，拇指从双侧印堂推至太阳穴 3~5 遍，揉眉弓数次；再分抹眼眶及两旁鼻翼 5~10 次；两拇指同时按揉双侧太阳、攒竹、四白、迎香穴，每穴 1 分钟；然后移至患者后方，双手五指分开，拿揉头部两侧，以头部有热胀感为宜；拇指按揉百会穴 1 分钟；拿风池及颈项部 2 分钟，五指拿五经（由前向后发际移动）5~10 次；再用双手捏拿风池、肩井穴各 1 分钟；最后医者移至患者身侧，用双手拇指按揉内关、神门、合谷穴各 1 分钟。②患者取仰卧位，医者站于右侧，在腹部顺时针手掌按摩 3 分钟，按中脘穴 2 分钟，以腹部温热舒适为度；然后移至患者下肢部，揉按双侧足三里各 3 分钟。③患者取俯卧位，医者站于左侧，沿足太阳膀胱经两侧线推揉背部 3~5 遍，按揉心俞、肝俞、胆俞、脾俞、胃俞穴各 1 分钟，以热透胸腹为宜。

（2）耳针疗法　取神门、脑、脾、肝、肾、心、内分泌等穴位，常规消毒后，将王不留行籽贴于胶布中间，用镊子将其对准并贴于所选穴位之上，按压至患者耳郭，以胀、痛、红、热为宜，每日按压 3~5 次，每次 3 分钟，5 天更换 1 次，两耳交替，5 次为 1 个疗程。

## 【预防与调护】

产妇孕期时，医者应了解产妇的心理状态和性格特征，有无家族精神病史；对家庭不和睦者，应给予关心，协调、缓解产妇的精神压力。临产时加强产妇精神调护以减轻其对分娩的恐惧。产后应给予产妇足够的照顾和关心，调畅其情志，保证其休息，减少其他精神刺激。

## 【病历摘要】

患者，女，32 岁，2021 年 1 月 20 日初诊。

剖宫产后 46 天。产后丈夫常年在外地工作，婆媳之间相处不和睦，一周前患者情绪低落，无故流泪，食欲不佳，母乳量明显减少，舌淡红，苔薄白，脉弦。西医诊断：产褥期抑郁症。中医诊断：产后抑郁。证属肝气郁结。治法：疏肝理气，解郁安神。治疗：中药口服。

中药处方：逍遥散加减。夜交藤 30g，当归 12g，炒白术 12g，合欢皮 12g，炒白芍 12g，茯苓 12g，柴胡 9g，橘皮 9g，炙甘草 6g，砂仁 6g，薄荷 6g，煨生姜 3 片。上方 6 剂，每日 1 剂，早晚两次温服。

2021 年 2 月 1 日二诊，服药后自述情绪低落等症状明显改善。

2021 年 2 月 17 日三诊，临床症状基本消失，后随访，无复发现象。

# 第十一节 产后便秘

产后饮食如常，大便数日不解，或艰涩难以排出者，称为“产后大便难”“产后大便不通”“产后便秘”。

西医学的产后便秘可参照本病辨证治疗。

## 【病因病理】

### 一、西医病因病理

1. 分娩后由于会阴部或腹部切口的疼痛，过多卧床、活动减少、饮食结构不合理、激素水平改变及产妇的精神因素等，均可导致产后便秘的发生。

2. 产妇在分娩时阴道肌纤维断裂，或产后腹直肌分离及盆底肌松弛，使盆底肌间神经损伤，腹壁肌、肠壁肌、肛提肌等参与排便的肌群肌张力减低，引起盆底功能障碍导致产后排便艰难。

### 二、中医病因病机

本病主要病机为血虚津亏，肠燥失润；或脾肺气虚，传导无力；或阳明腑实，肠道阻滞。

**1. 血虚津亏** 素体血虚，因产重虚，或产后失血过多，或产后汗出过多，津液亏耗，或阴虚内热，火灼津液，肠失濡润，无水行舟，以致大便不通。

**2. 脾肺气虚** 素体气虚，因产失血耗气，脾肺亏虚，脾气虚则升举无力，肺气虚则肃降失司，大肠传送无力，以致大便难解。

**3. 阳明腑实** 因产正气耗伤，复伤饮食，食热内结，糟粕壅滞，肠道阻滞，以致大便艰涩。

## 【诊断与鉴别诊断】

### 一、诊断要点

**1. 病史** 素体气虚、血虚，或滞产、难产，产时或产后失血过多，或汗出过多。

**2. 临床表现** 饮食如常，大便数日不解，或艰涩难下，或大便不坚，但努责难出。

**3. 检查** 腹部无阳性体征，或可触及肠型；妇科检查无异常。

### 二、辨证要点

重在辨其在气、在血。大便干燥，艰涩难下者，多属血虚津亏；大便不坚，努责难解者，多属肺脾气虚；脘腹胀满，大便燥结难下，多属阳明腑实。

### 三、鉴别诊断

**1. 痔疮** 孕前有痔疮病史，孕后或产后加重，表现为无痛性、间歇性便血，大便疼痛，直肠坠痛，肿物脱出，肛门有分泌物，肛周瘙痒；检查示肛门有阳性体征。

**2. 肠梗阻** 表现为腹痛、呕吐、腹胀，排气与排便停止。检查示腹部膨胀，听诊腹部闻及肠鸣音亢进，呈高调金属音，亦可肠鸣音减弱或消失，见肠型或蠕动波。

## 【治疗】

### 一、西医治疗

**1. 直肠用药** 开塞露每次 1~2 支，肛门注入。

**2. 灌肠治疗** 肥皂水灌肠或口服缓泻剂。

**3. 物理治疗** 低频电刺激 + 生物反馈：给予一定参数的电刺激，修复损伤的神经，唤醒盆底肌运动能力并被动收缩，并通过肌电图、压力曲线或其他形式提供的生物反馈信息，指导患者进行正确的、自主的盆底肌肉训练，从而改善盆底肌局部血液循环及静脉回流，以增强肛提肌、肛门括约肌等肛门肌肉群收缩能力和肠壁肌血运，增快产妇的肠蠕动，促其排便畅通。具体方法：将肌电探头置于产妇阴道内，设置 85Hz，250μs 的电流参数刺激盆底肌肉和神经系统 10 分钟，再加生物反馈训练 20 分钟，每周 2~3 次，10 次 1 疗程。

### 二、中医治疗

**1. 治疗原则** 针对产后血虚津亏的特点，血虚者，以滋以润；气虚者，以补以行；腑实者，通补兼施。但不宜妄行苦寒通下之品，以免徒伤中气。

**2. 辨证论治**

（1）血虚津亏证

证候：产后大便干燥，数日不解，或解时艰涩难下，一般无腹胀，饮食正常，或伴头晕心悸，面色萎黄，皮肤干燥，舌淡，苔薄白，脉细弱。

治法：滋阴养血，润肠通便。

代表方：四物汤（《太平惠民和剂局方》）加减。

组成：白芍、当归、川芎、熟地黄、肉苁蓉、柏子仁、火麻仁。

（2）脾肺气虚证

证候：产后大便不坚，时有便意，但临厕努责难出，或便后疲乏益甚，气短汗多，舌淡，苔薄白，脉缓弱。

治法：补脾益肺，润肠通便。

代表方：润燥汤（《万氏妇人科》）加减。

组成：人参、甘草、枳壳、槟榔、当归、生地黄、火麻仁、桃仁。

（3）阳明腑实证

证候：产后大便数日不解，身微热，脘腹胀满疼痛，或时有矢气臭秽，口臭或口舌生疮，舌红，苔黄或黄燥，脉弦数。

治法：通腑泄热，养血通便。

代表方：玉烛散（《儒门事亲》）加减。

组成：熟地黄、当归、白芍、川芎、大黄、芒硝、甘草。

**3. 中成药**　麻仁丸，口服，适用于血虚津亏证。

**4. 针刺疗法**

（1）主穴　大肠俞、支沟、大横、照海。

（2）配穴　实秘者，配中脘、足三里、内关等穴；虚秘者，配膈俞、肝俞、天枢等穴；脾气虚弱配脾俞、气海、关元、百会等穴；阴血亏虚配血海、膈俞、足三里、三阴交等穴。

（3）操作　实秘，针刺行泻法；虚秘，针刺行补法。

**5. 穴位推拿疗法**　令患者采用卧位，选用一指禅法，配合点按胃俞、大肠俞、中脘、天枢、大横、关元、支沟、上巨虚和公孙等，每穴 1~2 分钟，然后以顺时针方向在腹部作团揉 10 分钟，每日 1 次，5 次 1 疗程。

## 【预防与调护】

产妇应注意饮食调养，多饮水，多食清淡新鲜蔬菜，少食辛辣、煎炒之品，产后尽早下床适当活动，每日养成定时排便的习惯。苦寒峻泻之品需慎用，以免伤阴血，一旦见效，应立即停服。同时，注意产后伤口的护理，以免会阴肿胀影响排便。

## 【病历摘要】

患者，女，31 岁，2022 年 1 月 10 日初诊。

顺产产后 3 个月，患者诉产后 2 周开始出现大便干燥，3~5 日一行，排出困难，呈羊屎粒状，色黄味臭，伴心烦，纳寐可，小便可，舌质偏红，苔少，脉细弦。西医诊断：产后便秘。中医诊断：产后便秘。证属血虚津亏。治法：滋阴养血，润肠通便。治疗：中药口服。

中药处方：四物汤加减。当归 20g，熟地黄 15g，川芎 15g，白芍 15g，柏子仁 20g，火麻仁 15g，何首乌 12g，肉苁蓉 20g，黄芪 30g。上方 6 剂，每日 1 剂，早晚两次温服。

2022 年 1 月 16 日二诊，服上方后便秘症状改善，现大便 1 日一行，但便质仍干，颜色尚可。继服上方 6 剂，嘱患者服药期间保持心情舒畅，清淡饮食，多食水果、蔬菜等食物。

2022 年 2 月 3 日三诊，便秘症状明显缓解，现大便每日一行，质、色均可。

# 第十二节　产后排尿异常

## 产后小便不通

新产后产妇出现排尿困难，小便点滴而下，甚则闭塞不通，小腹胀急疼痛者，称为“产后小便不通”“产后癃闭”。本病为产后常见病，多发生于产后 3 日内，以初产妇、滞产及手术助产后多见。

西医学的产后尿潴留可参照本病辨证治疗。

### 【病因病理】

#### 一、西医病因病理

**1. 排尿反射功能失调**　产程过长、胎先露长时间压迫膀胱，使黏膜充血水肿，严重者累及膀胱底部三角区，使膀胱排尿反射功能失调。

**2. 膀胱紧张度及感受性降低**　第一、二产程尿潴留过多，使膀胱感受性降低甚至麻痹，从而影响膀胱排尿反射功能。

**3. 疼痛刺激**　外阴伤口和尿道周围组织损伤，使尿道括约肌发生痉挛，影响排尿。

**4. 其他因素**　产后疲乏，缺乏活动或憋尿时间过长等。

#### 二、中医病因病机

产后小便不通的主要病机是膀胱气化失司所致。小便的正常排出，有赖于膀胱的气化，又与肺气的通调、脾气的转输和肾气的开阖有关。

**1. 气虚**　素体虚弱，肺脾之气不足，复因产时耗气伤血，或新产后忧思劳累过度，以致脾肺之气亦虚，不能通调水道，膀胱气化不利，而致小便不通。

**2. 肾虚**　素禀薄弱，元气不足，复因产时劳伤肾气，以致肾阳不振，失于温煦，气化不及，水液内停，致小便不通。或因素体肾阴虚，产时耗血伤津，阴虚更甚，虚热移于膀胱，令州都气化失常，溺不得出。

**3. 气滞** 素性抑郁，或产后情志不遂，肝失疏泄，气机阻滞，清浊升降失常，膀胱气化不利，而致小便不通。

**4. 血瘀** 多因难产、滞产，膀胱受压过久，或产后恶露不下，气血运行不畅，败血停滞；或瘀久化热，瘀热互结，影响膀胱气化功能，而致本病。

## 【诊断与鉴别诊断】

### 一、诊断要点

**1. 病史** 禀赋不足或素体虚弱，或有难产、产程过长、手术助产、产时或产后失血过多等病史。

**2. 临床表现** 新产后，以产后6~8小时或产褥期多见，出现排尿困难，或小便点滴而下，甚则闭塞不通，伴小腹胀急疼痛。

**3. 检查**

（1）腹部检查 下腹部膨隆，膀胱充盈，可有触痛。

（2）妇科检查 无异常。

（3）辅助检查 尿常规检查无异常。

### 二、辨证要点

根据产后小便情况，结合全身症状及舌、脉以辨虚实。

### 三、鉴别诊断

**1. 产后小便淋痛** 两者均有产后排尿困难，但本病以产妇出现尿频、尿急、淋沥涩痛等症状为主，尿常规检查可见白细胞、红细胞等。

**2. 小便生成障碍** 表现为产后无尿或少尿，膀胱不充盈，腹软无胀痛，行导尿术后无尿液流出。

**3. 泌尿系结石** 表现为产后无尿或少尿，伴或不伴尿路刺激征或尿血或肿瘤，结合辅助检查可明确诊断，如B超、泌尿系统造影或膀胱镜、CT、MRI等。

## 【治疗】

### 一、西医治疗

**1. 药物治疗** 新斯的明0.5~1mg肌注，15分钟后观察效果。

**2. 导尿术** 膀胱过度充盈，尿潴留时间过长，必要时留置导尿管。

## 二、中医治疗

**1. 治疗原则** 治疗产后小便不通应以“通利小便”为主，虚者宜补气温阳以化之，实者宜疏利决渎以通之。

**2. 辨证论治**

（1）气虚证

证候：产后小便不通，小腹坠胀疼痛，精神萎靡，少气懒言，倦怠乏力，面色少华，舌淡，苔薄白，脉缓弱。

治法：益气生津，宣肺行水。

代表方：补气通脬饮（《沈氏女科辑要》）加减。

组成：黄芪、麦冬、通草。

（2）肾虚证

证候：产后小便不通，小腹胀急疼痛，腰膝酸软，面色晦暗，舌淡，苔白，脉沉细无力，尺脉弱。

治法：补肾温阳，化气利水。

代表方：济生肾气丸（《济生方》）加减。

组成：熟地黄、山药、山茱萸、牡丹皮、茯苓、泽泻、桂枝、炮附子、车前子、川牛膝。

（3）气滞证

证候：产后小便不通，小腹胀满或痛，情志抑郁，或胸胁、乳房胀痛，烦闷不安，舌淡红，苔薄白，脉弦。

治法：疏肝理气，行水利尿。

代表方：木通散（《妇科玉尺》）加减。

组成：枳壳、槟榔、木通、滑石、冬葵子、甘草。

（4）血瘀证

证候：产时损伤膀胱，产后小便不通或点滴而下，尿色略浑浊带血丝，小腹胀满刺痛，舌质正常或暗，苔薄白，脉沉涩。

治法：养血活血，祛瘀利尿。

代表方：加味四物汤（《医宗金鉴》）加减。

组成：熟地黄、白芍、当归、川芎、蒲黄、桃仁、牛膝、木香、瞿麦、滑石、木通、甘草梢。

**3. 中成药**

（1）补中益气丸 口服，适用于气虚证。

（2）金匮肾气丸　口服，适用于肾虚证。

（3）其他　枳实、厚朴、生大黄等水煎取汁，保留灌肠。

**4. 针刺疗法**

（1）主穴　关元、中极、阴陵泉、三阴交、八髎。

（2）配穴　气虚证配气海、足三里等穴；肾虚证配肾俞穴；血瘀证配血海、膈俞等穴。

（3）操作　毫针常规针刺。

**5. 其他疗法**

（1）穴位推拿疗法　患者取平卧位，嘱其做提肛运动，医者以肚脐为中心，用掌心顺时针按揉患者腹部，由轻至重，并配合震颤手法 5 分钟，使腹肌放松。点按气海、关元、水道、中极、归来、三阴交等穴 10 分钟。然后患者取坐位，下放尿盆，医者位于右侧，用其左手扶住患者右肩，右手揉患者小腹 1~2 分钟，之后嘱患者深吸气，收小腹做提肛运动，至屏气欲呼气时，医者用左手拉患者右肩，使身体微向前屈，右手用力紧按患者小腹，并使力量渐往下移，同时患者呼气、挺腹、解小便。若配合度良好，1 次治疗患者小便即可解出。若小便还未排尽，患者休息后，重复上述手法即可。

（2）艾灸疗法

①主穴　膀胱俞、中极、八髎。

②配穴　气虚证加气海；肾虚证加关元、肾俞；膀胱损伤加膈俞。

③操作　将艾条点燃后，从腹部及小腿部再到腰骶部，采用回旋灸上述诸穴，以产妇小腹内有热气窜动为宜。治疗次数视患者病情而定，轻者每日 1 次，重者每日 2 次。

## 【预防与调护】

医者应嘱产妇产后 4~6 小时下床排尿，多喝水，尽快充盈膀胱，促进排尿；或温开水清洗外阴及尿道口，听流水声，诱导排尿；或熏蒸外阴，使尿道括约肌放松，促进排尿反射；或下腹部按摩或放置热水袋，刺激膀胱括约肌收缩，必要时留置导尿管。

## 【病历摘要】

患者，女，34 岁，2020 年 10 月 18 日初诊。

顺产产后 10 天，产后 3 天小便不能自行解出，膀胱充盈，住院期间插导尿管后症状缓解，拔除尿管后出院。现患者 1 天未能自解出小便，小腹胀满不适，倦怠乏力，无双下肢浮肿，面色少华，舌质淡，苔薄白，脉细弱。尿常规（–）。查体：下腹部膨隆，膀胱充盈，有触痛。西医诊断：产后尿潴留。中医诊断：产后小便不利。证属气虚。治法：益气生津，宣肺行水。治疗：中药口服及穴位推拿治疗。

中药处方：补气通脬饮加减。黄芪 30g，麦冬 10g，通草 6g，橘皮 10g，升麻 10g，北柴胡15g，当归20g，生白术20g，党参15g，桔梗10g，茯苓10g。上方6剂，每日1剂，早晚两次温服。

10月28日二诊，患者诉能自行排出小便少许，小腹胀满较前缓解。推拿及中药继守原方治疗。

11月10日三诊，患者诉小腹胀满明显缓解，排出小便量较前日增多。推拿及中药继守原方治疗。后患者痊愈。

## 产后小便频数与失禁

产后小便次数增多，甚至日夜数十次，称为“产后小便频数”。若小便自遗，时时漏出，不能约束者，称为“产后小便失禁”。

西医学的产后尿失禁或膀胱阴道瘘可参照本病辨证治疗。

### 【病因病理】

#### 一、西医病因病理

与分娩或产伤有关，经阴道分娩时胎先露，使盆底韧带及肌肉过度伸张；或经产钳助产、臀位牵引、胎头吸引等直接损伤盆底软组织；或分娩时膀胱受压过久、接生不慎等，使阴道前壁膨出、膀胱膨出、子宫脱垂等导致盆底组织松弛诱发本病。

#### 二、中医病因病机

**1. 气虚** 素体虚弱，肺气不足，复因产时耗气伤血，或产程过长，气随血耗，肺气益虚，气虚不能制约水道，膀胱失约，以致小便频数或失禁。

**2. 肾虚** 禀赋薄弱，肾气不足，复因产时损伤元气，使肾气更虚，开阖不利，膀胱失约，而致小便频数或失禁。

**3. 产伤** 产程过长，分娩时膀胱受压过久，以使受压部位气血亏少失于濡养，或手术不慎损伤等发展成瘘，以致产后小便频数或失禁。

### 【诊断与鉴别诊断】

#### 一、诊断要点

**1. 病史** 素体虚弱，有难产、产程过长、手术助产等病史。

**2. 临床表现** 产后小便次数增多，或小便自遗，时时漏出，不能约束者。

**3. 检查** 产伤导致膀胱阴道瘘者，探查可知。

## 二、辨证要点

重点在于观察小便的排出情况，结合全身舌脉，辨虚而不约或伤而失控。

## 三、鉴别诊断

**1. 产后小便不通**　以产妇出现排尿困难，小便点滴而下，甚则闭塞不通，小腹胀急疼痛等表现为主，尿常规检查未见异常。

**2. 产后小便淋痛**　以产妇出现尿频、尿急、淋沥涩痛等表现为主，尿常规检查可见白细胞、脓球，甚则红细胞；尿培养可见致病菌。

**3. 尿血**　以小便出血、尿色红赤为特点，尿常规检查可见红细胞，甚至满视野，多无尿痛感。

# 【治疗】

## 一、西医治疗

检查发现阴道前后壁膨出、膀胱膨出、子宫脱垂等盆底功能障碍性疾病时，尽早进行产后盆底康复治疗，如电刺激结合生物反馈治疗、运动疗法（瑜伽训练）。若有膀胱阴道瘘或尿道阴道瘘等情况，应行手术治疗。

**1. 物理治疗**　低频电刺激＋生物反馈：给予一定参数的电刺激，修复损伤的神经，唤醒盆底肌运动能力并被动收缩，并通过肌电图、压力曲线或其他形式提供的生物反馈信息，指导患者进行正确的、自主的盆底肌肉训练，提高尿道旁的肛提肌反应纤维的扩张力，改善膀胱和尿道的支撑作用，增强盆底肌神经敏感性，使肌肉正确收缩，从而起到很好的治疗效果，有效治疗女性产后尿失禁。每周2~3次，10次1疗程。

**2. 瑜伽训练**

（1）热身训练　伸展、侧展、侧弯、旋转运动，每次5~10分钟。

（2）体式训练　依次进行桥式、幻椅式、战士Ⅱ式、虎式、双角式、脚蹬墙肩倒立式训练，每次45分钟。

（3）呼吸训练　仰卧位进行腹式呼吸训练，每次5分钟。

（4）其他　全身放松休息术5分钟。

电刺激训练期间可配合运动疗法，即瑜伽训练，每周3次，每次60分钟。

## 二、中医治疗

**1. 治疗原则**　治疗以补气固摄为主。

**2. 辨证论治**

（1）气虚证

证候：产后小便频数或失禁，气短懒言，倦怠乏力，小腹坠胀，面色不华，舌淡，苔薄白，脉缓弱。

治法：益气固摄。

代表方：黄芪当归散（《医宗金鉴》）加减。

组成：人参、白术、黄芪、当归、白芍药、甘草、猪尿脬、山茱萸、益智仁。

（2）肾虚证

证候：产后小便频数或失禁，夜尿频多，头晕耳鸣，腰膝酸软，面色晦暗，舌淡，苔白滑，脉沉细无力、两尺尤弱。

治法：温阳化气，补肾固脬。

代表方：金匮肾气丸（《金匮要略》）加减。

组成：附子、桂枝、干地黄、山药、山茱萸、泽泻、茯苓、牡丹皮、益智仁、桑螵蛸。

（3）产伤证

证候：有难产或手术助产史，产后小便失禁，或从阴道漏出，或尿中夹血，舌质正常，苔薄，脉缓。

治法：益气养血，生肌补脬。

代表方：完胞饮（《傅青主女科》）加减。

组成：人参、白术、茯苓、生黄芪、当归、川芎、桃仁、红花、益母草、白及、猪脬、羊脬。

**3. 中成药** 缩泉丸，口服，适用于肾虚证。

**4. 针刺疗法**

（1）主穴 中极、膀胱俞、肾俞、三阴交。

（2）配穴 气虚下陷配脾俞、足三里，肾气不固配关元、命门，下焦瘀滞配次髎、蠡沟。

（3）操作 毫针常规操作，依照穴位深度和入选者个体差异刺入 0.5~1.5 寸，采用提插捻转法，以得气为度，15 分钟后行针 1 次，留针 30 分钟后起针。

**5. 其他治疗**

（1）耳针疗法 取膀胱、尿道、肾、肺、脾。毫针法，或埋针法、压丸法。

（2）头针疗法 取顶中线。头针常规针刺。

（3）穴位敷贴 取神阙。用煅龙牡各 30g，五味子、五倍子各 15g，肉桂、冰片各 6g，共研细末备用。每用 3~6g，用醋调成膏状敷贴。适用于虚证。

（4）穴位推拿疗法

①点按背俞　拇指指端依次点按肺俞、脾俞、肾俞、三焦俞、膀胱俞穴，每穴1分钟。

②捏脊　用拇指、食指、中指指腹相对用力提捏脊柱两侧皮肤，自骶尾部提捏至大椎穴，操作5~7遍。

## 【预防与调护】

医者应嘱产妇产后尽早进行盆底肌功能康复锻炼（凯格尔训练）：仰卧在床上或平地上，双脚屈膝并稍微分开7~8cm；收紧肛门、会阴及尿道，尽力向上提升，3~5秒后放松，休息5秒后再进行第二次，每组运动做20~30次。可以根据个人的具体情况循序渐进，逐渐增加每次收紧的时间，此动作也可于站立或坐位时进行。同时有规律地抬高臀部，尽量离开床面稍高一点，然后放下，每组20~30次，每天练习3~4次。一般锻炼3个月盆底肌功能会有明显改善。对于产程手术操作较多、难产而致尿瘘者，应及时进行手术修补。

## 【病历摘要】

患者，女，33岁，2021年10月12日初诊。

二胎顺产产后54天。6年前孕一胎，于孕晚期及产后出现间断性咳嗽打喷嚏后漏尿现象，未予重视。患者产后54天，咳嗽打喷嚏后漏尿逐渐加重，排尿时会阴部有下坠感。平素怕冷，精神疲惫，面色无华，气短声低，纳谷无味，昼夜欠安，胸闷心悸，口稍干，小便频数、量少，尿培养（—），舌质淡，苔薄白，脉细微略缓。西医诊断：产后尿失禁。中医诊断：产后小便频数。证属气虚。治法：补气养血，升提固脬。治疗：给予口服中药、电刺激结合生物反馈治疗，并结合家庭训练锻炼盆底肌1个疗程。

中药处方：黄芪当归散加减。党参15g，黄芪30g，当归20g，当归20g，橘皮15g，升麻12g，北柴胡15g，白术15g，续断15g，金樱子15g，甘草6g。上方6剂，每日1剂，早晚两次温服。

10月18日二诊，患者小便次数明显减少，效不更方，继服原方6剂，坚持盆底肌治疗及家庭训练。后随访肌力恢复正常，漏尿症状好转，嘱患者继续进行家庭训练巩固治疗。

# 第十三节　产后身痛

产妇在产褥期间，出现肢体、关节酸痛、麻木、重着者，称为“产后身痛”“产后关节痛”“产后遍身疼痛”“产后痹证”“产后痛风”，俗称“产后风”。

西医学产褥期因风湿、类风湿引起的关节痛、产后坐骨神经痛、多发性肌炎等病可参照本病辨证治疗。

## 【病因病理】

### 一、西医病因病理

多因头盆不对称、头位难产、胎位异常、强行经阴道分娩、胎头入盆压迫骶丛神经支，或生产过程中牵拉损伤部分神经等引起。

### 二、中医病因病机

产后百脉空虚，气血不足为其发病的重要内在因素，风、寒、湿之邪乘虚而入为其外在因素。主要病机为产后气血虚弱，风、寒、湿之邪乘虚而入，使气血凝滞，经脉痹阻，“不通则痛”；或经脉失养，“不荣则痛”；或产时耗伤肾气，致产后身痛。

**1. 血虚** 素体血虚，或产时、产后失血过多，阴血愈虚，四肢百骸、筋脉关节气血亏虚，失于濡养，不荣则痛。

**2. 血瘀** 产伤血瘀，或产后恶露未绝，余血未净，瘀血留滞经络、筋骨之间，气血运行受阻，以致产后身痛。

**3. 外感** 产后百节空虚，卫表不固，起居不慎，风、寒、湿邪乘虚而入，客于经络、关节、肌肉，凝滞气血，经脉痹阻，不通则痛。

**4. 肾虚** 素体肾虚，复因产伤动肾气，耗伤精血，腰为肾之府，膝属肾，足跟为肾经所过，肾之精气血亏虚，失于濡养，则腰腿疼痛或足跟痛。

## 【诊断与鉴别诊断】

### 一、诊断要点

**1. 病史** 产时、产后血去过多，或产褥期汗出过多，或感受外邪，或居处环境潮湿阴冷，或曾有痹证史。

**2. 临床表现** 产褥期间出现肢体关节酸楚、疼痛、麻木、重着，甚至活动不利、关节肿胀；或痛无定处，或关节刺痛，或腰腿疼痛。

**3. 检查**

（1）体格检查　关节活动度减低，或关节肿胀，迁延日久可见肌肉萎缩、关节变形。

（2）辅助检查　血常规、血钙、红细胞沉降率、抗溶血性链球菌“O”、类风湿因子等。

## 二、辨证要点

重在辨其疼痛的部位、性质，结合兼症与舌脉。肢体酸痛、麻木者，多为虚；痛无定处者，为风；冷痛而遇热则舒者，为寒；肿痛灼热者，为热；重着而痛者，多湿；若疼痛较重，痛有定处，麻木、发硬、重着、屈伸不利，属血瘀；若产后腰酸，足跟疼痛，伴头晕耳鸣，属肾虚。

## 三、鉴别诊断

**1. 痹证** 产后身痛外感证与痹证的发病机理相近，临床表现也相类似，但产后身痛只发生在产褥期，而痹证任何时期均可发病，若产后身痛日久不愈，迁延至产褥期后，当属痹证论治。

**2. 痿证** 二者症状均在肢体关节。产后身痛以肢体关节疼痛、重着、屈伸不利为特点，有时亦兼麻木不仁或肿胀，但无瘫痿的表现；痿证则以肢体废痿不用，肌肉瘦削为特点，肢体关节一般不疼痛。

# 【治疗】

## 一、西医治疗

多采用抗炎药、止痛药或激素等药物治疗。

## 二、中医治疗

**1. 治疗原则** 本病以内伤气血为主，兼风寒湿瘀。临床表现多为本虚标实，治疗当以养血益气、补肾为主，兼活血通络，祛风止痛。养血之中，应佐以理气通络之品以标本同治；祛邪之时，当配养血补虚之药以助祛邪而不伤正。

**2. 辨证论治**

（1）血虚证

证候：产后遍身关节酸楚，肢体麻木、疼痛，面色萎黄，头晕心悸，舌淡，苔薄白，脉细无力。

治法：补血益气，通络止痛。

代表方：黄芪桂枝五物汤（《金匮要略》）加减。

组成：黄芪、桂枝、白芍、生姜、大枣、秦艽、当归、丹参、鸡血藤。

（2）血瘀证

证候：产后遍身疼痛，或关节刺痛，屈伸不利，按之痛甚，恶露量少，色暗夹血块，小腹疼痛拒按，舌紫暗，苔薄白，脉弦涩。

治法：养血活络，行瘀止痛。

代表方：身痛逐瘀汤（《医林改错》）加减。

组成：川芎、桃仁、秦艽、红花、甘草、羌活、没药、当归、香附、五灵脂、牛膝、地龙、毛冬青、忍冬藤、益母草、木瓜。

（3）外感证

证候：产后遍身疼痛，项背不舒，关节屈伸不利，或痛无定处，或冷痛剧烈，遇热则舒，或关节肿胀、重着，或肢体麻木，舌淡，苔薄白，脉浮紧。

治法：养血祛风，散寒除湿。

代表方：独活寄生汤（《备急千金要方》）加减。

组成：独活、桑寄生、细辛、肉桂、防风、秦艽、杜仲、怀牛膝、当归、白芍、干地黄、川芎、人参、茯苓、甘草。

（4）肾虚证

证候：产后腰膝、足跟疼痛，艰于俯仰，头晕耳鸣，夜尿频多，舌淡暗，苔薄，脉沉细弦。

治法：补肾填精，强腰壮骨。

代表方：养荣壮肾汤（《叶氏女科证治》）加减。

组成：当归、川芎、独活、肉桂、防风、杜仲、续断、桑寄生、生姜、熟地黄、秦艽、山茱萸。

**3. 中成药**

（1）益母草冲剂　口服，适用于血瘀者。

（2）金鸡虎补丸　口服，适用于气虚血亏，肾精不足者。

（3）安络解痛片　口服，适用于血滞经脉者。

（4）黄芪注射液　肌注 4mL，适用于气血虚损，产后身痛者。

（5）人参再造丸　口服，益气补血，舒筋活络，调治产后身痛。

**4. 针刺疗法**

（1）主穴　肾俞、足三里、脾俞、关元、大椎、三阴交、阿是穴。

（2）配穴　血虚证，取血海、足三里、膈俞、环跳、曲池等穴；外感风寒证，取风池、曲池、膈俞、阴陵泉等穴；肾虚证，取脾俞、膈俞、阴陵泉、足三里等穴；血瘀证，取膈俞、血海、气海等穴。

根据疼痛部位不同选取穴位，如：手足疼痛，配内庭、太冲、合谷、后溪等穴；肘膝关节疼痛，配曲池、手三里、犊鼻、血海、梁丘、委中等穴；颈肩关节疼痛，配风池、风府、肩髃等穴；腰髋关节疼痛，配腰阳关、命门等穴。

（3）操作 常规消毒皮肤，使用一次性针灸毫针，直刺或斜刺一定的深度，得气后加用SDZ-Ⅱ型电子针疗仪，选用连续波，电流量以患者能耐受为度，治疗时间30分钟，每日1次，5次1疗程。

**5. 其他疗法**

（1）穴位推拿疗法 寒凝证，采用㨰法、擦法，使局部产生较强的温热感；肾虚证，采用掌揉法、擦法，用于命门、肾俞、八髎等穴，并嘱患者进行腰背功能锻炼；血瘀证，局部手法采用㨰法、擦法和斜扳法，复位后加以活血化瘀、消肿止痛的药膏外敷；骶髂关节半脱位可选择改良斜扳法或短杠杆微调手法。

（2）温针灸 采用针刺联合艾灸治疗，取足三里、大椎、肾俞、命门、关元、血海等穴。常规消毒皮肤，使用一次性针灸毫针，直刺或斜刺一定的深度，得气后留针，并加以行针1~2次，将2cm艾段置于针柄，点燃后以局部温热为度，艾段灰烬清除即可。

（3）针刺拔罐 采用针刺联合拔罐治疗，取肩髃、曲池、合谷、阴陵泉、足三里、三阴交、关元、肝俞、脾俞、肾俞及阿是穴。常规消毒皮肤，使用一次性针灸毫针，直刺或斜刺一定的深度，得气后留针，用闪火法将罐扣吸其处，留罐15分钟，隔日1次，5次1疗程。

## 【预防与调护】

本病应以预防为主，加强产褥期护理，慎起居，避风寒，注意保暖，避免居住在寒冷潮湿的环境，饮食营养丰富，增强体质，适当活动，保持心情舒畅。本病治疗应以养血为主，若有外感宜稍佐宣络之品。发病后应及时治疗，避免迁延日久，而成痿痹残疾。

## 【病历摘要】

患者，女，32岁，2021年12月28日初诊。

产后68天，双肩及双上肢发凉，伴腰背疼痛1月余。自诉月子期间肩部受风，1月余前出现双侧肩部及上肢发凉，伴腰背部持续性疼痛，弯腰及久坐加重，伴神疲、乏力，未予任何治疗，饮食、睡眠、二便可。查体：胸3、胸11棘突旁压痛，腰5、骶1棘突旁压痛，双肩触感凉。西医诊断：产后腰椎－骨盆复合体疼痛综合征。中医诊断：产后身凉，产后身痛。证属寒凝血瘀。治疗：给予温针灸、推拿治疗。

穴位处方：肩峰（双侧）、臂臑（双侧）、手五里（双侧）、肩贞（双侧）、曲池（双侧）、阿是穴（双侧），每次30分钟，隔日1次，5次1疗程。

随访：温针灸2次后，自觉肩部凉好转，腰背部疼痛缓解，继续治疗3次后，腰背疼痛痊愈，肩部及双上肢发凉明显改善。

# 第十四节 产后脱垂

产后妇女子宫下脱，甚则脱出阴户之外，或阴道前、后壁膨出，称为“阴挺”“阴脱”“阴蕈”“阴菌”等，多由分娩损伤所致，故又称“产肠不收”。

西医学的盆腔器官脱垂可参照本病辨证治疗，包括阴道前壁（膀胱、尿道）膨出、阴道后壁（直肠）膨出和子宫脱垂，三者可单独存在，也常并存。

## 【病因病理】

### 一、西医病因病理

**1. 分娩损伤** 分娩损伤为此病最主要的病因。滞产、第二产程延长、助产术等使盆底肌、筋膜及子宫韧带均过度延伸，张力降低，甚至出现撕裂，且多次分娩可增加盆底组织受损程度。

当损伤组织在产褥期未恢复正常时，产妇过早参加体力活动，腹压增高可使未复旧子宫移向阴道而发生脱垂；或膀胱及其紧邻的阴道前壁上2/3段向下膨出，形成膀胱膨出，严重者形成尿道膨出；或直肠阴道间筋膜及耻骨尾骨肌纤维过度伸展或撕裂，导致直肠前壁凸向阴道后壁，即为伴直肠膨出的阴道后壁脱垂，严重者引起子宫直肠陷凹疝（又称直肠膨出），且多伴有重度子宫脱垂。

**2. 腹压增加** 慢性咳嗽、长期便秘、超重负荷活动（肩挑、长期站立、举重、蹲位）、腹部巨大肿瘤、大量腹水等均使腹内压力增加，迫使盆腔器官下移。

**3. 退行性变** 女性绝经后，由于雌激素水平降低，盆底组织萎缩退化而薄弱，故容易发生盆腔器官脱垂。

### 二、中医病因病机

多与分娩有关，主要病机是冲任不固，带脉失约，提摄无力。

**1. 气虚** 素体虚弱，或分娩时用力太过，或产后操劳持重，或长期咳嗽、便秘，使脾气虚弱，中气下陷，固摄无权，以致阴挺下脱。

**2. 肾虚** 先天不足，或年老体虚，或房劳多产，致胞络损伤，系胞无力，亦令下脱。

## 【诊断与鉴别诊断】

### 一、诊断要点

**1. 病史** 多有分娩损伤、产后过劳、多胎妊娠及产育次数过多等病史，或与长期咳嗽、便秘等有关。

**2. 临床表现** 患者阴中有物脱出，休息后可变小或消失，站立过久、劳累后症状加重，伴腰骶部酸痛，小腹下坠等。当膀胱膨出时，常有排尿不尽或排尿困难，甚至尿潴留，易发生尿路感染。重度膀胱膨出合并尿道膨出时，尿道膀胱后角消失，在大笑、咳嗽、用力屏气等腹压增加时漏尿，称压力性尿失禁。若反复摩擦，可致脱出物溃烂。

**3. 检查** 取截石位，检查判断子宫脱垂的程度、阴道前后壁膨出及会阴撕裂的程度。以患者平卧用力向下屏气时子宫下降最低点为分度标准，将子宫脱垂分为 3 度。

Ⅰ度：轻型，宫颈外口距处女膜缘＜ 4cm，未达到处女膜；重型，宫颈外口已达处女膜缘，阴道口可见宫颈。

Ⅱ度：轻型，宫颈脱出阴道口外，宫体仍在阴道内；重型，宫颈及部分宫体脱出阴道口外。

Ⅲ度：宫颈及宫体全部脱出于阴道口外。

当阴道前、后壁膨出时，检查见阴道口松弛，呈半球状膨出，触之柔软，黏膜变薄透亮，皱襞消失，屏气时，膨出更加明显。临床上根据其膨出程度，临床上分为 3 度。

Ⅰ度膨出：阴道前、后壁膨出已接近处女膜缘，尚未膨出于阴道外。

Ⅱ度膨出：部分阴道前、后壁显露于阴道口外。

Ⅲ度膨出：阴道前、后壁全部脱出至阴道口外。

### 二、辨证要点

根据产后脱垂程度，结合舌脉辨其气虚或肾虚。

### 三、鉴别诊断

**1. 子宫黏膜下肌瘤（带蒂脱出型）** 检查可见宫颈外口有红色、质硬的肿块脱出，甚则脱出阴道口，但肿块上见不到宫颈外口，阴道内可触及宫颈。

**2. 阴道壁肿物** 检查可见阴道壁肿物（囊性或实性）在阴道壁内，界限清楚，活动或固定，宫颈和宫体可触及。

**3. 宫颈延长** 单纯宫颈延长者宫体位置多无明显下移，用子宫探针探测宫颈外口至宫颈内口的距离即可确诊。

## 【治疗】

### 一、西医治疗

有症状者根据脱垂的程度采用保守治疗或手术治疗。治疗方案应个体化，以安全、简单、有效为原则。Ⅰ度及Ⅱ度轻型患者可首先考虑保守疗法，主要运用电刺激联合生物反馈进行盆底康复治疗及药物治疗等手段；Ⅱ度重型、Ⅲ度患者保守治疗效果欠佳，以手术治疗为主。

**1. 电刺激结合生物反馈** 给予一定参数的电刺激，修复损伤的神经，唤醒盆底肌运动能力并被动收缩，通过肌电图、压力曲线或其他形式提供的生物反馈信息，指导患者进行正确的、自主的盆底肌肉训练，有利于加强产后盆底肌肉力量，增强盆底支持力。每周 2~3 次，10 次 1 疗程。

**2. 瑜伽训练** 集中进行瑜伽训练，每周 3 次，每次 60 分钟。

（1）热身训练 伸展、侧展、侧弯、旋转运动，每次 5~10 分钟。

（2）体式训练 依次进行桥式、幻椅式、战士Ⅱ式、虎式、双角式、脚蹬墙肩倒立式训练，每次 45 分钟。

（3）呼吸训练 仰卧位下进行腹式呼吸训练，每次 5 分钟。

（4）其他 全身放松休息术 5 分钟。

**3. 阴道哑铃** 属于初级生物反馈，具备简单、易行、安全、有效、无不良反应等特点，患者可带器完成行走、坐起、爬楼，甚至跳绳等日常动作，是长期维持盆底肌肌力的最有效措施。

使用方法：圆锥形阴道哑铃从大号至小号循序使用（共 5 号），将其清洁后置入阴道内，利用圆锥体自身重量的下坠作用，促使阴道肌肉收缩，达到盆底肌肉锻炼的目的。每天至少 2 次，每次 20 分钟，6~8 周 1 疗程。

## 二、中医治疗

**1. 治疗原则** 根据“虚者补之，陷者举之，脱者固之”的治疗原则，治法以益气升提，补肾固脱为主，重度阴挺宜中西医结合治疗。

**2. 辨证论治**

（1）气虚证

证候：阴中有物脱出，劳则加剧，平卧则还纳，小腹下坠，少气懒言，四肢乏力，面色少华，小便频数，或带下量多，色白质稀，舌淡，苔薄，脉虚细。

治法：补中益气，升阳举陷。

代表方：补中益气汤（《脾胃论》）加减。

组成：人参、黄芪、甘草、当归、橘皮、升麻、柴胡、白术、金樱子、杜仲、续断。

（2）肾虚证

证候：阴中有物脱出，小腹下坠，腰膝酸软，头晕耳鸣，小便频数或不利，入夜尤甚，舌淡，苔薄，脉沉弱。

治法：补肾固脱，益气提升。

代表方：大补元煎（《景岳全书》）加减。

组成：人参、山药、熟地黄、杜仲、当归、山茱萸、枸杞子、炙甘草、黄芪。

**3. 中成药**

（1）补中益气丸　口服，适用于气虚证。

（2）肾气丸　口服，适用于肾气亏虚证。

**4. 针灸疗法**

（1）主穴　百会、气海、子宫、大赫、维道。

（2）配穴　中气下陷配足三里、脾俞，肾虚失固配肾俞、太溪。

（3）操作　百会沿前后方向平刺，先针后灸或针灸同施；维道向会阴方向针刺，余穴常规针刺。

**5. 其他疗法**

（1）穴位注射　取关元、气海、肾俞、足三里。每次选用 2 穴，用黄芪注射液或当归注射液或人胎盘注射液等，常规穴位注射。

（2）耳针疗法　取内生殖器、皮质下、交感、脾、肾。毫针法，或埋针法、压丸法。

（3）穴位敷贴　取百会、神阙。用蓖麻籽 10~20 粒，捣烂成泥膏状，敷贴于穴位上。

（4）芒针　取子宫、提托、气海、带脉。每次选用 1 穴，用 3~5 寸长毫针，针尖朝向耻骨联合方向，横行刺入肌层，反复捻转，使患者会阴和小腹有抽动感，或单向捻针，使肌纤维缠绕针身后，再缓慢提针。隔日 1 次。

（5）穴位推拿疗法　取子宫、气海、关元、八髎、百会、三阴交等穴，每天 1 次，每穴 10 分钟。

## 【预防与调护】

产后应加强营养，增强体质，适当休息，避免重体力劳动，保持大便通畅，积极治疗增加腹压的其他疾病。嘱患者产后尽早进行盆底肌肉锻炼，也称为凯格尔训练，具体方法：坐、卧、立均可，进行收缩肛门运动，用力收缩盆底肌肉 3 秒以上后放松，每次 10~15 分钟，每日 2~3 次，主要目的在于锻炼肛提肌，加强其收缩力。

## 【病历摘要】

患者，女，31 岁，2021 年 10 月 11 日初诊。

顺产第二胎产后 42 天，有漏尿现象，排尿时会阴部有下坠感，活动时阴道有吹气声，伴小腹下坠，面色少华，体倦乏力，少气懒言，带下量多、色白质稀，舌淡，苔薄，脉弱。

来我院产后康复科检查。检查项目：妇科检查，以及白带、伤口、盆底肌、腹直肌、盆底疼痛、体姿体态、骨盆等筛查。检查结果：盆底肌松弛，阴道前壁膨出 2cm，阴道后壁膨出 1cm，子宫脱垂 2.5cm，阴道口闭合不全，腹直肌分离 4cm。西医诊断：产后脱垂。中医诊断：阴挺。证属气虚。治疗：制订个体化治疗方案，进行中药内服、针灸疗法配合盆底康复＋阴道口闭合不全康复＋腹直肌治疗 1 疗程，腹直肌手法治疗 5 次，进行产后瑜伽课 5 节，并配合家庭凯格尔训练及腹式呼吸训练。

中药处方：补中益气汤加减。党参 30g，炙黄芪 30g，炒白术 15g，当归 15g，橘皮 12g，升麻 15g，柴胡 10g，炙甘草 5g，杜仲 15g。上方 7 剂，每日 1 剂，早晚两次分服。

治疗结果：盆底肌肌力正常，漏尿现象消失，阴道口闭合，阴道后壁完全恢复，阴道前壁、子宫脱垂 1cm，腹直肌恢复正常。嘱患者继续家庭凯格尔及腹式呼吸训练，1 个月后复查。

## 第十五节　产后阴痒

产后妇女带下量明显增多，色、质、气味异常，或伴全身、局部症状者，称为“产后阴痒”“产后带下病”等。

西医学的阴道炎可参照本病辨证治疗。如滴虫阴道炎、外阴阴道假丝酵母菌病、需氧菌性阴道炎及细菌性阴道病等，临床上以需氧菌性阴道炎较为常见。

### 【病因病理】

#### 一、西医病因病理

产后妇女由于受到分娩期和产褥期的影响因素，如经阴道分娩、羊水冲洗产道、产中和产后使用消毒剂和抗生素、产褥期卫生不洁、产后妇女雌激素水平偏低、产前和产后的性生活、产后妇女恶露淋漓不尽等使阴道的微环境发生改变，导致阴道菌群失调、pH 酸碱度等发生变化，引起阴道炎症的发生。

#### 二、中医病因病机

产后阴痒系湿邪为患，脾肾功能失常是发病的内在条件，感受湿热、湿毒之邪是重要的外在病因。任脉不固，带脉失约是产后阴痒的核心病机。

**1. 脾虚**　产后饮食不节，劳倦过度，或忧思气结，损伤脾气，脾阳不振，运化失职，湿浊停聚，流注下焦，伤及任带，任脉不固，带脉失约，而致产后阴痒。

**2. 肾阳虚** 素禀肾虚，复因房劳多产，或寒邪伤肾，肾阳虚损，气化失常，水湿下注，任带失约，或肾气不固，封藏失职，精关不固，而致产后阴痒。

**3. 阴虚夹湿热** 素禀阴虚，或产后房事不节，阴虚失守，下焦复感湿热之邪，伤及任带而致产后阴痒。

**4. 湿热下注** 素禀脾虚，湿浊内生，郁久化热，复因产后情志不畅，肝气犯脾，脾虚湿盛，湿郁化热，或感受湿热之邪，以致湿热流注或侵及下焦，损及任带，而致产后阴痒。

**5. 湿毒蕴结** 产后妇女，胞脉空虚，或摄生不慎，或房事不禁，或手术损伤，感染湿毒之邪，湿毒蕴结，损伤任带，而致产后阴痒。

## 【诊断与鉴别诊断】

### 一、诊断要点

**1. 病史** 产后余血未净之际，忽视卫生，不禁房事，或有产中和产后感染史，盆腔炎性疾病史，急、慢性宫颈炎病史，各类阴道炎病史等。

**2. 临床表现** 产后带下量多，多数呈黄色分泌物，或清稀如水，或稠黏如脓，或如豆渣凝乳，或如泡沫状，或黄绿如脓，或混浊如米泔，气味无臭，或有臭气，或臭秽难闻，可伴有外阴烧灼感或刺痛、性交痛、阴道红肿、溃疡及一定程度的阴道黏膜萎缩等症状。

**3. 检查**

（1）妇科检查 可见各类阴道炎、宫颈炎，盆腔炎性疾病的体征，也可发现肿瘤。

（2）辅助检查

①实验室检查 阴道分泌物检查清洁度Ⅲ度或以上、pH值升高、白细胞或球菌增多等，或检查示滴虫、假丝酵母菌等条件致病菌。

②B超检查 针对盆腔炎性疾病、盆腔肿瘤有意义。

### 二、辨证要点

产后阴痒主要根据带下的量、色、质、气味的异常及伴随症状、舌脉，辨其寒热、虚实，必要行妇科检查及防癌筛查，以免贻误病情。

### 三、鉴别诊断

**1. 生殖道癥积和癌病** 生殖道癥积突入阴道时，亦可见带下量多，赤白或色黄淋漓，或伴臭味，通过妇科检查可与本病相鉴别；若见大量浆液性或脓性、脓血性恶臭白带时，要警惕输卵管癌、子宫颈癌、子宫内膜癌等生殖道癌病的发生，可通过妇科检查、B超、诊断性刮宫、阴道镜、宫腔镜和腹腔镜等检查进行诊断。

**2. 白浊** 白浊是泌尿生殖系统的化脓性感染，临床特征为尿窍流出混浊如脓之物，多随小便流出，可伴有小便淋沥涩痛。尿道口分泌物淋球菌培养呈阳性。

## 【治疗】

### 一、西医治疗

本病以需氧菌性阴道炎较为常见，临床上常选择硝呋太尔制霉菌素阴道软胶囊进行治疗，阴道给药，每日 1~2 次，每次 1 粒，连用 7 日。若为滴虫阴道炎，初次治疗可选择甲硝唑或替硝唑 2g，单次口服；或甲硝唑 400mg，口服，每日 2 次，连服 7 日；或用 0.5%~1% 乳酸或醋酸溶液冲洗阴道，每日 1 次，10 次为 1 个疗程；或甲硝唑阴道泡腾片 200mg，于阴道冲洗后或每晚塞入阴道 1 片，10 日为 1 个疗程。若为外阴阴道假丝酵母菌病，选用氟康唑 150mg，顿服；或咪康唑栓剂（200mg），每晚 1 粒，连用 7 日；或制霉菌素栓剂（10 万单位），每晚 1 粒，连用 10~14 日；或克霉唑栓剂（150mg），每晚 1 粒，连用 7 日。若为细菌性阴道病，用甲硝唑 400mg，每日 2 次，口服，7 日为 1 个疗程，连用 3 个疗程；或克林霉素 300mg，每日 2 次，连服 7 天；或甲硝唑栓 200mg，每晚 1 次，阴道给药，连用 7 日；或 2% 克林霉素软膏阴道涂抹，每次 5g，每晚 1 次，连用 7 日。若为萎缩性阴道炎，用雌三醇软膏局部涂抹，每日 1 次，连用 14 日；或选用氯喹那多普罗雌烯阴道片，每日 1 次，连用 7~10 日；抗生素如诺氟沙星 100mg，阴道给药，每日 1 次，7~10 日为 1 个疗程。

### 二、中医治疗

**1. 治疗原则** 产后阴痒的治疗原则以健脾、升阳、除湿为主，辅以疏肝固肾，同时湿浊可以从阳化热而成湿热，或从阴化寒而成湿寒，故应佐以清热除湿、清热解毒、散寒除湿等法，临床上必须在辨证论治的基础上灵活应用。另外，还需配合中成药口服、中药制剂外洗、栓剂阴道纳药、中医特色疗法等，同时还可选用食疗进行预防调护，以增强疗效，预防复发。

**2. 辨证论治**

（1）脾虚证

证候：产后带下量增多，色白，质稀薄，无臭味，绵绵不断，伴神疲乏力，少气懒言，倦怠嗜睡，纳少便溏，面色萎黄或㿠白，舌体胖，舌质淡，边有齿痕，苔薄白或白腻，脉细缓。

治法：健脾益气，升阳除湿。

代表方：完带汤（《傅青主女科》）加减。

组成：人参、白术、白芍、山药、苍术、橘皮、柴胡、荆芥穗、车前子、甘草。

（2）肾阳虚证

证候：产后带下量增多，色淡，质清稀如水，淋漓不断，伴腰背冷痛，畏寒肢冷，小腹冷感，小便清长，夜尿频，大便溏薄，面色晦暗，舌质淡，苔白润，脉沉迟。

治法：温肾助阳，涩精止带。

代表方：内补丸（《女科切要》）加减。

组成：鹿茸、肉苁蓉、菟丝子、沙苑子、肉桂、制附子、黄芪、桑螵蛸、白蒺藜、紫菀茸。

（3）阴虚夹湿热证

证候：产后带下量较多，色黄或赤白相兼，质稠或有臭味，阴部干涩，或有灼热或瘙痒，伴五心烦热，失眠多梦，口干咽燥，头晕耳鸣，腰膝酸软，舌质红，苔薄黄或黄腻，脉细数。

治法：滋阴益肾，清热祛湿。

代表方：知柏地黄丸（《医宗金鉴》）加减。

组成：知母、黄柏、牡丹皮、熟地黄、山茱萸、山药、泽泻、茯苓、芡实、金樱子。

（4）湿热下注证

证候：产后带下量最多，色黄或呈脓性，气味臭秽，外阴瘙痒或阴中灼热，伴全身困重乏力，胸闷纳呆，小腹作痛，口苦咽干，小便短赤，大便黏滞难解，舌质红，舌苔黄腻，脉滑数。

治法：清热利湿止带。

代表方：止带方（《世补斋医书》）加减。

组成：猪苓、茯苓、车前子、泽泻、茵陈、赤芍、牡丹皮、黄柏、栀子、川牛膝。

（5）湿毒蕴结证

证候：产后带下量多，色黄绿如脓，或五色杂下，质黏稠，臭秽难闻，伴小腹或腰骶胀痛，烦热头昏，口苦咽干，小便短赤或色黄，大便干结，舌质红，苔黄腻，脉滑数。

治法：清热解毒，利湿止带。

代表方：五味消毒饮（《医宗金鉴》）加减。

组成：蒲公英、金银花、野菊花、紫花地丁、天葵子、土茯苓、薏苡仁、黄柏、茵陈。

**3. 中成药**

（1）定坤丹　口服，适用于气血两虚证。

（2）康妇炎胶囊　口服，适用于湿热下注证、湿毒蕴结证。

（3）参苓白术散　口服，适用于脾虚证。

（4）知柏地黄丸　口服，适用于阴虚夹湿热证。

（5）金匮肾气丸　口服，适用于肾阳虚证。

（6）自拟方菊苓液　外洗，适用于湿热下注或湿毒蕴结证。组成：野菊花、土茯苓、蒲公英、紫花地丁、黄柏、白花蛇舌草、苦参、白头翁。

**4. 针刺疗法**

（1）主穴　蠡沟、太冲、中极、三阴交。

（2）配穴　湿热下注证配行间、曲骨，肾阳虚证配肾俞、关元、命门、太溪，脾虚证配脾俞、足三里、隐白、太白，湿虫滋生配曲泉、百虫窝。

（3）操作　毫针常规针刺。

**5. 耳针疗法**

（1）主穴　取耳穴神门、三焦、肝，配体针太冲（双侧）。

（2）配穴　虫菌感染者，取耳穴神门、脾、膀胱，配体针百虫窝（双侧）；阴虚血燥者取耳穴肾、卵巢、内分泌，配体针血海（双侧）。

（3）操作　常规消毒后，医者左手拇指固定耳郭，中指托着针刺部位的耳背，右手快速刺入毫针 0.1 寸，采用捻转法，5~10 分钟后起针并用消毒棉球按压片刻。体针采用平补平泻法，15 分钟后行针 1 次，留针 30 分钟后起针。两耳交替治疗，隔日 1 次，5 次 1 疗程。

## 【预防与调护】

嘱产妇注意个人卫生，尤其是外阴清洁，保持分娩期及产褥期卫生；避免穿着化纤内裤，应经常换洗内裤，且与袜子分开洗涤，避免重复感染；治疗期间用过的内裤、盆及毛巾均需用开水烫洗 5~10 分钟，以消灭病原；保持皮肤清洁、外阴干燥，增强体质，加强营养；避免用刺激性强的药物冲洗阴道，杜绝接触感染源；定期进行产后检查，发现病变应及时治疗。

## 【病历摘要】

患者，女，30 岁，2022 年 1 月 7 日初诊。

顺产产后 63 天，产程顺利，恶露已净，患者近 10 天白带量多，色黄呈脓性，气味臭秽，无外阴瘙痒感，妇科检查可见阴道黏膜色红，无溃疡。白带常规检查示：清洁度Ⅱ度，pH：4.6，白细胞（+），球菌（+），阴道杆菌偶见，无滴虫、真菌等致病菌。舌质红，苔薄白，脉滑。西医诊断：需氧菌性阴道炎。中医诊断：产后阴痒。证属湿热下注。治法：清热利湿止带。治疗：中药外洗。

中药处方：自拟方菊苓液加减。野菊花 10g，土茯苓 15g，蒲公英 10g，紫花地丁 15g，黄柏 10g，白花蛇舌草 15g，苦参 10g，白头翁 5g。上方 7 剂，每日 1 剂，早晚熏洗外阴。配合阴道给药硝呋太尔阴道软胶囊，每晚 1 粒，连用 7 天。

2 周后电话随访，患者告知阴道炎症状已愈。

# 第十六节 产后肥胖

产后肥胖是由于孕期或产后过食、缺乏体力活动等多种原因导致体内膏脂堆积过多，体重异常增加，或伴有头晕乏力、神疲懒言、少动气短等症状的一种疾病。

## 【病因病理】

### 一、西医病因病理

**1. 家族性的遗传基因** 肥胖一般认为属于多基因遗传，有家庭聚集倾向，遗传导致脂肪存储机构较为活跃，脂肪容易堆积引起肥胖，故单纯性肥胖的发病有一定的遗传因素。

**2. 内分泌紊乱** 瘦素、胃饥饿素、脂联素、生长激素、皮质醇等激素分泌与肥胖或超重有密切关系，故推测这些激素可能参与了单纯性肥胖的发病机制。

**3. 饮食不当与锻炼不足** 饮食方面营养过剩，摄入热量过多，脂肪堆积，运动不足，消耗量低于摄入量，以致肥胖的发生。

**4. 心理因素** 研究发现，BMI 还与心理因素显著相关，BMI 高的人更容易抑郁和焦虑。

### 二、中医病因病机

产后肥胖病机为气虚阳衰，痰湿瘀滞。产后百脉空虚，气血亏虚，脾为土性，易伤阳气，易为湿困，乃生痰之源。胃纳太过，壅滞脾土，一则酿生湿热，进而化生痰湿，二则损伤脾阳，脾失运化而生痰湿，痰湿阻碍气机则致气郁。

**1. 饮食不节** 孕期或产后饮食过食，大量摄入肥甘厚味，困遏脾运，久则致脾之运化功能受损，进一步发展，则导致超量水谷不能化为精微，遂变生膏脂，随郁气之流窜而停于筋膜腔隙，形成肥胖。

**2. 缺乏运动** 孕期或产后缺乏运动，喜坐懒动之人，阴盛而阳弱，阳气气化功能不足，可致津液不归正化，停为痰湿，化为脂膏而致肥胖。

## 【诊断与鉴别诊断】

### 一、诊断要点

1. 孕期或产后患者食欲旺盛，有恣食膏粱厚味的不良饮食习惯，或同时缺乏体力活动。可有肥胖家族史。

2. 身体肥满超过常人，腹大膏厚，甚者腹凸脂壅，纵腹垂腴。

3. 可伴有头身困重、脘腹胀满、神疲乏力、少气懒言等。

4. 排除水液潴留等非膏脂堆积导致的身体肥满或腰腹肥大。

### 二、辨证要点

产后肥胖是以产后体重异常增加为辨证要点，应根据全身症状和舌脉以辨虚实。

### 三、鉴别诊断

本病应与水肿相鉴别。水肿严重时体重也会增加，腹水者出现腹部胀满。水肿有阴水和阳水之分，或从下肢肿起，或从头面部肿起，甚则全身皆肿，其特点是按压可形成凹陷。

## 【治疗】

### 一、西医治疗

单纯性肥胖的治疗主要有控制饮食，限制热量的摄入，加强锻炼及药物疗法等手段。

### 二、中医治疗

**1. 治疗原则** 补虚泻实是本病治疗的基本原则。虚则补之，多用补益气血，健脾升阳，酌情加入消导通腑、行气利水等药物。

**2. 辨证论治**

（1）脾胃蕴热证

症状：产后体重异常增加，多食善饥，腹部胀满，胃酸嘈杂，心烦口苦，舌红苔黄腻，脉弦滑。

治法：清胃泻火，佐以消导。

代表方：小承气汤（《伤寒论》）合保和丸（《丹溪心法》）加减。

组成：大黄、厚朴、枳实、六神曲、山楂、半夏、橘皮、连翘、茯苓、莱菔子、麦芽。

（2）肝郁气滞

症状：产后体重异常增加，纳差，烦躁易怒或抑郁，善叹息，头晕目眩，胸胁胀痛，伴乳汁不下，便秘，舌暗红或紫，脉弦细。

治法：疏肝解郁，理气健脾。

代表方：逍遥散（《太平惠民和剂局方》）加减。

组成：柴胡、白术、茯苓、当归、白芍、薄荷、煨姜、甘草。

（3）脾肾阳虚

症状：多见于高龄产妇，产后体重异常增加，神疲乏力，颜面浮肿，腰膝酸软，头晕畏寒，自汗气喘，舌淡胖，苔薄白，脉沉细。

治法：温补脾肾，利水化饮。

代表方：真武汤（《伤寒论》）合苓桂术甘汤（《金匮要略》）加减。

组成：茯苓、芍药、生姜、附子、白术、桂枝、甘草。

**3. 针刺疗法**

（1）主穴　中脘、天枢、大横、气海、三阴交、丰隆。

（2）配穴　脾胃蕴热证取内庭、厉兑、公孙、曲池等穴，肝郁气滞证取肝俞、阳陵泉、天枢、足三里、梁丘等穴，脾肾阳虚证取肾俞、水道、阴陵泉、三阴交等穴。

（3）操作　毫针常规针刺，实证用泻法，虚证用补法。

**4. 其他疗法**

（1）穴位推拿疗法　取中脘、天枢、脾俞、肾俞、大肠俞、足三里、丰隆、梁丘等穴，每天1次，每穴10分钟。

（2）穴位埋线

①取穴　中脘、气海、滑肉门、大横、梁丘、带脉。

②配穴　合谷、曲池、丰隆。

③操作　选用9号一次性埋线针和0号医用羊肠线，羊肠线剪成1~1.5cm；常规皮肤消毒后，用镊子将羊肠线体装入埋线针内，以羊肠线不超出针头为宜，右手持注射针，左手食、中指撑开穴位处皮肤，快速进针，有针感后边推针芯边退针管，将羊肠线埋入穴位，出针后无菌棉球按压针孔以防出血，并用创可贴覆盖保护，防止感染。按以上的操作方法依次埋下一个穴位，埋线后观察1周，以确定患者对羊肠线无排斥反应，10~15天1次，5次1疗程。

## 【预防与调护】

产后肥胖重在预防，肥胖的预防应从孕期开始，其关键是控制饮食和增加体力活动。

忌食肥甘厚味、辛香燥烈等高热量饮食，宜清淡、低脂、低盐饮食。孕期每天坚持有规律运动，包括散步、瑜伽、孕妇操等。

## 【病历摘要】

患者，女，30岁，2020年4月17日初诊。

剖宫产产后1年来体脂量增长近16kg，现身高158cm，体重74kg，体重指数（BMI）为29.6，甲状腺功能及彩超结果正常。平素体虚，常感疲劳乏力，肢体沉重，懒言少动，偶有头晕昏沉感，易汗出，易食后泄泻，易腹胀，纳差，睡眠可，大便质稀，小便可，舌淡红，舌体胖大有齿痕，苔薄白，脉细滑。西医诊断：单纯性肥胖。中医诊断：产后肥胖。证属脾虚湿阻。治法：健脾益气，祛湿降脂。治疗：中药口服结合电针治疗。

中药处方：橘皮10g，苍术5g，厚朴10g，茯苓30g，猪苓10g，荷叶10g，泽兰10g，炒白术10g，黄芪30g，党参10g，升麻5g，佩兰10g，砂仁5g，甘草5g。上方6剂，每日1剂，早晚两次温服。

穴位处方：气海、关元、脾俞、胃俞、中脘、下脘、天枢、大横、带脉、足三里、丰隆、阴陵泉、三阴交。电针调至疏密波、中等强度刺激，隔日1次，5次1疗程。

4月23日二诊，患者诉体脂量较前减轻2.3kg，疲劳乏力、食后泄泻等情况较前减轻，继续服原方6剂，配合针刺治疗。

5月23日三诊，患者诉体质量减至68kg，纳寐可，疲劳乏力等情况改善，无新发症状。连续治疗2个月后，体重降至62kg，BMI为24.8，精神佳，无疲劳乏力感，无腹胀泄泻，纳寐可，二便调。

# 第十七节　产后脱发

女性分娩后出现头发异常脱落，称为产后脱发，属休止期脱发，是非瘢痕性脱发中最常见的一种。据报道，产后女性中有35%~40%存在不同程度的脱发现象，常发生在产后2~7个月。本病中医学称为“产后脱发”，若产妇脱发症状不明显，且气血旺盛，精气充盈，可不作病态。

## 【病因病理】

### 一、西医病因病理

**1. 内分泌因素**　孕期体内雌激素水平维持在较高水平，分娩后体内雌激素水平骤然下降，导致脱发速度加快，其他内分泌紊乱的疾病也可引起脱发，如甲状腺功能低下或亢进、甲状旁腺或垂体功能低下、糖尿病等。

**2. 精神因素** 孕期及分娩后由于各种原因导致情绪不稳定，出现失眠、多梦、紧张、焦虑、抑郁等，导致机体代谢紊乱，从而出现脱发。

**3. 饮食因素** 孕期由于妊娠反应，发生妊娠剧吐，分娩后因哺乳控制饮食，导致蛋白质、维生素、微量元素等缺乏，继而引起脱发。

**4. 其他** 长期不洗头、包头戴帽等不正确的产后护理方式也会增加产后脱发的概率。

### 二、中医病因病机

中医学认为，发为血之余，肾者其华在发。头发的滋养在血，气血同源，源于脾胃；而肝藏血，肝气疏泄条达则功能得以发挥；头发的生机根于肾，肾藏精，故精血充足则头发浓密而具有光泽。产后多虚多瘀，若精血不足，血行不畅，必致脱发。

**1. 气血虚弱** 素体脾虚，或产后思虑伤脾，或产后操劳损耗中气，气血化生无源；或产妇年岁已高，或产时产后耗伤气血，均致产后发枯槁而脱。

**2. 肝肾阴虚** 产后肝气抑郁，郁而化火伤及津液；房劳多产，或产后余血未净，耗伤肾精，而致肝肾亏损，阴血不足，不能荣养头发，发无生长之根而脱发。

**3. 血虚风燥** 孕期及产后耗伤阴血，血虚失荣，化燥生风而致毛发干枯脱落。

**4. 气滞血瘀** 产后气血俱虚，推动无力，或七情所伤，气机郁滞，气不行血，或感寒邪，血为寒凝，瘀血形成，血瘀日久，致毛发不荣而脱发。

## 【诊断与鉴别诊断】

### 一、诊断要点

**1. 临床表现** 产后每日脱发量超过 50~100 根，或明显感觉毛发浓密度减少，呈弥漫性稀疏，未见明显片状脱发区，全发拉发试验阳性。

**2. 辅助检查** 头皮皮肤镜下见较多新生毳毛生长、掉落毛发发根呈休止期的杵状发改变，终毛毛干均匀。

### 二、辨证要点

本病应结合全身症状及舌脉辨其虚实。疲乏无力，气短懒言，舌淡白，脉弱者为气血虚弱证；腰膝酸软，头晕目眩，口干，舌红少苔，脉细数者为肝肾阴虚证；血虚者伴见瘙痒，舌红苔薄白，脉细弱为血虚风燥证；胸胁胀痛，易怒，舌紫暗或有瘀点、瘀斑，苔薄白，脉弦细涩为气滞血瘀证。

### 三、鉴别诊断

**1. 女性雄激素性脱发** 女性雄激素性脱发以头顶部脱发为主，不累及前额发际线及枕部，仅头顶部拉发试验阳性。

**2. 弥漫性斑秃** 弥漫性斑秃在头皮皮肤镜下见特异性黑点征、感叹号样发根，组织病理可见终毛毛球部周围淋巴细胞浸润。

## 【治疗】

### 一、西医治疗

西医对本病多采用米诺地尔以调节毛囊生长周期，促进毛发生长，同时配合营养对症支持治疗。

### 二、中医治疗

**1. 治疗原则** 治疗以调理气血，固发生发为主。虚者补益气血，滋补肝肾；实者疏肝理气，活血化瘀。

**2. 辨证论治**

（1）气血虚弱证

证候：弥漫性脱发，头发稀疏枯槁，面色少华，神疲乏力，或心悸头晕，舌淡白，脉弱。

治法：补气养血，固发养发。

代表方：八珍汤加味（《瑞竹堂经验方》）加减。

组成：人参、白术、茯苓、当归、熟地黄、白芍、桑椹、菟丝子、黑芝麻、炙甘草。

（2）肝肾阴虚证

证候：弥漫性脱发，伴腰膝酸软，头晕目眩，口干，舌红少苔，脉细数。

治法：滋补肝肾，填精固发。

代表方：七宝美髯丹（《积善堂方》）加减。

组成：何首乌、茯苓、牛膝、当归、枸杞子、菟丝子、补骨脂。

（3）血虚风燥证

证候：弥漫性脱发，脱发时间短，伴不同程度的痒感，头昏，舌红苔薄白，脉细弱。

治法：养血祛风，润燥生发。

代表方：当归饮子加味（《重订严氏济生方》）加减。

组成：当归、白芍、川芎、生地黄、白蒺藜、荆芥、防风、何首乌、黄芪、甘草、菟丝子、枸杞子、女贞子。

（4）气滞血瘀证

证候：弥漫性脱发，头发枯黄，伴胸胁胀痛，易怒，舌紫暗或有瘀点、瘀斑，苔薄白，脉弦细涩。

治法：疏肝理气，活血化瘀。

代表方：血府逐瘀汤（《积善堂方》）加减。

组成：当归、熟地黄、枳壳、赤芍、柴胡、牛膝、桔梗、红花、川芎、桃仁。

**3. 中成药**

（1）八珍丸　口服，适用于气血虚弱证。

（2）七宝美髯丹　口服，适用于肝肾阴虚证。

（3）血府逐瘀颗粒　口服，适用于气滞血瘀证。

**4. 针刺疗法**

（1）主穴　关元、三阴交、百会、翳风、血海。

（2）配穴　气血虚弱配脾俞、足三里，肝肾阴虚配肾俞、肝俞，血虚风燥配合谷、风池、血海，气滞血瘀配内关、太冲、膈俞。

（3）操作　毫针常规针刺。

**5. 其他疗法**

（1）皮肤针叩刺　消毒皮肤针及头部皮肤后，循经叩刺，以局部皮肤潮红或渗血为宜，叩刺力度均匀，结束后用消毒棉球擦净渗血。

（2）温姜外擦法　将生姜一端切成整齐平面，将生姜平面端在酒精灯上烤热后快速在脱发部位顺时针方向擦抹，以局部感到温度适中、姜汁渗透皮肤、微泛红色为度，做到手法均匀、柔和。

（3）中药外洗　可随证选用中药方外洗。

## 【预防与调护】

产妇应保持心情舒畅，切忌情绪抑郁，并充分休息，于睡前、晨起及洗发前按摩头皮。产褥期正确洗护：一周洗发两三次，不宜频繁，用指腹按摩头皮，不宜使用脱脂性强或碱性的洗发剂。建议减少高钠盐、高糖、高油脂、刺激性食物的摄入，多食富含维生素、优质蛋白的食物。适当锻炼。

## 【病历摘要】

患者，女，34 岁，2021 年 7 月 19 日初诊。

产后大量脱发1月余。顺产后7个月，1月余前出现脱发，自觉头发逐渐稀疏，遂就诊于我科。现症见：头发稀疏，面色少华，神疲乏力，头晕，舌淡，苔薄白，脉细弱。中医诊断：产后脱发。证属气血虚弱。治法：补气养血，固发养发。治疗：中药口服配合针刺联合头皮针疗法。

中药处方：八珍汤加味。党参20g，白术15g，茯苓12g，当归20g，熟地黄15g，白芍15g，桑椹10g，菟丝子15g，黑芝麻20g，炙甘草6g。上方6剂，每日1剂，早晚两次温服。

穴位处方：关元、三阴交、百会、翳风、血海、足三里、气海。每次30分钟，每日1次，5天1疗程。联合头皮针叩刺。

治疗1个疗程后，仍可见脱发，但疲乏无力、头晕症状明显缓解，遵医嘱继续治疗1个疗程。复查脱发量减少，嘱患者注意调护，巩固用药3个疗程后随诊已无明显脱发。

# 第六章　产后盆底功能障碍性疾病

中医产后盆底康复是指采用中医药和现代康复医学的评定方法及治疗手段，帮助产后女性改善妊娠及分娩过程中受损的盆底功能，使其生活质量得以提升，身心健康得以康复，产后 42 天至 1 年是盆底康复的重要恢复时期，因此，产后尽早采取康复治疗至关重要。

## 第一节　概述

### 一、盆底功能障碍性疾病的定义

女性盆底功能障碍性疾病（female pelvic floor dysfunction，FPFD）是各种病因导致的盆底支持结构缺陷或退化、损伤及功能障碍造成的疾病，包括盆腔器官脱垂（pelvic organ prolapse，POP）、压力性尿失禁（stress urinary incontinence，SUI）、性功能障碍、慢性盆腔痛等。这些疾病虽不会致命，但严重影响患者生活质量。随着社会经济的发展，这类疾病越来越受到社会的广泛关注，逐渐成为热点问题。

### 二、女性盆底功能障碍性疾病的机制

本病的发生是多种因素所致的复杂病理过程。妊娠和分娩对 FPFD 的发生发展至关重要，女性盆底在妊娠期承担着子宫、胎儿、胎盘及羊水的重压，盆底肌、筋膜和韧带因适应妊娠期的变化而过度牵拉受到损伤，长期的重力作用影响盆底结构与功能，发生一系列变化。阴道分娩及难产是引起 FPFD 的重要危险因素，阴道分娩会破坏尿道支撑结构，极易发生产后压力性尿失禁。流行病学调查资料显示，阴道分娩 1 胎使阴道脱垂的概率增加 2 倍，阴道分娩 4 胎可使阴道脱垂的概率增加 11 倍。约 50% 的妇女在孕晚期会出现脱垂的临床表现，其发生机制是阴部神经损伤，肛提肌拉伸、撕裂，引起 FPFD。研究发现，阴道分娩后，阴部神经潜伏期延长，通常产后 3 个月内恢复，永久性损伤只占一小部分，相比之下剖宫产的损伤较小。

SUI是指当腹压增大时（如咳嗽、喷嚏等）尿液不自主地由尿道外口溢出。POP包括子宫脱垂及阴道前后壁膨出或脱垂。朱兰等研究发现，随着年龄的增加，SUI和POP发病率显著上升，且女性PFD的发生、发展与雌激素关系密切，雌激素有维持成纤维细胞的正常骨架结构并促进细胞增殖分裂的作用，其机制与雌激素及雌激素受体对结缔组织中的胶原蛋白合成（促进Ⅰ型、Ⅲ型胶原合成）及基因调控（经典的雌激素作用途径主要包括雌激素受体α和雌激素受体β途径，其中雌激素受体β基因参与细胞外基质中弹性蛋白、胶原蛋白的基因转录及调节蛋白酶，以利于上述蛋白结构的稳定）有关，未产妇发生盆底功能障碍可能与绝经后雌激素水平降低导致的组织萎缩有关。其他因素，如肥胖、便秘、遗传、盆腔手术史等也可诱发FPFD。

目前，FPFD不仅发生于妊娠期和产后女性中，因年龄及激素问题，FPFD也成为老年女性常见病，严重影响女性患者的身心健康和生活质量，被称为“社交癌”。因此，对FPFD及时地进行干预及治疗是非常有必要的。

## 三、女性盆底功能障碍性疾病的分类

**1. 产后盆腔器官脱垂** 产后盆腔器官脱垂是由于女性分娩后盆底支持结构的损伤导致的盆腔不同器官脱垂，表现为阴道前壁膨出、阴道后壁膨出、阴道穹隆膨出、子宫脱垂，或者几种器官以相互组合的形式膨出。盆腔器官脱垂按照整体理论的腔室系统分为前、中、后盆腔器官脱垂。据资料显示，我国中老年女性POP总体患病率约30%，而美国60岁以上女性群体中POP患病率高达50%。

**2. 产后尿失禁** 产后尿失禁是目前影响女性生活质量的重要疾患之一，最常见的是压力性尿失禁，主要表现为腹压突然增高（咳嗽、打喷嚏或运动等）时发生不自主尿液溢出。研究发现，约30.5%的产妇在产后1年内会出现不同程度的压力性尿失禁，其发生常与妊娠分娩导致泌尿生殖器官脱垂及盆底肌功能受损有关，是尿失禁的主要原因。国内学者朱兰等报道，尿失禁总体发病率约为30.9%，其中SUI约占61%；美国女性尿失禁的患病率为38%~49.2%，其中SUI约为50%，且SUI发病率逐年上升。

**3. 产后性功能障碍** 产后性功能障碍是指女性分娩后性反应周期中一个或几个环节发生障碍，或出现与性交有关的疼痛，多发生于产后3~6个月。产妇在产后发生性功能障碍的比例为49%~83%，初产妇高达70.6%，严重影响夫妻关系及生活质量。

**4. 产后慢性盆腔痛** 产后慢性盆腔痛也是给产后女性造成困扰的常见问题，且其病因复杂，反复发作，严重影响了患者的生活质量及身心健康。

## 四、女性盆底功能障碍的评估

**1. 病史采集** 筛查人群：产后恶露干净的产妇。复查时间：产后 42 天 ~ 产后 1 年。采集信息：产妇基本信息、生育史、分娩情况、孕期或产后是否有 FPFD 症状和体征（阴道松弛、子宫脱垂、阴道前后壁膨出、尿失禁等）。

（1）症状评估

①评估脱垂可能产生的症状 阴道松弛或患者在洗澡、下蹲时自觉阴道口有肿物脱出或堵塞，伴随盆腔压迫感、腰酸、下坠感、腰骶酸痛。脱垂组织出于阴道口外者，有外阴摩擦异物感；随脱垂程度增加，盆腔不适和自觉阴道有明显突出物的感觉也会加重。

②评估排尿及性功能的相关症状 排尿症状方面：可以表现为各种类型的尿失禁，漏尿、尿频、尿急；排尿困难，如排尿延迟或尿不尽，甚至出现尿潴留，排尿困难症状晨起轻，活动后症状逐渐加重；若合并盆腔器官脱垂者，需要用手还纳阴道口脱出物以减轻排尿困难；患者夜间休息时脏器脱垂减轻，脱垂对膀胱底部的影响减轻从而排尿困难、尿频、尿急症状较缓解。在性生活满意度方面：主要询问患者有无性高潮、性欲低下、性交痛情况。

（2）妇科检查 嘱患者取膀胱截石位，观察外阴的情况，有无溃疡和感染，必要时需做活检。双合诊检查泌尿生殖裂隙宽松情况及肛提肌受损和松弛程度；观察脏器脱垂情况；若有脏器脱垂，将其还纳后，嘱患者在膀胱充盈时咳嗽、大笑，观察有无漏尿情况；对压力性尿失禁诱发试验阳性者行膀胱颈抬高试验及棉签试验；直肠指检评估末端直肠膨出、直肠黏膜皮肤的脱垂及肛门外括约肌的整体性；对性功能不满意的患者，会阴体缺陷表现在阴道口后壁边缘与肛门前面之间的距离缩短；最后，嘱患者做 Valsalva 动作，评估阴道松弛的程度。

**2. 辅助检查**

（1）POP-Q 根据病史、查体、辅助检查、盆腔器官脱垂定量分期法（pelvic organ prolapse quantitation，POP-Q）评分可作出诊断并分度。POP-Q 是国际尿控协会，美国妇科泌尿学协会和妇科医生协会认可、接纳并推荐在临床、科研中使用最广泛的脱垂评价体系。POP-Q 以处女膜为参照，设为 0 点。以阴道前壁、后壁和顶部的 6 个点为指示点：前壁两点 Aa、Ba；后壁两点 Ap、Bp；顶部两点 C、D。这 6 个点以相对于处女膜的位置变化为尺度，指示点位于处女膜缘内侧的，记为负数；位于处女膜缘外侧的，记为正数。对脱垂做出量化。同时，记录阴道全长（total vaginal length，TVL）、生殖道裂孔长度（genital hiatus，GH）及会阴体长度（perineal body，PB）。POP-Q 评估指示点及范围见表 6-1。

**表 6-1 POP-Q 评估指示点及范围**

| 参照点 | 解剖描述 | 正常定位范围（cm） |
|---|---|---|
| Aa | 阴道前壁中线距处女膜缘 3cm 处，对应“尿道膀胱沟”处 | -3 至 +3 之间 |
| Ba | 阴道顶端或前穹隆到 Aa 点之间阴道前壁上段中的最远点 | 在无阴道脱垂时，此点位于 -3，在子宫切除术后阴道完全外翻时，此点将为 +TVL |
| Ap | 阴道后壁中线距处女膜缘 3cm 处，Ap 与 Aa 点相对应 | -3 至 +3 之间 |
| Bp | 阴道顶端或后穹隆到 Ap 点之间阴道后壁上段中的最远点，Bp 与 Ap 点相对应 | 在无阴道脱垂时，此点位于 -3，在子宫切除术后阴道完全外翻时，此点将为 +TVL |
| C | 宫颈或子宫切除者后阴道顶端所处的最远端 | -TVL 至 +TVL 之间 |
| D | 有宫颈时后穹隆的位置，它提示了子宫骶骨韧带附着到近端宫颈后壁的水平 | -TVL 至 +TVL 之间或空缺（子宫切除术后） |
| GH | 尿道外口到阴唇后联合中点的距离 | |
| PB | 阴唇后联合到肛门开口中点的距离 | |
| TVL | 当 C、D 点在正常位置时阴道顶部至处女膜缘的总长度 | |

以 POP-Q 为评价标准，将盆腔器官脱垂疾病分为四度，详见脱垂章节。

（2）*改良牛津肌力分级测定* 患者取截石位，检查者的左手掌置于患者腹部，监测检查时腹肌的收缩，右手食指放入阴道，置于阴道后壁 5 点和 7 点处，嘱患者做收缩和放松盆底肌的动作，检查者感受感知肌肉的活动。如果受试者能够正确收缩盆底肌，则进行改良牛津肌力分级的测定。嘱患者以最大力量和最大时长收缩盆底肌，然后放松，共 2 次，中间间隔 10 秒，如果患者阴道松弛，必要时可以伸入食指和中指两根手指进行测量。改良牛津肌力分级见表 6-2。

**表 6-2 改良牛津肌力分级**

| 分级 | 肌肉收缩反应 | 描述 |
|---|---|---|
| 0 | 无收缩 | 感受不到任何收缩 |
| 1 | 颤动 | 检查者的手指能够感受到肌肉的颤动 |
| 2 | 弱 | 肌肉力量有所增加，但感觉不到抬举感 |
| 3 | 中等 | 肌腹和阴道后壁的抬举感 |
| 4 | 好 | 对抗阻力进行阴道后壁的抬举 |
| 5 | 强 | 强烈的包裹感 |

（3）*盆底肌压力功能评估* 盆底肌压力功能评估是指在阴道内放置含有一定体积的气囊，使盆底肌肉收缩对阴道腔隙产生一定的压力，评估盆底肌肉在静息及收缩状态下所产生的压力。盆底肌静息压力正常值应在 10cmH$_2$O 以上，收缩时对阴道产生的压力值为阴道动态压力，正常值范围为 80~150cmH$_2$O。静息压力与动态压力的差值与盆底

肌肉收缩的力量成正比。

盆底肌压力评估可反映盆底肌肉的做功能力及盆底肌与盆腔脏器间的动态协调功能。其收缩产生的压力曲线图同样可反映肌纤维的类型、肌力、疲劳度及盆腹协调性。盆底压力检测的是Ⅰ类和Ⅱ类肌纤维，正常者肌力为5级，肌肉疲劳度为0%，静态压力为10cm$H_2O$以上，阴道动态压力为80~150cm$H_2O$，盆底和腹部肌肉收缩协调，反映的是生物场景反射良好，膀胱生物反射正常。

（4）盆底肌肌电评估　肌电是肌肉生物电信号的集合，肌肉早期的损伤阶段表现为肌电信号的异常，故盆底肌肌电可作为FPFD早期筛查的指标。盆底肌肌电评估又称Glazer评估，通过放置在阴道内的肌电探头采集盆底肌肉运动电位，用具体数字和图像的形式显示，以此来了解盆底肌整体功能及肌纤维的募集功能，检测到的肌电值和参与盆底收缩肌纤维的数量呈正比。

Glazer评估分为前后静息阶段、快肌测试阶段、慢肌测试阶段、耐力测试阶段。前静息（盆底肌放松功能），休息60秒，检测波幅、变异系数；快肌收缩（Ⅱ类肌纤维）进行5次，每次收缩之间有10秒休息，检测最大收缩波幅；慢肌收缩（Ⅰ类肌纤维）10秒，放松10秒，共5次，检测动态的慢肌收缩控制的波幅；耐力测试，持续进行收缩60秒，检测盆底肌的耐力；后静息，再次休息60秒，检测波幅、变异系数。盆底肌肌电值低于正常值代表参与盆底收缩运动的肌纤维数量减少，肌肉做功能力下降，导致盆底肌功能障碍。

Ⅰ类肌纤维主要测试慢肌的肌力和收缩控制的稳定性，Ⅰ类肌纤维的肌力下降和变异性增大超过0.2，容易引发压力性尿失禁、盆腔脏器脱垂、排便功能障碍等疾病。Ⅱ类肌纤维测试快肌的肌力和反应速度，Ⅱ类肌纤维的肌力不足容易引发尿失禁、粪失禁、性功能障碍等问题。前后静息阶段测试的是静态肌张力，当盆底肌处于放松状态时，肌电图静息值应在4μV以下，若静息前后值大于4μV，提示盆底肌静息张力过高，容易导致盆底肌缺血，引起性交痛、尿潴留、便秘等疾病。同时，盆底肌电曲线图可判断盆腔腹部肌肉收缩的协调性。正常情况下，盆底肌肉收缩时腹部肌肉处于放松状态，若盆底肌收缩时腹部肌肉处于紧张状态，表现为腹压增加，提示盆腹运动不协调，影响盆底肌的康复。

**3. 其他专项评估及特殊（影像学）检查**　详见相关章节。

## 五、女性盆底功能障碍的治疗

详见相关章节。

# 第二节　产后盆腔器官脱垂

盆腔器官脱垂（pelvic organ prolapse，POP）是指因分娩损伤、盆底组织退化、先天发育不良，或某些疾病引起损伤、张力减低导致其支持功能减弱，使女性生殖器官和相邻脏器向下移位，包括阴道前壁（膀胱、尿道）脱垂、阴道后壁（直肠）脱垂和子宫脱垂。盆腔器官脱垂中医学称为“阴挺”“阴脱”“阴蕈”“阴菌”，因多发于产后，故又有“产肠不收”之称。

## 子宫脱垂

子宫脱垂（uterine prolapse）是指子宫从正常位置沿阴道下降，宫颈外口达坐骨棘水平以下，甚至子宫全部脱出于阴道口外。

### 【病因病理】

#### 一、西医病因病理

子宫脱垂多与分娩损伤、长期的腹压增加、盆底组织发育不良、退行性变等有关。

**1. 分娩损伤**　分娩损伤为最主要的病因。滞产、第二产程延长、助产术等，使盆底肌、筋膜及子宫韧带均过度延伸，张力降低，甚至出现撕裂。当损伤组织在产褥期仍未恢复正常时，产妇过早参加体力活动，过高的腹压可使子宫轴与阴道轴仍相一致的未复旧子宫推向阴道而发生脱垂。多次分娩可增加盆底组织受损概率。

**2. 长期腹压增加**　慢性咳嗽、长期排便困难、经常超重负荷（长期站立、举重、蹲位）、肥胖、腹部巨大肿瘤、大量腹水等均使腹内压力增加，迫使子宫下移。

**3. 退行性变**　中老年妇女绝经后出现雌激素水平降低，盆底组织萎缩退化而薄弱，故容易发生子宫脱垂。

#### 二、中医病因病机

子宫脱垂多与分娩损伤有关，产伤未复，中气不足，或肾气不固，带脉失约，提摄子宫无力以致脱出。

**1. 中气下陷**　素体脾虚，中气不足，难产、滞产、产程过长，或分娩时用力太过，或产后过早操劳持重，或久嗽不愈，或便秘努责，损伤中气，气虚下陷，冲任不固，带脉失约，无力系胞，以致阴挺。

**2. 肾气亏虚**　先天不足，或房劳多产，或年老体弱，肾气亏虚，冲任不固，带脉失约，无力系胞，以致阴挺。

**3. 湿热下注**　子宫脱出阴户之外，致摩擦损伤，邪气入侵，湿热下注，浸淫阴部，则溃烂成疮。

## 【诊断与鉴别诊断】

### 一、诊断要点

**1. 病史**　多有滞产、第二产程延长、难产、助产术史及长期腹压增加、体弱、产后过早参加体力劳动等。

**2. 临床表现**　常有不同程度的腰骶部酸痛或下坠感，重度子宫脱垂者，常伴有排尿、排便困难，或便秘，或遗尿，或存在残余尿及张力性尿失禁，易并发膀胱炎。

**3. 检查**　医者嘱被检查者向下屏气，增加腹压时可检查宫体或子宫颈位置。子宫颈外口达坐骨棘水平以下或露于阴道。子宫脱垂常伴有膀胱、直肠脱垂，阴道黏膜多增厚；确定是否伴有膀胱膨出、直肠膨出及肠疝；观察脱出物表面有无水肿、糜烂及溃疡等情况；观察会阴有无陈旧性裂伤；嘱被检查者屏气或咳嗽，检查有无尿液自尿道口流出，如有尿液流出，再用食、中两指上推阴道前壁压迫尿道两侧后重复上述检查，压迫后咳嗽无尿液溢出则表示有张力性尿失禁存在（图 6–1）。

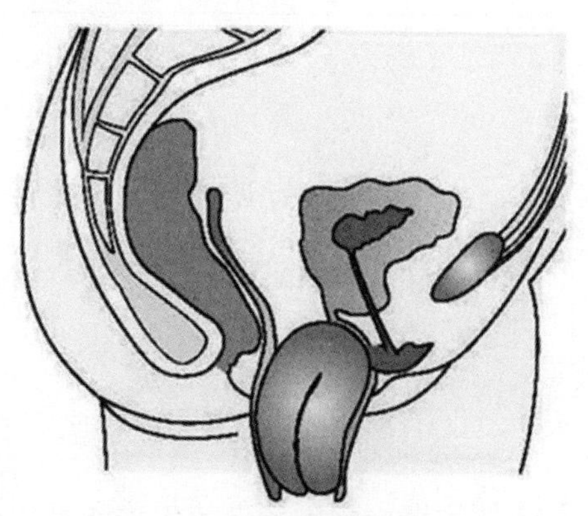

图 6–1　子宫脱垂

**4. 盆底肌功能评估**　采用 POP–Q 客观描述盆腔器官脱垂（图 6–2、表 6–3），Glazer 评估盆底肌，我国将子宫脱垂分为 3 度（图 6–3）。

Ⅰ度：轻型，子宫颈外口距处女膜缘＜ 4cm，但未达处女膜缘；重型，宫颈外口已达处女膜缘，在阴道口可看见宫颈。

Ⅱ度：轻型，子宫颈已脱出阴道口，但宫体仍在阴道内；重型，宫颈及部分宫体已脱出阴道口。

Ⅲ度：子宫颈及宫体全部脱出至阴道口外。

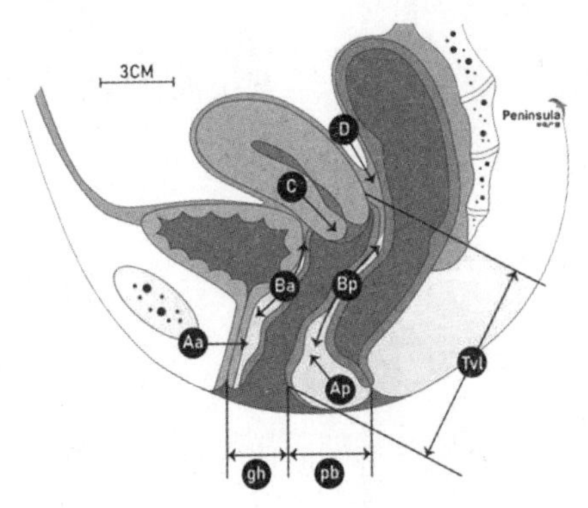


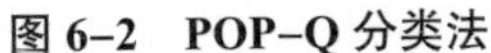
**图 6–2　POP–Q 分类法**

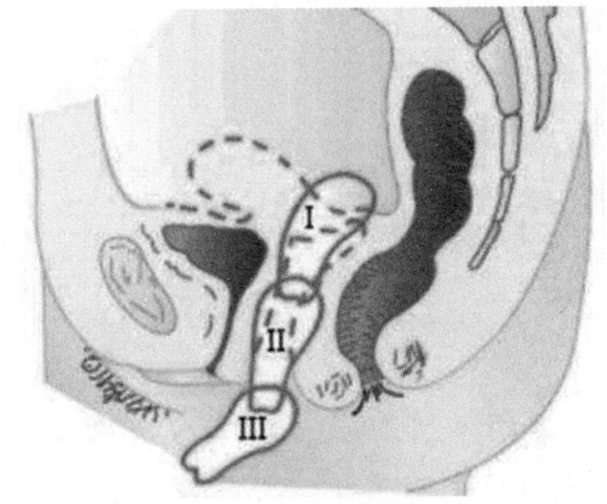


**图 6–3　子宫脱垂示意图**

**表 6–3　盆腔器官脱垂定量分类法**

| 分度 | 内容（cm） |
|---|---|
| 0 | 无脱垂，Aa、Ba、Ap、Bp 均在 - 3 处，C、D 两点在阴道总长度和阴道总长度 –2 之间，即 C 或 D 点量化值< TVL–2 |
| Ⅰ | 脱垂最远端在处女膜平面上> 1，即量化值< –1 |
| Ⅱ | 脱垂最远端在处女膜平面上< 1，即量化值> –1，但< +1 |
| Ⅲ | 脱垂最远端超过处女膜平面> 1，但阴道总长度< –2，即量化值> +1，< TVL–2 |
| Ⅳ | 下生殖道呈全长外翻，脱垂最远端即宫颈或阴道残端脱垂超过阴道总长 –2，即量化值> TVL–2 |

## 二、辨证要点

临床见宫颈或宫体下移，伴有小腹下坠、四肢无力、神疲气短，属中气下陷；伴腰膝酸软、小腹坠胀、小便频数，属肾气亏虚；脱出物表面溃烂、黄水淋沥或有臭气者，为湿热下注。

## 三、鉴别诊断

**1. 阴道壁肿块**　肿块位于阴道壁，界限清楚，位置固定，不能移动，宫颈和宫体可触及。

**2. 子宫黏膜下肌瘤或宫颈肌瘤**　肌瘤为红色、质硬之肿块，表明看不到宫颈外口，但在其周围或一侧可扪及被扩张变薄的宫颈边缘。

**3. 宫颈延长**　单纯宫颈延长者宫体位置无明显下移，用子宫探针探测宫颈外口至宫颈内口的距离可确诊。

**4. 慢性子宫内翻**　慢性子宫内翻罕见，翻出的宫体呈球状，被覆暗红色绒毛样子宫内膜，无宫颈口，但可见两侧输卵管开口。

## 【治疗】

根据患者脱垂的程度采用保守治疗或手术治疗。Ⅰ度、Ⅱ度轻型患者首先考虑保守疗法，主要应用中医药或结合物理治疗，或同时放置合适的子宫托；Ⅱ度重型、Ⅲ度患者以手术治疗为主；Ⅳ度脱垂患者只能采取手术治疗。

### 一、西医治疗

**1. 凯格尔训练** 凯格尔训练是一种主动意识的锻炼肛提肌过程，自主地对盆底肌肉进行收缩，且进行的延长持续收缩时间，通过加强盆底肌肉收缩功能，从而达到控二便及性功能的目的。训练步骤：患者平卧屈膝，将臀部自发性抬离床面，同时吸气时将肛门、阴道收紧，每次收缩时间大于 3 秒，然后放下臀部，呼气将肛门、阴道放松，一呼一吸反复训练，每日 2~3 次，每次 15 分钟，6~8 周为 1 个疗程，或平时坐、卧、立位均可做此训练。加强盆底肌肉锻炼可明显改善盆底功能障碍性疾病的症状和体征。

**2. 电刺激治疗** 指用电脉冲穿透到达组织深部，进入会阴周围并启动阴部神经和盆腔神经脉冲，通过不同频率、脉宽的生物电刺激，直接刺激盆底神经肌肉，增强肌肉敏感性，提高其兴奋性，引起肌肉被动收缩，促进受损的神经细胞功能恢复。每周治疗 2~3 次，10 次为 1 个疗程。

**3. 盆底生物反馈疗法** 盆底生物反馈疗法是采用放置阴道电极棒装置，通过肌电图或压力曲线的方式，将盆底肌肉活动的信息转化成听觉或视觉信号，反馈出患者正常或异常的盆底肌肉活动状态，并指导患者正确、主动、更为有效地进行盆底肌肉训练，从而形成条件反射。该疗法可降低盆底肌肉痉挛，进而有效地促进盆底各项功能的恢复。每周治疗 2~3 次，10 次为 1 个疗程。

**4. 电刺激联合生物反馈治疗** 它将生物反馈和电刺激相结合，最大限度地调动患者主动性与参与性，其效果优于单一疗法，进而提高盆底功能障碍的疗效。盆底肌纤维由Ⅰ类和Ⅱ类肌纤维构成，前者属于慢肌纤维，不易疲劳，但损伤后不易恢复，效果慢；后者属于快肌纤维，收缩迅速，但易疲劳，能够快速反射性的恢复。生物反馈结合电刺激疗法，有利于盆底肌Ⅰ类和Ⅱ类肌纤维的准确训练，加强快慢肌肌力功能的恢复。每周治疗 2~3 次，10 次为 1 个疗程。

**5. 磁刺激疗法** 磁刺激是一种非侵入性磁场刺激疗法，以电磁脉冲穿过会阴并产生神经冲动，最终达到受神经支配的盆腔底部的平滑肌与横纹肌，促使盆底肌收缩，提高盆底肌肌力，进而改善产妇盆底功能。该疗法无创、无痛，可改变盆底肌群的活动，通过反复活化终端的运动神经纤维和运动终板来强化盆底肌群的强度和耐力，其临床疗效有待进一步研究。

**6. 子宫托**　子宫托是使子宫和阴道壁维持在阴道内而不脱出的工具。有喇叭形、环形和球形 3 种，适用于各度子宫脱垂和阴道前后壁脱垂。但重度子宫脱垂伴盆底肌明显萎缩及宫颈或阴道壁有炎症和溃疡者，均不宜使用，经期停用。近年来由于手术技术的改进，子宫托的使用显著减少。

**7. 手术治疗**　目的是消除症状，修复盆底支持组织。可根据患者年龄、子宫脱垂程度、生育要求及全身健康状况进行个体化的治疗，选择下列不同手术。

（1）曼氏手术（Manchester 手术）　包括阴道前后壁修补、主韧带缩短及宫颈部分切除术。适用于较年轻、宫颈延长，希望保留生育功能的Ⅱ度、Ⅲ度子宫脱垂伴阴道前、后壁脱垂患者。

（2）阴式子宫全切除及阴道前后壁修补术　适用于Ⅱ度、Ⅲ度子宫脱垂伴阴道前、后壁脱垂，或年龄较大无生育要求且无手术禁忌证者。

（3）阴道封闭术　分阴道半封闭术（又称 LeFort 手术）和阴道全封闭术。适用于年老体弱不能耐受较大手术、不需保留性交功能者。

（4）盆底重建手术　通过吊带、网片和缝线将阴道穹隆或宫骶韧带悬吊固定于骶骨前或骶棘韧带等部位。经腹或腹腔镜下加用补片的骶前固定术、阴道骶棘韧带固定术和高位骶韧带悬吊术，为国际上公认的、非宫颈延长的重度子宫脱垂有效术式。

## 二、中医治疗

**1. 治疗原则**　以益气升提、补肾固脱为主要治法。对湿热下注者，应先清利湿热以治标，再予升提固涩治其本。

**2. 辨证论治**

（1）中气下陷证

证候：阴中有物凸出，劳则加剧，小腹下坠，神倦乏力，少气懒言，或面色无华，舌淡，苔薄，脉缓弱。

治法：补益中气，升阳举陷。

代表方：补中益气汤（《脾胃论》）加减。

组成：黄芪、人参、白术、柴胡、橘皮、升麻、炙甘草、当归、枳壳。

（2）肾气亏虚证

证候：阴中有物脱出，久脱不复，腰酸腿软，头晕耳鸣，小便频数或不利，小腹下坠，舌质淡，苔薄，脉沉弱。

治法：补肾固脱，益气升提。

代表方：大补元煎（《景岳全书》）加减。

组成：人参、炒山药、杜仲、熟地黄、当归、枸杞子、山茱萸、炙甘草、黄芪、升麻、枳壳。

（3）湿热下注证

证候：阴中有物脱出，表面红肿疼痛，甚或溃烂流液，色黄气秽，舌质红，苔黄腻，脉弦数。

治法：清热利湿。

代表方：龙胆泻肝汤（《医宗金鉴》）合五味消毒饮（《医宗金鉴》）加减。

组成：龙胆草、栀子、黄芩、柴胡、木通、泽泻、车前子、当归、甘草、生地黄、金银花、野菊花、蒲公英、紫花地丁、紫背天葵。

**3. 中成药**

（1）补中益气丸　口服，适用于中气下陷证。

（2）肾气丸　口服，适用于肾气亏虚证。

（3）龙胆泻肝丸　口服，适用于湿热下注证。

**4. 针刺疗法**

（1）主穴　百会、气海、大赫、维道、子宫。

（2）配穴　中气下陷配足三里、脾俞；肾虚失固配肾俞、太溪；湿热下注配阴陵泉、行间。

（3）操作　百会沿前后方向平刺，先针后灸或针灸同施，维道向会阴方向针刺，余穴常规针刺。

**5. 穴位推拿疗法**　取百会、气海、大赫、足三里、子宫、提托、维道、带脉等穴位，手指点穴，并结合穴位局部推拿手法，隔日 1 次，每次 15~20 分钟。

## 【预防与调护】

医者应嘱产妇避免生育过多、过密；严密观察并正确处理产程，提高助产技术，保护好会阴，必要时行会阴侧切术，避免滞产和第二产程延长；重视产后摄生，避免产妇产后过早参加重体力劳动；积极治疗慢性咳嗽、习惯性便秘；加强产妇营养，增强其体质，提倡积极的家庭训练。

## 【病历摘要】

患者，女，29 岁，2021 年 6 月 17 日初诊。

小腹间断下坠 30 天。顺产产后 3 月余，30 天前无明显诱因出现小腹下坠，呈间断性，抱娃后加剧，休息后缓解，未予重视治疗。现为求进一步诊疗，于我科就诊。现症见：时有小腹下坠感，阴道时有低沉的响声，神倦乏力，少气懒言。饮食可，睡眠可，二便可。舌淡，苔薄，脉缓弱。我科行妇科检查、白带常规、血常规、尿常规、盆底超声、POP-Q 评估、改良牛津肌力分级测定、Glazer 评估、盆底肌压力评估、腹直肌检测、盆底肌筋膜疼痛检测、心理筛查。结果提示，POP-Q 评估：阴道前壁膨出 1cm，阴道后壁膨出 0.5cm，子宫脱垂 1cm；阴道口闭合不全。改良牛津肌力分级测定：盆底肌肌力 2 级。Glazer 评估：前静息值 3.38 μV，快肌（Ⅱ类纤维）24.68 μV，慢肌（Ⅰ类纤维）14.73 μV，耐力值 12.31 μV，后静息值 0.59 μV。盆底肌筋膜疼痛 VAS 评分 3 分，其余结果均为正常。西医诊断：产后子宫Ⅰ度脱垂，产后阴道前壁Ⅰ度膨出，产后阴道后壁Ⅰ度膨出。中医诊断：阴挺。证属中气下陷。治法：补益中气，升阳举陷。治疗：中药口服、电刺激结合生物反馈治疗、盆底肌筋膜疼痛手法治疗。

中药处方：补中益气汤加减。黄芪 30g，党参 15g，白术 20g，柴胡 12g，橘皮 10g，升麻 10g，炙甘草 6g，当归 20g，枳壳 10g。上方 6 剂，每日 1 剂，早晚两次温服。

电刺激结合生物反馈治疗：盆底康复方案，每次 30 分钟，每周 2~3 次，10 次 1 疗程。盆底肌筋膜疼痛手法治疗：每次 15 分钟，每周 2~3 次，5 次 1 疗程。再配合家庭凯格尔训练、腹式呼吸训练。

治疗 1 个疗程后，POP-Q 评估：阴道前后壁膨出、子宫脱垂完全恢复；阴道口闭合。改良牛津肌力分级测定：盆底肌肌力 5 级。Glazer 评估：前静息值 2.25 μV，快肌（Ⅱ类纤维）46.70 μV，慢肌（Ⅰ类纤维）32.84 μV，耐力值 28.26 μV，后静息值 1.08 μV。盆底肌筋膜疼痛 VAS 评分 0 分（图 6–4）。

嘱患者继续家庭凯格尔训练及腹式呼吸训练，3 个月后复查。

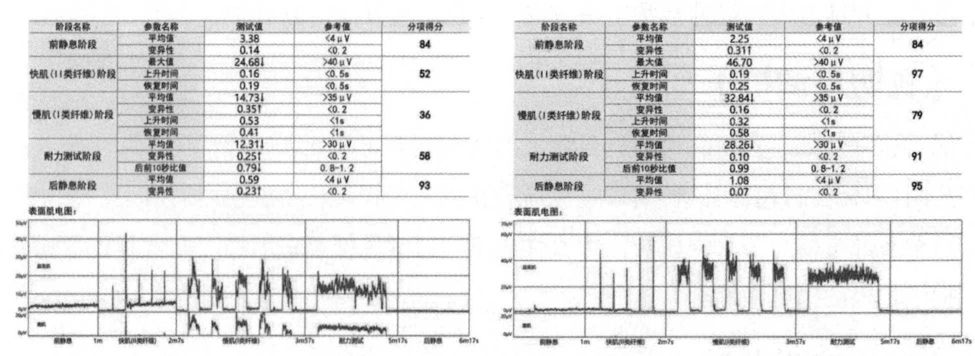

| 阶段名称 | 参数名称 | 测试值 | 参考值 | 分项得分 |
|---|---|---|---|---|
| 前静息阶段 | 平均值 | 3.38 | <4 μV | 84 |
| | 变异性 | 0.14 | <0.2 | |
| 快肌（II类纤维）阶段 | 最大值 | 24.68↓ | >40 μV | 52 |
| | 上升时间 | 0.16 | <0.5s | |
| | 恢复时间 | 0.19 | <0.5s | |
| 慢肌（I类纤维）阶段 | 平均值 | 14.73↓ | >35 μV | 36 |
| | 变异性 | 0.35↑ | <0.2 | |
| | 上升时间 | 0.53 | <1s | |
| | 恢复时间 | 0.41 | <1s | |
| 耐力测试阶段 | 平均值 | 12.31↓ | >30 μV | 58 |
| | 变异性 | 0.25↑ | <0.2 | |
| | 后前10秒比值 | 0.79↓ | 0.8-1.2 | |
| 后静息阶段 | 平均值 | 0.59 | <4 μV | 93 |
| | 变异性 | 0.23↑ | <0.2 | |

| 阶段名称 | 参数名称 | 测试值 | 参考值 | 分项得分 |
|---|---|---|---|---|
| 前静息阶段 | 平均值 | 2.25 | <4 μV | 84 |
| | 变异性 | 0.31↑ | <0.2 | |
| 快肌（II类纤维）阶段 | 最大值 | 46.70 | >40 μV | 97 |
| | 上升时间 | 0.19 | <0.5s | |
| | 恢复时间 | 0.25 | <0.5s | |
| 慢肌（I类纤维）阶段 | 平均值 | 32.84↓ | >35 μV | 79 |
| | 变异性 | 0.16 | <0.2 | |
| | 上升时间 | 0.32 | <1s | |
| | 恢复时间 | 0.58 | <1s | |
| 耐力测试阶段 | 平均值 | 28.26↓ | >30 μV | 91 |
| | 变异性 | 0.10 | <0.2 | |
| | 后前10秒比值 | 0.99 | 0.8-1.2 | |
| 后静息阶段 | 平均值 | 1.08 | <4 μV | 95 |
| | 变异性 | 0.07 | <0.2 | |



**图 6–4　治疗前后 Glazer 评估单**

## 阴道前壁膨出

阴道前壁膨出常伴有膀胱膨出和尿道膨出，以膀胱膨出居多。阴道前壁膨出可单独存在，也常与阴道后壁膨出并存。

## 【病因病理】

### 一、西医病因病理

膀胱底部和尿道紧贴阴道前壁，阴道前壁的支持组织主要是耻骨宫颈韧带、膀胱宫颈筋膜和泌尿生殖膈的深筋膜。阴道周围的筋膜向上与围绕宫颈的筋膜连接并与主韧带会合，宫颈两侧的膀胱宫颈韧带对维持膀胱的正常位置发挥重要作用（图 6–5、图 6–6）。分娩时上述韧带、筋膜和肌肉撕裂，产后过早参加体力劳动，使阴道支持组织未能恢复正常，膀胱及其紧邻的阴道前壁向下膨出，形成膀胱膨出。若支持尿道的膀胱宫颈筋膜受损严重，尿道紧邻的阴道前壁以尿道外口为固定点向后旋转和下降，可形成尿道膨出。

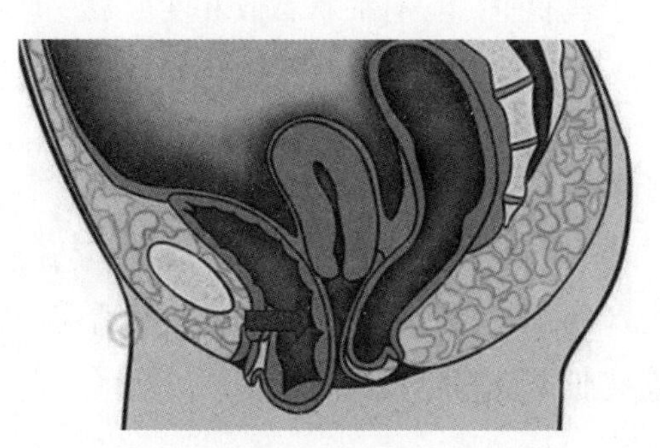

图 6–5　膀胱膨出

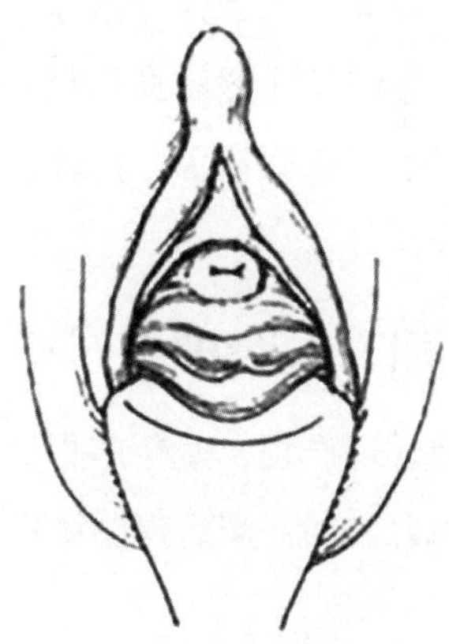

图 6–6　阴道前壁膨出

### 二、中医病因病机

参见“子宫脱垂”。

## 【诊断与鉴别诊断】

### 一、诊断要点

**1. 病史及症状**　根据病史及临床表现进行诊断。

**2. 辅助检查**　将金属导尿管插入尿道及膀胱，导尿管中有尿液流出，膨出的包块可缩小，且在包块内可触及金属导尿管，即可确诊。

**3. 临床分度**　根据检查时阴道前壁膨出的程度，临床上分为 3 度。

Ⅰ度膨出（轻度）：阴道前壁膨出已接近处女膜缘，尚未膨出于阴道外。

Ⅱ度膨出：部分阴道前壁显露于阴道口外。

Ⅲ度膨出：阴道前壁全部脱出至阴道口外。

## 二、辨证要点

参见“子宫脱垂”。

## 三、鉴别诊断

本病应与阴道前壁囊肿相鉴别。阴道前壁囊肿导尿时肿物内不能触及导尿管，肿物也不会缩小，可资鉴别。

## 【治疗】

Ⅰ度和Ⅱ度给予保守治疗，加强盆底肌训练（凯格尔训练），联合磁电刺激、中药、针灸治疗，但应注意休息和营养，参见“子宫脱垂”。有症状者或Ⅱ度重型、Ⅲ度膨出者可行阴道前壁修补术，将耻骨筋膜缩紧，或行前盆底网片悬吊术，如果并发尿道膨出应同时修补。

## 【预防与调护】

正确处理产程，避免产程延长；避免产伤，若有产伤应及时修补；产后应避免过早参加重体力劳动；产后保健操有助于骨盆底肌肉及筋膜张力的恢复。

# 阴道后壁膨出

阴道后壁膨出多表现为直肠膨出。常与阴道前壁膨出及子宫脱垂同时存在。

## 【病因病理】

## 一、西医病因病理

阴道分娩时损伤是其主要原因。当第二产程延长时，直肠、阴道筋膜及耻骨尾骨肌纤维由于长期受压而过度伸展或撕裂，导致直肠向阴道后壁中段逐渐膨出，在阴道口能见到膨出的阴道后壁黏膜，即为伴直肠膨出的阴道后壁脱垂（图6–7）。如损伤发生在较高处的耻骨尾骨肌纤维，则可引起直肠子宫陷凹疝，疝囊内往往有肠管，故又名肠膨出。重者在肠膨出时多伴有重度子宫脱垂。

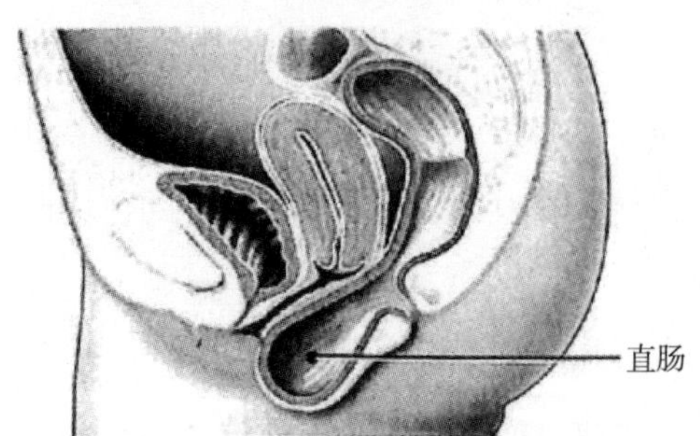


图6–7 阴道后壁膨出示意图

### 二、中医病因病机

参见“子宫脱垂”。

## 【诊断与鉴别诊断】

### 一、诊断要点

**1. 病史及症状**　根据病史及临床表现诊断。

**2. 临床分度**　根据检查时阴道后壁膨出的程度，临床上分为 3 度。

Ⅰ度膨出（轻度）：阴道后壁膨出已接近处女膜缘，尚未膨出于阴道外。

Ⅱ度膨出：部分阴道后壁突出于阴道口外。

Ⅲ度膨出：阴道后壁全部脱出至阴道口外。

### 二、辨证要点

参见“子宫脱垂”。

### 三、鉴别诊断

本病应与阴道后壁肿块相鉴别。阴道后壁肿块位于阴道壁，界限清楚，位置固定，不能移动，宫颈和宫体可触及，可资鉴别。

## 【治疗】

轻者用中药辨证论治，参见“子宫脱垂”，Ⅱ度重型膨出、Ⅲ度膨出多伴有阴道前壁脱垂，应行阴道前后壁修补术及会阴修补术。

## 【预防与调护】

医者应正确处理产程，避免产程延长；避免产伤，若有产伤应及时修补。产后产妇应避免过早参加重体力劳动。产后保健操有助于骨盆底肌肉及筋膜张力的恢复。

# 第三节　产后尿失禁

尿失禁是指患者的膀胱括约肌受到不同的损伤，或神经功能发生异常的排尿自控能力丧失，导致尿液不自主流出，是盆底疾病中最常见的症状。国际尿控协会提出：尿失禁是女性常见病，育龄女性由分娩所诱发导致的漏尿，称为产后尿失禁。产后尿失禁的发病率为 7%~40%，且发病率呈逐年上升。产后尿失禁主要包括产后压力性尿失禁、产后急迫性尿失禁及产后混合性尿失禁，三者患病率分别为 18.9%、2.6%、9.4%，以产后压力性尿失禁最为常见。

## 产后压力性尿失禁

产后压力性尿失禁（stress urinary incontinence，SUI）的定义是腹压突然增加导致尿液不自主流出，且该症状不由逼尿肌收缩或膀胱对尿液的压力引起。流行病学调查显示，产后压力性尿失禁在产后妇女中的患病率逐年上升。中医学称为“产后小便失禁”或“排尿异常”。

### 【病因病理】

#### 一、西医病因病理

产后压力性尿失禁分为解剖型和尿道括约肌障碍型，前者由盆底肌松弛引起，占产后压力性尿失禁 90% 以上；后者与先天缺陷有关，仅占 10%。产后解剖型压力性尿失禁发病因素与分娩、多产、阴道分娩和阴道引产、雌激素水平、年龄、妇科手术史及一些生活因素（慢性咳嗽、便秘、吸烟等）相关。SUI 的发病机制目前尚不清楚，可能的机制包括以下两种。

**1. 压力传导理论** 1961 年 Enhorning 提出的压力传导理论是关于尿失禁发病机制的理论之一，该理论认为正常控尿能力主要取决于腹腔压力。完整的尿道内部结构和足够的解剖支持是控尿机制的两个重要因素，尿道内部结构的完整性取决于尿道黏膜对合和尿道闭合及二者所产生的阻力。控尿正常的妇女，腹腔内压力能均等地传递到膀胱和尿道，因此，不发生尿失禁。产后压力性尿失禁患者由于盆底支持不足时，膀胱颈和近端尿道向下后方移位，出现过度活动的症状，如膀胱后角消失、尿道缩短、尿道轴倾斜角增大（$>45°$）等。咳嗽、打喷嚏腹压增加时压力只传到膀胱，膀胱压力迅速增加，压力不能同时有效地传到尿道，尿道阻力减低，不足以对抗膀胱的压力而尿液外流，即诱发不自主排尿。

**2. 吊床理论** 1994 年 Delancey 提出了“吊床”假说。该假说阐述了压力性尿失禁的发生机制：“吊床”是指支撑尿道的近端尿道和膀胱颈的周围结构，包括耻骨尿道韧带、耻骨肌、阴道前壁及连接各个部分的结缔组织。这些结构作为提举支托媒介负责在静息和应力状态下尿道的闭合。

正常情况下，尿道位于耻骨联合下方向前下方向走行，几乎呈水平方向，使尿道前后壁紧贴管腔闭合。腹压增加时耻尾肌收缩向前牵拉阴道，拉紧“吊床”结构，位于阴道和耻骨联合之间的尿道被压扁，尿道内压能有效抵抗升高的腹内压。如果起支持作用的“吊床”结构松弛，如阴道壁松弛，膀胱尿道产生过度活动，腹压增加时尿道不能正常闭合而发生尿失禁。

分娩时胎先露，通过产道，使盆底韧带及肌肉过度伸张，盆底组织松弛；或产钳助产、臀位牵引、胎头吸引等直接损伤盆底软组织；或子宫脱垂，阴道前壁、尿道膨出均可致产后小便频数甚至失禁。

### 二、中医病因病机

本病主要的发病机制为膀胱失约。常由气虚、肾虚和产伤所致。

**1. 肺脾气虚** 素体虚弱，加之产时伤血耗气，气虚益甚；或产程过长劳力耗气，致气虚不能制约水道，膀胱失约而致小便频数或失禁。

**2. 肾气亏虚** 素禀薄弱，肾气虚弱，产时损伤元气，肾气更虚，开阖不利，膀胱失约，而致小便频数或失禁。

**3. 产伤** 临产产程过长，胎儿久压膀胱，致使被压部位气血亏虚而失于濡养，继而成瘘；或因手术不慎损伤膀胱而成瘘，膀胱不约而小便失禁。

## 【诊断与鉴别诊断】

### 一、诊断要点

**1. 病史** 难产、产程过长、手术助产病史；既往病史、家族史；询问有无与产后压力性尿失禁有关的疾患等。

**2. 临床表现** 咳嗽、打喷嚏、大笑、快速行走时发生，平卧位停止腹压增加动作时尿失禁消失。观察是否伴有尿频、尿急、排尿困难，是否有腰痛等。

**3. 检查** 外阴、尿道的皮肤及感染情况，阴道分泌物是否增多，是否随宫颈及阴道前后壁膨出，子宫大小及位置、双附件区有无异常。

**4. 特殊检查**

（1）压力试验 患者膀胱充盈时，取截石位检查。嘱患者咳嗽的同时，观察尿道口。若每次咳嗽时伴随着尿液不自主溢出，则提示产后压力性尿失禁；若截石位无溢出，嘱患者站立位时重复压力试验。延迟溢尿或大量尿液溢出提示非抑制性的膀胱收缩。

（2）指压试验 检查者中指、食指放入阴道前壁的尿道两侧，指尖位于膀胱与尿道交界处，向前上抬高膀胱颈，再行诱发压力试验，如产后压力性尿失禁现象消失，则为阳性。

（3）棉签试验 患者仰卧位，检查者将涂有利多卡因凝胶的棉签置入尿道，使棉签头处于尿道膀胱交界处，分别测量静息时及做 Valsalva 动作时棉签棒与地面之间形成的角度之差。若该角度＜15° 则为良好；若角度＞30°，则说明解剖学支持薄弱；若在

15~30°，结果不确定。

（4）*尿动力学检查* 尿动力学检查包括膀胱内压测定和尿流率测定，主要观察逼尿肌的反射及患者控制或抑制这种反射的能力，并了解膀胱排尿速度和排空能力。

（5）*其他检查* 尿常规、尿培养，排除尿路感染所致的尿失禁。超声检查可看到尿道、膀胱基底部和尿道膀胱连接处的运动与漏斗状形成的情况。尿道膀胱镜可辅助诊断有无膀胱结石、肿瘤等。

## 二、辨证要点

本病重在观察小便排出情况，结合脉证，辨其为虚而不约，或伤而失控。

## 三、鉴别诊断

**1. 急迫性尿失禁** 主要为膀胱的感觉异常和逼尿肌不自主收缩引起，表现为尿频、尿急、日间排尿次数增加和夜尿等，尿动力检查表现为膀胱过度敏感及膀胱充盈期的逼尿肌异常收缩。

**2. 充溢性尿失禁** 膀胱过度膨胀时发生的非随意性排尿，患者无排尿感觉，排尿后膀胱内仍有残余尿；尿动力学检查一般表现为膀胱容量大，残余尿多，膀胱感觉减退或消失，充盈过度无逼尿肌收缩。

**3. 神经源性尿失禁** 是由于神经系统疾病所致的膀胱尿道功能障碍，属于尿路功能异常，需重点检查神经反射功能。

# 【治疗】

## 一、西医治疗

### 1. 非手术治疗

（1）*行为治疗*

①盆底肌肉训练 主要包括凯格尔训练和阴道负重训练。

凯格尔训练：由凯格尔医生于1950年首次应用于产后尿失禁患者，是以有意识地锻炼耻骨尾骨肌肉为主从而增强尿控能力的一种康复方法。患者自主地收缩和舒张盆底肌肉群，进而增强盆底肌张力，增加尿道阻力，恢复盆底肌功能，达到预防和治疗产后压力性尿失禁的目的。具体步骤详见子宫脱垂章节。

阴道负重训练：是生物反馈技术的一部分，又称阴道哑铃训练。主要能够教导患者如何收缩盆底肌肉，并增加盆底肌肉力量。患者将圆锥形物体放入阴道，携带其行走15分钟，如果在此时间内保持不掉出，则逐渐增加负重物重量，直至增加至重物脱出为止。在增加重量的同时患者还需训练在咳嗽、打喷嚏、跑跳和任何能引起尿失禁的动作下保持重物。当重物在阴道内时，会提供感觉性反馈，并使盆底肌肉收缩以维持其位置。这种方法有利于治疗产后压力性尿失禁。

②生活方式改变　主要有训练排尿、控制体重、控制液体的摄入、预防便秘。

训练排尿：排尿时做3~5次收缩尿道肌肉，中止排尿并坚持几秒后继续排尿的训练，可以帮助恢复尿道括约肌的功能，指导患者有意识地延长排尿的间隔时间。

控制体重：有研究证实肥胖会使腹内压增高，患者可通过控制饮食、加强运动来减轻体重，降低腹内压。

控制液体的入量和预防便秘：指导患者避免饮用浓茶及含酒精、咖啡因等刺激性物质的饮料。适当进食富含粗纤维的食物，多运动，预防便秘。

（2）物理治疗

①电刺激治疗　电刺激治疗SUI是近年来国内外认为较为有效的治疗方法。其是以低电流刺激阴部神经，引起盆底肌肉群被动收缩，增加盆底肌的收缩力，提高尿道关闭能力来改善尿控。每次30分钟，每周2~3次，10次为1个疗程。

②生物反馈治疗　该治疗借助电子生物反馈治疗仪，监视盆底肌、腹部肌肉和逼尿肌的电活动，将盆底肌肉正常或异常活动的信息转化成听觉或视觉信号反馈给患者，指导患者进行更有效的盆底肌肉锻炼。

③磁刺激治疗　借助外部电磁脉冲刺激会阴部神经产生冲动，使其支配的盆底肌肉收缩，是一种非侵入的治疗方式。

（3）子宫托　有结子宫托可以抗尿失禁，其前端有结，放置时将结放于尿道下方，增加尿液流出压力，减轻腹压增加导致的尿失禁症状，特别适用于同时伴有轻度子宫脱垂的患者。

（4）药物治疗

①雌激素　是女性体内的重要激素之一。研究发现，绝经后压力性尿失禁患者阴道前壁组织中的雌激素水平低下导致阴道前壁退行性病变，对尿道的支持力减弱，尿道闭合能力下降。阴道局部使用雌激素可增强盆底肌肉的张力，但长期应用需要定期复查子宫及乳腺相关疾病。

②肾上腺素激动剂　如盐酸米多君，其属于外周α受体的一种强力选择性激动剂，选择性作用于$\alpha_1$受体，可以刺激尿道和膀胱颈部的平滑肌收缩，对SUI有一定的疗效。

（5）注射治疗　将聚四氟乙烯、碳颗粒、硅酮、干细胞、自体脂肪、胶原等注入后尿道，使尿道管腔缩小变窄，可以刺激尿道和膀胱颈部的平滑肌收缩，进而提高尿道阻力，从而缓解SUI症状。注射治疗创伤小、易于操作、并发症少、患者易于接受，但有研究表明，其有效率随时间下降。

**2. 手术治疗**

（1）阴道无张力尿道中段悬吊术　此术目前应用最广泛，除解剖型压力性尿失禁外，尿道内括约肌障碍型压力性尿失禁和合并急迫性尿失禁的混合性尿失禁也适用此方法。目前，悬吊术是公认的安全有效的微创方法，其手术操作简单、术后短期治愈率高。

（2）耻骨后膀胱尿道悬吊术　此术通过缝合膀胱颈和近端尿道两侧的筋膜至耻骨联合或 Cooper 韧带（Burch 术）而提高膀胱尿道连接处的角度。手术适用于解剖型压力性尿失禁。手术后治愈率随着时间的延长将会降低。

（3）泌尿生殖膈成形术　此术包括阴道前壁修补术、尿道折叠术等。以 Kelly 手术为代表的阴道前壁修补术方法简单，通过对尿道近膀胱颈部折叠筋膜缝合达到增加膀胱尿道阻力作用，为压力性尿失禁的主要术式，但其解剖学和临床效果较差。

（4）自体筋膜耻骨后尿道悬吊术　此术将筋膜放置于尿道近端和膀胱颈处，以悬吊并抬高膀胱颈尿道位置，可以提供直接的尿道压力，用于治疗 SUI。

## 二、中医治疗

**1. 治疗原则**　治疗以益气固肾，生肌固脬为主。

**2. 辨证论治**

（1）肺脾气虚证

证候：产后小便频数，或失禁，气短懒言，倦息乏力，小腹下坠，面色不华，舌淡苔薄白，脉缓弱。

治法：益气固摄。

代表方：黄芪当归散（《医宗金鉴》）加减。

组成：黄芪、当归、白芍、白术、甘草、人参、山茱萸、益智仁。

（2）肾气亏虚证

证候：产后小便频数，或失禁，夜尿频多，头晕耳鸣，腰膝酸软，面色晦暗，舌淡苔白滑，脉沉细无力，两尺尤弱。

治法：温阳化气，补肾固脬。

代表方：肾气丸（《金匮要略》）加减。

组成：干地黄、山药、山茱萸、泽泻、茯苓、牡丹皮、桂枝、附子、益智仁、桑螵蛸。

（3）产伤证

证候：产后小便失禁，或从阴道漏出，或尿中夹血，有难产或手术助产史，舌质正常，苔薄，脉缓。

治法：益气养血，生肌补脬。

代表方：完脬饮（《傅青主女科》）加减。

组成：人参、白术、黄芪、当归、茯苓、川芎、桃仁、红花、益母草、白及、猪脬、羊脬。

**3. 针灸疗法**

（1）主穴　中极、膀胱俞、肾俞、三阴交。

（2）配穴　肺脾气虚配肺俞、脾俞，肾气不固配关元、命门，产伤配关元、气海。

（3）操作　毫针常规刺法。刺中极时针尖朝向会阴部；脾俞、肺俞不可直刺、深刺。肾气不固、肺脾气虚、产伤可加灸。

**4. 穴位推拿疗法**

（1）点按背俞　拇指指端依次点按肺俞、脾俞、肾俞、三焦俞、膀胱俞穴，每穴1分钟。

（2）捏脊　用拇、食、中指三指指腹相对用力提捏脊柱两侧皮肤，自骶尾部提捏至大椎穴，操作5~7遍。

## 【预防与调护】

保持心情舒畅，切忌情绪抑郁，并充分休息。预防重于治疗，产妇可长期做盆底肌训练，如凯格尔训练，每天训练2~3次，每次以不劳累为准，可预防产后压力性尿失禁的发生。肥胖患者建议减重并持续性维持理想体重，减少咖啡因的摄入，减少吸烟的频率，保证身体健康。

## 【病历摘要】

患者，女，39岁，2021年7月5日初诊。

偶有咳嗽时小便漏出3月余，加重1周。剖宫产产后3月余，患者3个月前无明显诱因出现咳嗽时小便不自主漏出，未予重视，1周前咳嗽、打喷嚏、大笑时漏尿症状加重，遂于我科就诊。现症见：排尿时会阴部有下坠感，阴道偶有低沉的响声，无明显尿频、尿急、尿痛、夜尿情况，睡眠尚可，饮食可，大便正常，舌淡苔薄白，脉缓弱。予妇科检查、白带常规、血常规、尿常规、盆底超声、POP-Q评估、改良牛津肌力分级测定、Glazer评估、盆底肌压力评估、腹直肌检测、盆底肌筋膜疼痛检测、压力试验、棉签试验、心理筛查。结果提示，POP-Q评估：阴道前壁膨出1.5cm，子宫脱垂1.5cm，阴道后壁膨出0.5cm。改良牛津肌力分级测定：盆底肌肉肌力1级。Glazer评估：前静息值3.60μV，快肌（Ⅱ类纤维）17.33μV，慢肌（Ⅰ类纤维）9.62μV，耐力值8.93μV，后静息值1.57μV。压力试验阳性，棉签试验阳性，阴道口闭合不全，其余检查阴性。西医诊断：产后压力性尿失禁，产后子宫Ⅰ度脱垂，产后阴道前壁Ⅰ度膨出，产后阴道后壁Ⅰ度膨出。中医诊断：排尿异常，阴挺。证属肺脾气虚。治法：益气固摄。治疗：中药口服、电刺激结合生物反馈治疗。

中药处方：黄芪当归散。黄芪 30g，党参 15g，当归 20g，白芍 15g，白术 20g，甘草 6g，山茱萸 20g，益智仁 15g。上方 6 剂，每日 1 剂，早晚两次温服。

电刺激结合生物反馈治疗：产后压力性尿失禁方案，每次 30 分钟，每周 2~3 次，15 次 1 疗程，再配合家庭凯格尔训练。

治疗 1 个疗程后，POP-Q 评估：阴道后壁膨出及子宫脱垂完全恢复，阴道前壁膨出 0.5cm。改良牛津肌力分级测定：盆底肌肌力 4 级。Glazer 评估：前静息值 1.76μV，快肌（Ⅱ类纤维）36.20μV，慢肌（Ⅰ类纤维）26.98μV，耐力值 27.69μV，后静息值 2.10μV。阴道口闭合（图 6–8）。

嘱患者继续原方案治疗。

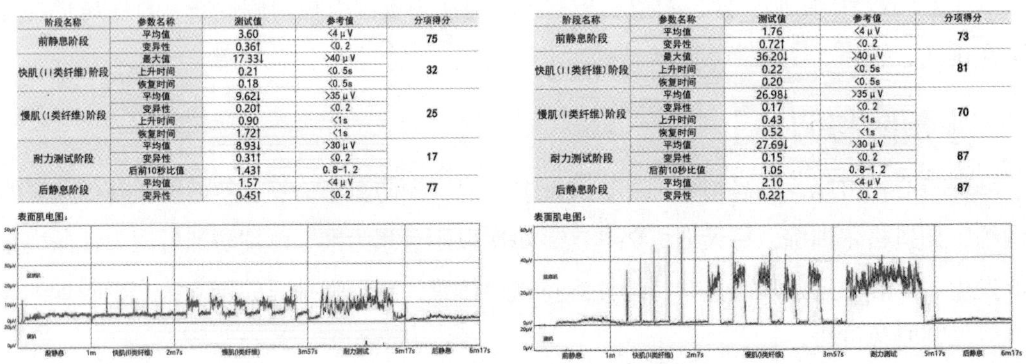

| 阶段名称 | 参数名称 | 测试值 | 参考值 | 分项得分 |
|---|---|---|---|---|
| 前静息阶段 | 平均值 | 3.60 | <4μV | 75 |
| | 变异性 | 0.36↑ | <0.2 | |
| 快肌（II类纤维）阶段 | 最大值 | 17.33↓ | >40μV | 32 |
| | 上升时间 | 0.21 | <0.5s | |
| | 恢复时间 | 0.18 | <0.5s | |
| 慢肌（I类纤维）阶段 | 平均值 | 9.62↓ | >35μV | 25 |
| | 变异性 | 0.20↑ | <0.2 | |
| | 上升时间 | 0.90 | <1s | |
| | 恢复时间 | 1.72↑ | <1s | |
| 耐力测试阶段 | 平均值 | 8.93↓ | >30μV | 17 |
| | 变异性 | 0.31↑ | <0.2 | |
| | 后前10秒比值 | 1.43↑ | 0.8–1.2 | |
| 后静息阶段 | 平均值 | 1.57 | <4μV | 77 |
| | 变异性 | 0.45↑ | <0.2 | |

| 阶段名称 | 参数名称 | 测试值 | 参考值 | 分项得分 |
|---|---|---|---|---|
| 前静息阶段 | 平均值 | 1.76 | <4μV | 73 |
| | 变异性 | 0.72↑ | <0.2 | |
| 快肌（II类纤维）阶段 | 最大值 | 36.20↓ | >40μV | 81 |
| | 上升时间 | 0.22 | <0.5s | |
| | 恢复时间 | 0.20 | <0.5s | |
| 慢肌（I类纤维）阶段 | 平均值 | 26.98↓ | >35μV | 70 |
| | 变异性 | 0.17 | <0.2 | |
| | 上升时间 | 0.43 | <1s | |
| | 恢复时间 | 0.52 | <1s | |
| 耐力测试阶段 | 平均值 | 27.69↓ | >30μV | 87 |
| | 变异性 | 0.15 | <0.2 | |
| | 后前10秒比值 | 1.05 | 0.8–1.2 | |
| 后静息阶段 | 平均值 | 2.10 | <4μV | 87 |
| | 变异性 | 0.22↑ | <0.2 | |



**图 6–8　产后压力性尿失禁患者治疗前后 Glazer 评估单**

# 产后急迫性尿失禁

产后急迫性尿失禁（urge urinary incontinence，UUI）指突然和强烈的排尿感后发生漏尿，产后单纯急迫性尿失禁约占产后尿失禁总数的 10.9%。

## 【病因病理】

### 一、西医病因病理

产后急迫性尿失禁的病理机制尚未完全明确，可能与中枢或外周抑制丧失有关。前者是因下尿路传入冲动增加，阻断中枢抑制作用的膀胱反射中兴奋传导通路激活等发病。后者外周抑制表达主要与分娩相关，盆底损伤后导致筋膜、肌肉或韧带出现肌张力高张情况，逼尿肌特性发生改变，出现了局部细胞的过度兴奋及组织的异常收缩，形成了短暂性的病理状态。

非神经源性急迫性尿失禁可分为感觉性和运动性两类。

**1. 感觉性急迫性尿失禁**　是由于尿道或膀胱过度敏感，出现急迫性的排尿感，且无逼尿肌无抑制性收缩。见于各种原因引起的膀胱炎症刺激，如急、慢性膀胱炎，间质性膀胱炎，膀胱结石或异物等情况造成的膀胱感觉增强。目前尚缺乏有效的客观检查手段，故主要依靠患者对症状的主观表达。

**2. 运动性急迫性尿失禁**　它的症状与感觉性急迫性尿失禁相似，尿动力学检查失禁是由于逼尿肌过度敏感。其发于逼尿肌无抑制性收缩，称为逼尿肌不稳定。如膀胱出口梗阻、解剖型压力性尿失禁、原因不明的原发性运动性尿失禁等与膀胱疾病无关的逼尿肌不稳定情况，发病机制尚不清楚。

### 二、中医病因病机

参见“产后压力性尿失禁”。

## 【诊断与鉴别诊断】

### 一、诊断要点

**1. 病史**　有难产、产程过长、手术助产病史；有既往病史，家族史；有与急迫性尿失禁有关的疾患等。

**2. 临床表现**　尿频、尿急、日间排尿次数增多和夜尿、尿急性失禁等。

**3. 检查**　外阴、尿道的皮肤及感染情况，阴道分泌物是否增多，是否伴随宫颈及阴道前后壁膨出，子宫大小及位置、双附件区有无异常。

**4. 特殊检查**

（1）*残余尿测定*　可通过超声检查、导尿等方法检测，残余尿＞100mL或尿量的1/3提示可能为膀胱出口梗阻或逼尿肌收缩功能受损。

（2）*尿垫试验*　可客观评估尿失禁程度。

（3）*排尿日记*　嘱患者详细记录治疗前后每次排尿的具体时间和排尿量。

（4）*尿动力学检查*

①漏尿点压　是指尿液从尿道口溢出时的膀胱压力。患者膀胱充盈时站立、咳嗽，若观察到尿漏则试验阳性，少量漏尿是压力性尿失禁，多量漏尿是急迫性尿失禁，许多情况下压力性尿失禁可导致急迫性尿失禁。

②尿流率测定　最大尿流率正常值＞20mL/s。

③膀胱压测定　提供膀胱感觉性、最大膀胱容量（＜300mL表明膀胱过度敏感）、

逼尿肌顺应性（容量 / 压力的比值）和膀胱稳定性（逼尿肌不稳定定义为膀胱内压升高＞15cm$H_2O$）的情况。

④外括约肌肌电图　对诊断逼尿肌－括约肌收缩不协调有帮助。

⑤尿道压力图　记录整个尿道的尿道内压。最大尿道关闭压＞200cm$H_2O$则意味着膀胱出口梗阻。

（5）其他　尿常规、尿培养；膀胱镜。

## 二、辨证要点

参见“产后压力性尿失禁”。

## 三、鉴别诊断

**1. 压力性尿失禁**　在咳嗽、打喷嚏或负重等腹压增加下不自主溢尿。尿动力学检查可鉴别。

**2. 充溢性尿失禁**　膀胱过度膨胀时发生的非随意性排尿，患者无排尿感觉，排尿后膀胱内仍有残余尿；尿动力学检查一般表现为膀胱容量大，残余尿多，膀胱感觉减退或消失，充盈过度无逼尿肌收缩。

**3. 神经源性尿失禁**　是由于神经系统疾病所致的膀胱尿道功能障碍，属于尿路功能异常，重点检查神经反射功能。

# 【治疗】

## 一、西医治疗

**1. 行为训练**　膀胱训练计划是最有效的保守治疗方法，主要针对膀胱的不稳定引起的尿频。设定排尿间隔时间，尽量每次排空膀胱，逐渐延长排尿间隔时间。

**2. 电刺激治疗**　参见“产后压力性尿失禁”。

**3. 生物反馈治疗**　参见“产后压力性尿失禁”。

**4. 盆底肌肉锻炼**　参见“产后压力性尿失禁”。

**5. 药物治疗**　急迫性尿失禁主要原因是膀胱过度敏感，故首选抗胆碱能药（托特罗定、奥昔布宁、溴苯胺太林等）和解痉药物（盐酸丙咪嗪、莨菪碱等）。

**6. 手术治疗**　膀胱和尿道扩张术作为早期治疗手段，但效果尚未清楚。

## 二、中医治疗

同“产后压力性尿失禁”。

## 【预防与调护】

保持心情舒畅，切忌情绪抑郁，并充分休息。肥胖患者建议减重并持续性维持理想体重；减少咖啡因的摄入；减少吸烟的频率，保证身体健康；饮食适量摄入粗纤维食品，规律排便，降低便秘诱发本病形成的概率；多喝水，稀释尿液，以防止感染，及时地处理尿路感染。预防重于治疗，患者可长期做膀胱训练，规律排尿和定时排尿，可预防产后急迫性尿失禁的发生。

## 【病历摘要】

患者，女，37 岁，2021 年 4 月 20 日初诊。

小便尿急 6 月余。患者孕晚期偶有尿频、尿急，无夜尿多，无咳嗽、喷嚏时小便不自主漏出，未予重视。产钳产后 6 个月，上述症状偶有再发，遂今日于我科就诊，现症见：小腹微憋胀，有尿急情况，伴尿频，无夜尿，无小便痛，饮食可，睡眠可，大便正常。舌质正常，苔薄，脉缓。行妇科检查、白带常规、血常规、尿常规、盆底超声、膀胱残余尿量超声、POP-Q 评估、改良牛津肌力分级测定、Glazer 评估、盆底肌压力评估、腹直肌检测、盆底肌筋膜疼痛检测、心理筛查。结果提示，POP-Q 评估：阴道前壁膨出 1.5cm。改良牛津肌力分级测定：盆底肌肌力 2 级。Glazer 评估：前静息值 6.14μV，快肌（Ⅱ类纤维）21.57μV，慢肌（Ⅰ类纤维）16.45μV，耐力值 12.83μV，后静息值 7.02μV。膀胱残余尿量约 150mL，阴道口闭合不全，盆底肌筋膜疼痛 VAS 评分 5 分。其余检查均阴性。西医诊断：产后急迫性尿失禁，产后阴道前壁Ⅰ度膨出。中医诊断：排尿异常，阴挺。证属产伤。治法：益气养血，生肌补脬。治疗：针刺治疗、电刺激结合生物反馈治疗、盆底肌筋膜疼痛手法治疗。

针灸处方：中极、膀胱俞、肾俞、三阴交、关元、气海。

操作：毫针常规刺法。刺中极时针尖朝向会阴部。每次 30 分钟，隔日 1 次，5 次 1 疗程。

电刺激结合生物反馈治疗：产后急迫性尿失禁方案，每次 30 分钟，每周 2~3 次，15 次 1 疗程；盆底疼痛手法治疗，每次 15 分钟，每周 2~3 次，5 次 1 疗程；再配合家庭凯格尔训练、腹式呼吸训练。

治疗 1 个疗程后，POP-Q 评估：阴道前壁膨出较改善（0.5cm）。改良牛津肌力分级测定：盆底肌肌力 4 级，Glazer 评估：前静息值 1.36μV，快肌（Ⅱ类纤维）38.15μV，慢肌（Ⅰ类纤维）25.33μV，耐力值 21.64μV，后静息值 1.63μV。阴道口闭合，盆底肌筋膜疼痛 VAS 评分 0 分（图 6-9）。

嘱继续针刺、电刺激结合生物反馈治疗，继续家庭凯格尔训练及腹式呼吸训练，3 个月后复查。

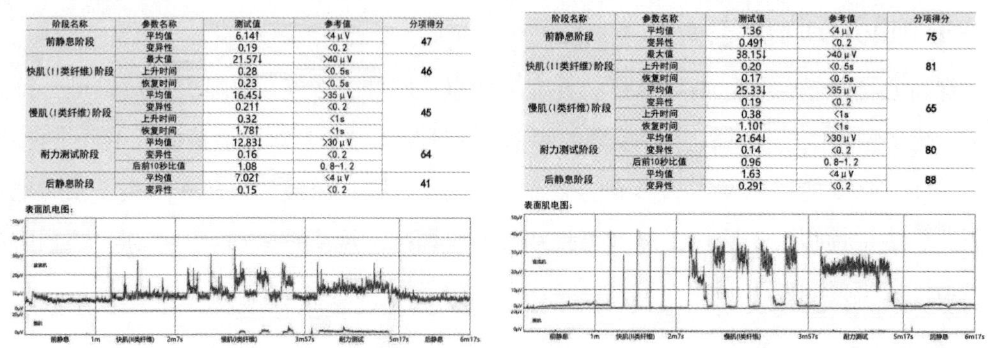

| 阶段名称 | 参数名称 | 测试值 | 参考值 | 分项得分 |
|---|---|---|---|---|
| 前静息阶段 | 平均值 | 6.14↑ | <4 μV | 47 |
| | 变异性 | 0.19 | <0.2 | |
| 快肌（II类纤维）阶段 | 最大值 | 21.57↓ | >40 μV | 46 |
| | 上升时间 | 0.28 | <0.5s | |
| | 恢复时间 | 0.23 | <0.5s | |
| 慢肌（I类纤维）阶段 | 平均值 | 16.45↓ | >35 μV | 45 |
| | 变异性 | 0.21↑ | <0.2 | |
| | 上升时间 | 0.32 | <1s | |
| | 恢复时间 | 1.78↑ | <1s | |
| 耐力测试阶段 | 平均值 | 12.83↓ | >30 μV | 64 |
| | 变异性 | 0.16 | <0.2 | |
| | 后前10秒比值 | 1.08 | 0.8-1.2 | |
| 后静息阶段 | 平均值 | 7.02↑ | <4 μV | 41 |
| | 变异性 | 0.15 | <0.2 | |

表面肌电图：

| 阶段名称 | 参数名称 | 测试值 | 参考值 | 分项得分 |
|---|---|---|---|---|
| 前静息阶段 | 平均值 | 1.36 | <4 μV | 75 |
| | 变异性 | 0.49↑ | <0.2 | |
| 快肌（II类纤维）阶段 | 最大值 | 38.15↓ | >40 μV | 81 |
| | 上升时间 | 0.20 | <0.5s | |
| | 恢复时间 | 0.17 | <0.5s | |
| 慢肌（I类纤维）阶段 | 平均值 | 25.33↓ | >35 μV | 65 |
| | 变异性 | 0.19 | <0.2 | |
| | 上升时间 | 0.38 | <1s | |
| | 恢复时间 | 1.10↑ | <1s | |
| 耐力测试阶段 | 平均值 | 21.64↓ | >30 μV | 80 |
| | 变异性 | 0.14 | <0.2 | |
| | 后前10秒比值 | 0.96 | 0.8-1.2 | |
| 后静息阶段 | 平均值 | 1.63 | <4 μV | 88 |
| | 变异性 | 0.29↑ | <0.2 | |

表面肌电图：

**图 6-9　产后急迫性尿失禁患者治疗前后 Glazer 评估单**

# 产后混合性尿失禁

产后混合性尿失禁（mixed urinary incontinence，MUI）是指产后患者兼有压力性尿失禁和急迫性尿失禁的症状。它在女性尿失禁中占 29%，次于压力性尿失禁（49%）。由于两种尿失禁的相互影响，使膀胱尿道功能障碍病因病机复杂，其治疗也更加困难。

## 【病因病理】

### 一、西医病因病理

混合性尿失禁包括压力性尿失禁和急迫性尿失禁，是指正常女性尿控系统结构或功能出现异常而导致的尿液不自主流出。多种因素如产后盆底肌、筋膜和韧带松弛、逼尿肌过度兴奋或反射亢进，原发泌尿系统或中枢神经系统疾病，如膀胱尿道炎症、肿瘤、结石、脑卒中、帕金森病、脊髓损伤等都会影响尿道的功能。尿控机制由膀胱、尿道、盆底肌肉群、结缔组织和神经系统之间相互协调完成，其中任何一个水平出现功能异常，都会导致不同类型的下泌尿道功能异常。

### 二、中医病因病机

参考“产后压力性尿失禁”。

## 【诊断与鉴别诊断】

### 一、诊断要点

**1. 病史**　难产、产程过长、手术助产病史，既往病史、家族史，与尿失禁有关的疾患等。

**2. 临床表现** 患者尿急和用力、劳累、咳嗽、打喷嚏时出现非自主漏尿，同时具有压力性尿失禁和急迫性尿失禁的症状。

**3. 检查** 主要集中在尿失禁的分类上，检查有无尿道的高活动性，尤其要注意是否有膀胱出口部梗阻，特别是既往有尿道手术的患者。由于既往的尿失禁手术而造成的膀胱出口梗阻常常是导致混合性尿失禁中急迫性成分的原因之一，若未发现尿道高活动性，应考虑其是否存在内括约肌缺损情况。

**4. 特殊检查** 参考“产后压力性尿失禁”、“产后急迫性尿失禁”。

## 二、辨证要点

参见“产后压力性尿失禁”。

## 三、鉴别诊断

**1. 充溢性尿失禁** 膀胱过度膨胀时发生的非随意性排尿，患者无排尿感觉，排尿后膀胱内仍有残余尿。尿动力学检查一般表现为膀胱容量大，残余尿多，膀胱感觉减退或消失，充盈过度无逼尿肌收缩。

**2. 神经源性尿失禁** 是由于神经系统疾病所致的膀胱尿道功能障碍，属于尿路功能异常，重点检查神经反射功能。

## 【治疗】

产后混合性尿失禁的治疗要比产后单纯性尿失禁的治疗复杂。重点在于判断急迫性尿失禁和压力性尿失禁在病因方面的权重，确定治疗的先后次序。如果产后混合性尿失禁以急迫性尿失禁成分为主时，应首先治疗急迫性尿失禁，优先采用行为治疗。

## 【病历摘要】

患者，女，35 岁，2021 年 12 月 15 日初诊。

尿频、尿急 2 月余。患者孕晚期偶有咳嗽、打喷嚏漏尿现象，未予重视。顺产产后 60 天再次出现咳嗽打喷嚏漏尿，时有尿急，尿频，遂于我科就诊，现症见：小便频数，偶有尿急，有过 2 次咳嗽时漏尿，腰膝酸软，无夜尿频多，无小腹憋胀，否认产后性生活，饮食可，睡眠可，大便正常。舌淡苔白滑，脉沉细无力，两尺尤弱。行妇科检查、白带常规、血常规、尿常规、盆底、膀胱残余尿量超声、POP-Q 评估、改良牛津肌力分级测定、Glazer 评估、盆底肌压力评估、腹直肌检测、盆底肌筋膜疼痛检测、压力试验、棉签试验、心理筛查。结果提示，压力试验阳性、棉签试验阳性。POP-Q 评估：阴道前壁膨出 2cm。改良牛津肌力分级测定：盆底肌肌力 2 级。Glazer 评估：前静息值 12.77 μV，快肌（Ⅱ类纤维）28.83 μV，慢肌（Ⅰ类纤维）16.97 μV，耐力值 15.35 μV，后静息值 14.12 μV。盆底疼痛 VAS 评分 7 分。其余检查均阴性。西医诊断：产后混合性尿失禁，产后阴道前壁Ⅱ度膨出。中医诊断：排尿异常，阴挺。证属肾气亏虚。治法：温阳化气，补肾固脬。治疗：针刺治疗、电刺激结合生物反馈治疗、盆底肌筋膜疼痛手法治疗。

针灸处方：中极、膀胱俞、肾俞、三阴交、关元、命门。

操作：毫针常规刺法。刺中极时针尖朝向会阴部。每次 30 分钟，隔日 1 次，5 次 1 疗程。

电刺激结合生物反馈治疗：先行性功能障碍高张型方案，后调混合性尿失禁方案，每次 30 分钟，每周 2~3 次，15 次 1 个疗程，治疗 2 个疗程；盆底疼痛手法治疗，每次 15 分钟，每周 2~3 次，5 次 1 个疗程。再配合腹式呼吸训练。

治疗 1 个疗程后，POP-Q 评估：阴道前壁膨出改善（0.5cm）。改良牛津肌力分级测定：盆底肌肌力 3 级。Glazer 评估：前静息值 0.34 μV，快肌（Ⅱ类纤维）41.69 μV，慢肌（Ⅰ类纤维）15.20 μV，耐力值 14.34 μV，后静息值 0.93 μV。盆底肌筋膜疼痛 VAS 评分 0 分，排尿异常症状好转，未再发生（图 6–10）。

嘱患者继续上方案治疗，结合家庭凯格尔训练及腹式呼吸训练，3 个月后复查。

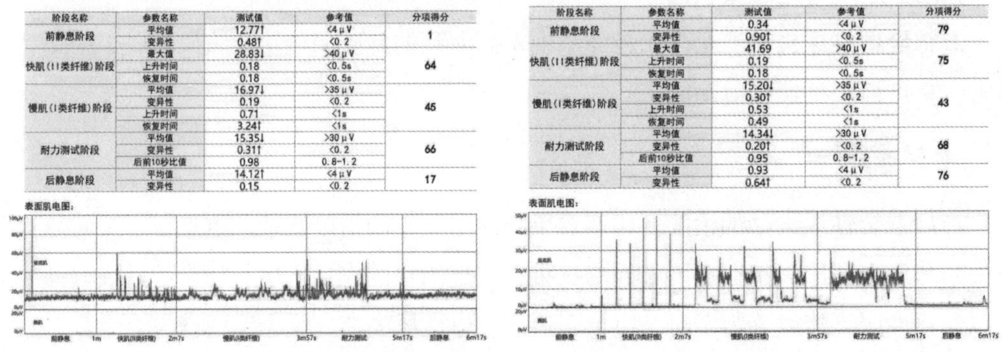

| 阶段名称 | 参数名称 | 测试值 | 参考值 | 分项得分 |
|---|---|---|---|---|
| 前静息阶段 | 平均值 | 12.77↑ | <4 μV | 1 |
| | 变异性 | 0.48↑ | <0.2 | |
| 快肌（II类纤维）阶段 | 最大值 | 28.83↓ | >40 μV | 64 |
| | 上升时间 | 0.18 | <0.5s | |
| | 恢复时间 | 0.18 | <0.5s | |
| 慢肌（I类纤维）阶段 | 平均值 | 16.97↓ | >35 μV | 45 |
| | 变异性 | 0.19 | <0.2 | |
| | 上升时间 | 0.71 | <1s | |
| | 恢复时间 | 3.24↑ | <1s | |
| 耐力测试阶段 | 平均值 | 15.35↓ | >30 μV | 66 |
| | 变异性 | 0.31↑ | <0.2 | |
| | 后前10秒比值 | 0.98 | 0.8-1.2 | |
| 后静息阶段 | 平均值 | 14.12↑ | <4 μV | 17 |
| | 变异性 | 0.15 | <0.2 | |

表面肌电图：

| 阶段名称 | 参数名称 | 测试值 | 参考值 | 分项得分 |
|---|---|---|---|---|
| 前静息阶段 | 平均值 | 0.34 | <4 μV | 79 |
| | 变异性 | 0.90↑ | <0.2 | |
| 快肌（II类纤维）阶段 | 最大值 | 41.69 | >40 μV | 75 |
| | 上升时间 | 0.19 | <0.5s | |
| | 恢复时间 | 0.18 | <0.5s | |
| 慢肌（I类纤维）阶段 | 平均值 | 15.20↓ | >35 μV | 43 |
| | 变异性 | 0.30↑ | <0.2 | |
| | 上升时间 | 0.53 | <1s | |
| | 恢复时间 | 0.49 | <1s | |
| 耐力测试阶段 | 平均值 | 14.34↓ | >30 μV | 68 |
| | 变异性 | 0.20↑ | <0.2 | |
| | 后前10秒比值 | 0.95 | 0.8-1.2 | |
| 后静息阶段 | 平均值 | 0.93 | <4 μV | 76 |
| | 变异性 | 0.64↑ | <0.2 | |

表面肌电图：

**图 6–10　混合性尿失禁患者治疗前后 Glazer 评估单**

# 第四节　产后性功能障碍

产后女性性功能障碍（postartum female sexual dysfunction，PFSD）指由于产妇分娩情况或生活状态原因所引起的女性在性反应周期中的一个或几个环节发生障碍及性交疼痛障碍，导致不能产生性生理反应和性快感。分娩是导致产后女性性功能障碍的主要因素，发生率高，多表现为性欲异常、性唤起困难、性高潮障碍、性交疼痛等。其中，性欲异常包括性欲低落和性厌恶；性唤起异常包括主观激动不足或缺乏生殖器或其他躯体反应；性高潮异常包括高潮延迟或缺失；性疼痛异常包括性交痛、阴道痉挛和非性交性活动导致的疼痛。目前国内外对PFSD设计科学的大样本调查资料较少，国内报道表明，分娩损伤后导致的性功能障碍者逐年在增加，多表现为：性欲下降、性唤起困难、高潮障碍和性疼痛。PFSD常常引起个人痛苦，严重影响妇女的生活质量。本病中医学称为“阴萎”“阴冷”等。

## 【病因病理】

### 一、西医病因病理

**1. 内分泌性因素**　雌、雄激素在调控女性性功能方面具有很重要的作用，任何引起这两种激素浓度降低的因素都可能引起PFSD。雌激素通过调节一氧化氮合酶表达及儿茶酚胺释放影响血管的收缩和舒张，雌激素不足时阴道壁变薄，pH值上升，阴道环境干燥且易损伤，容易引起阴道干涩、性交疼痛。低水平的雄激素主要参与性行为中性欲、性唤起、性高潮的生理调节。孕激素在雌激素协助下发挥增强或抑制性功能的作用，这主要取决于孕激素的浓度。产后各种原因的雌激素水平降低均会导致阴道干涩、性交疼痛或性高潮障碍。

**2. 妇产科疾病因素**　产科分娩造成的阴道撕裂、会阴切开等，局部损伤会引起阴道和阴蒂血流不足，而血管因素是导致PFSD的重要原因，动脉血供减少是重要因素，性刺激时阴道和阴蒂的血流异常称为阴道充血和阴蒂勃起供血不足综合征。产后盆底功能障碍，包括尿失禁、盆腔器官脱垂，均可导致PFSD发生，研究表明，尿失禁患者有26%~47%患有性功能障碍。子宫内膜异位症出现的性交痛、子宫肌瘤造成的异常出血、妇科手术对生殖器解剖结构的直接损伤等情况均对性生活有影响。

**3. 心理与社会因素**　女性的性观念、性行为受社会文化背景、外在形象等因素影响，心理压力与情绪障碍（包括焦虑或抑郁）亦能影响或导致性功能障碍。夫妻矛盾、性知识匮乏、性生活缺少默契、压力或罪恶感等，均可造成性唤起或对性高潮反射的无意识抑制、消极调节反射。分娩的女性体内激素水平发生变化，产后女性身体及心理状态、社会角色等会发生明显转变，对女性多种生理功能及心理造成不良影响，均易引发产后性功能障碍。据统计，分娩后6周左右仅部分女性可恢复正常性生活，其他女性在性生活过程中可出现多种问题，严重者可持续1年或更久。

**4. 解剖学因素**　会阴部肌群的随意收缩能增强性唤起和性高潮并参与性高潮时非随意性节律性收缩，肛提肌可调节高潮和阴道感受时的运动反应。当产后盆底肌肌肉张力高时，出现阴道痉挛会导致性交痛；当盆底肌肌力减弱时，会出现阴道收缩乏力，感觉减退或消失，导致性快感缺失或性高潮障碍及性交或高潮尿失禁。

**5. 药物因素** 任何能改变患者精神状态、神经传导、生殖系血流和性激素水平的药物都有可能导致性欲减退、性功能低下。最常见的为用于治疗抑郁 / 焦虑的选择性 5-羟色胺再摄取抑制剂，可抑制性欲和造成性高潮困难。

## 二、中医病因病机

**1. 心肝郁火** 产后胸胁胀痛，口苦目眩，肝火犯子，心烦意乱，肝木不能疏泄条达，心神不宁，致使性欲淡漠。

**2. 肝郁气滞** 产后情绪抑郁或低落、烦躁，心烦易怒，善太息，或抑郁不乐，肝气郁结，肝木不能疏泄条达，导致性欲淡漠，厌恶房事，或性交痛。

**3. 湿热下注** 产后过食肥甘厚味，酿湿生热，伤及宗筋，外阴瘙痒，阴道干涩，带下黄浊，性交痛。

**4. 瘀血内阻** 产后损伤或外感寒湿之气，气血凝滞，导致瘀血停聚下焦。气血运行不畅，冲任受损而导致性交困难。

**5. 心脾亏虚** 产后思虑过度，劳倦伤心，致心血不足，心血亏耗，或产后气血亏虚，体倦乏力，精神萎靡，性欲低下，性高潮障碍，或厌恶房事。

**6. 肾阴阳虚** 产时元气大伤，耗气伤精，致使精气亏虚，肾阴亏虚，阴虚灼伤津液，阴道干涩，性交疼痛；或元阳不足，素体阳虚，致命门火衰，性欲淡漠低下，不思房事。

# 【诊断与鉴别诊断】

## 一、诊断要点

**1. 病史** 难产、产程过长、手术助产病史，既往病史。

**2. 临床表现** 产妇在性反应周期中的一个环节或几个环节发生障碍。

**3. 检查** 包括盆底检查及肌力评估。

（1）盆底肌的筛查 筛查肌肉收缩力，肌肉张力，盆底疼痛及盆底韧带的完整性。浅表触诊：观察外阴口是否有瘢痕（有无侧切、撕裂伤等），触诊球海绵体肌、坐骨海绵体肌、会阴中心腱，轻按压肛门外括约肌一圈，再轻触尿道口处 4 个点（上下左右）查看有无疼痛。疼痛评分采用 VAS 进行评分。深层触诊：单指诊进入阴道后壁处至肛提肌板处向下轻轻按压，手下感觉紧张、松弛、弹性是否减弱，感受阴道后壁至肛提肌板处有无凸起，左右侧会阴浅横肌按压有无疼痛或不适感，有无条索。按揉肛提肌（耻骨阴道肌、耻骨直肠肌、耻骨尾骨肌、髂尾肌）、闭孔内肌、坐骨尾骨肌、梨状肌，询问患者有无疼痛，针对肌张力高及疼痛触发点方面进行评价。嘱患者收缩与放松盆底，进行盆底肌徒手肌力评定。通过手指的触诊，评断其快速收缩力、持续收缩力、收缩的次数及持续时间，评估患者盆底肌纤维的类型、肌张力、肌力、疲劳度及盆腹协调性。

（2）盆底肌电图评估　采用盆底肌肌电评估（Glazer）盆底肌力与盆底肌张力。具体参考概述内容。

**4. 特殊检查**

（1）《女性性功能量表》问卷表（female sexual function index，FSFI）　该问卷表对性反应的 6 个方面进行评分，包括性要求、性唤起、性润滑、性高潮、性满足、性交疼痛。每个方面分 0~5 分，总评分范围在 2~36 分之间，评分越低，性功能越差。单项评分＜ 3.6，表示性功能异常；总评分＜ 26.55，提示性功能障碍。

（2）《女性性满意度调查问卷》（sexual satisfaction scale for women，SSS–W）　该问卷表 2005 年基于《性满意度量表》修订，共有 5 个维度，28 个条目，采用 5 级评分法，需 15 分钟左右完成，分数越高表示性满意度越高。

女性性功能评定量表还有《性功能调查表》《性功能面谈表》等问卷，前者量表鉴别效度男性优于女性，后者量表缺乏流行病学统计。研究认为，《女性性功能量表》《女性性满意度调查问卷》两个量表在 PFSD 诊断的运用中，可信度、有效性和敏感性均较好。

## 二、辨证要点

**1. 辨虚实**　虚则乏力气短、腰酸腿软、尿频清长、舌淡脉细；实则胸闷胁胀、烦躁易怒、乳房胀痛或刺痛，舌红苔黄或舌紫暗苔薄白。若有虚实夹杂者，需辨虚损之脏腑、夹杂之病邪。

**2. 审寒热**　寒则面白、肢寒、舌淡苔白、脉沉细；热则面红、胸胁胀痛、舌红苔黄、脉滑数。

**3. 明脏腑**　情志所伤，郁怒所致，病在肝或心；外受湿热，邪客肝经；气血不足或湿热内蕴，则脾胃先病，后入肝经；恣情纵欲，肾精先亏，精损及阳。

## 三、鉴别诊断

本病可根据相关症状确诊，一般无须与其他疾病鉴别。

# 【治疗】

## 一、西医治疗

西医治疗以心理和物理、药物治疗为主。

**1. 一般性教育** 首先教育患者与性伴侣正确认识生殖系统解剖和性过程的正常生理反应，让患者了解随年龄和血管功能不良所引起的性生理改变，强调一般健康状况与性功能的关系，并应向患者强调停止吸烟和喝酒对维持或恢复性功能的重要性。

**2. 心理治疗**

（1）*心理分析疗法* 利用分析性的知识与技术探索可能存在的心理因素，了解问题的性质，给予治疗或配合其他治疗方法。

（2）*认知行为疗法* 不合理信念和错误思维方法是患者 PFSD 之源，让患者纠正不合理的信念或错误推理方法，以达到治疗目的。

（3）*人本主义疗法* 它是着重调动人的主体内在的潜能进行自我治疗。对患者的性障碍可取非评判性的态度，建立朋友式的咨询关系，讲授性解剖、性生理、心理方面的知识，坚信人具有完善功能，促进患者自我调节治疗性障碍。

（4）*家庭系统疗法* 性生活是家庭整体生活的组成部分，应该相互交流性生活的感受、意见方面的信息。PFSD 的产生与夫妻双方均有关系，因而夫妻双方应加强交流，积极参与，主动配合以治疗 PFSD。

**3. 物理治疗**

（1）*生物反馈疗法* 利用现代电子学仪器，把与心理生理过程有关的人体功能活动的生物学信息加以处理和放大，以人们易于感受和理解的信息方式（如视觉和听觉）显示给人，训练人们对这些信息的识别能力，有意识地控制自身的心理活动，解除性紧张、性焦虑和性恐惧，提高性感觉。

（2）*电刺激治疗* 利用神经肌肉电刺激治疗仪对盆底浅层及深层肌肉进行松弛的电刺激治疗，使身心放松，解除阴道局部肌肉的痉挛和紧张。

（3）*催眠疗法* 利用催眠术使受术者进入催眠状态，然后运用心理分析，采取暗示、模拟、想象、年龄倒退、临摹等方法进行治疗，清醒后使 PFSD 患者回归到自然的性反应状态。这种方法对歇斯底里性痉挛症状，如阴道痉挛和性交疼痛的效果最好，但对涉及神经系统所引起的症状效果不理想。

**4. 行为疗法**

（1）*放松训练* 放松身心，加速新陈代谢，治疗阴道痉挛的目标是逆转引起痉挛的条件反射。夫妻双方了解问题后，协同完成放松训练，即用阴道扩张器逐步扩张阴道，从而达到缓解肌肉痉挛的目的。方法是：将涂有消毒润滑油的扩张器插入阴道。扩张器由最小号开始，逐步加大，若较大的扩张器能顺利地插入，将其保留在阴道内几个小时。此方法可以减轻或消除阴道痉挛的状态，此后转入进一步的电刺激结合生物反馈技术的放松治疗，对阴道痉挛有更显著的疗效。

（2）性感集中训练　性感集中训练是一种依据系统脱敏理论设计的行为疗法。多数性唤起障碍患者均能改善。性感集中训练适应于男、女心理性性功能障碍，并对器质性的性功能障碍同样具有辅助治疗的作用。目前，它是各国性治疗机构采用的主要治疗手段之一。

（3）盆底肌肉锻炼　主要是凯格尔训练，患者通过收缩和舒张盆底肌进一步提高盆底肌群的张力和性交时阴道感觉的敏感性。

（4）盆底疼痛手法治疗　盆底肌筋膜是薄而有序的结缔组织，像鞘一样包裹在盆底肌表面。分娩后盆底肌肌筋膜受损，造成局部组织的撕裂、水肿、纤维蛋白沉积增多等导致筋膜损伤，表现为局部的硬结或疼痛。盆底肌筋膜手法不仅可放松肌肉，提高肌肉本体感觉，改善肌肉痉挛，促进局部血液循环，新陈代谢，达到通则不痛的目的，还可缓解局部组织增生，松解组织粘连，改善损伤组织的结构与功能，恢复盆底肌筋膜组织的稳定性。

（5）自我刺激训练　指导患者通过自慰或借助振荡器的方法来达到治疗目的。

**5. 药物治疗**

（1）性激素补充疗法　雌激素可刺激阴道黏膜，缓解阴道萎缩，增加生殖器血流，改善阴道湿润，减少性交痛，多数试验得出雌激素对性欲、阴道湿润及高潮频率有改善作用，其代表性药物是利维爱，它具有雌、孕激素活性和弱的雄激素活性，可作为全面性激素补充药物，能稳定任何原因引起的卵巢功能衰退后的下丘脑垂体系统，使阴蒂的敏感性和性欲增加，减轻性交疼痛，有效地改善性欲功能。雄激素对女性性行为特别是对由于年龄、垂体功能减退、卵巢切除术及肾上腺缺失等造成的雄激素明显降低而引起的性欲低下发挥关键作用。但雄激素治疗的长期安全性仍未建立，哺乳期及妊娠期妇女为雄激素替代治疗的禁忌证。

（2）多巴胺受体激动剂　实验表明，性功能与下丘脑及附近神经核的传导物质多巴胺有明显关系，阿扑吗啡（脱水吗啡）是多巴胺受体（$D_1$ 和 $D_2$）的激动剂，可明显提升雌性大鼠性欲与增强性唤起。还有一些如溴隐亭、司来吉兰等多巴胺受体激动剂，通过增加多巴胺在脑内活性和多巴胺神经兴奋性来提高性欲。

（3）作用于 NO-cGMP 通路的药物　主要包括 PDE5 抑制剂、西地那非和左旋精氨酸。

（4）抗抑郁药　有报道其可用于改善女性性功能，剂量为 50~100mg/ 天，当 PFSD 患者因抑郁症状所致，可考虑给予曲唑酮或三环类抗抑郁药物治疗。

（5）$\alpha_1$ 受体阻滞剂　酚妥拉明是非选择性 $\alpha_1$ 肾上腺能受体阻滞剂，可引起阴茎及阴蒂海绵体和血管平滑肌舒张，能增加绝经后妇女阴道血流，改善性唤起功能，此药常用于治疗男性勃起功能障碍。

**6. 其他治疗** 其他疗法还有基因疗法、计算机辅助治疗等。

## 二、中医治疗

**1. 治疗原则** 治疗以补肾疏肝，健脾益气，行气活血为主。实证，病多在肝，治以调和心肝为主；虚证，病多在脾肾，治以调补脾肾为先。同时正确运用心理疏导方法。

**2. 辨证论治**

（1）心肝郁火证

证候：性欲淡漠，胸胁胀痛，口苦目眩，心烦意乱，带下量少，舌红苔薄，脉弦细。

治法：理气解郁，清心疏肝。

代表方：丹栀逍遥散（《内科摘要》）加减。

组成：丹皮、栀子、当归、白芍、柴胡、炙甘草、白茯苓、白术、郁金、合欢皮。

（2）肝郁气滞证

证候：性欲淡漠，厌恶房事，或性交痛，胸胁、乳房胀痛，心烦易怒，善太息，或抑郁不乐，舌质正常或紫暗，脉弦或弦细。

治法：养血柔肝，理气解郁。

代表方：柴胡疏肝散（《医学统旨》）加减。

组成：醋柴胡、香附、白芍、橘皮、枳壳、川芎、炙甘草、当归、制黄精、淫羊藿、炒杜仲。

（3）湿热下注证

证候：性交痛，尿频、尿急、尿涩、尿痛、发热腹痛，带下黄浊，脘腹痞闷，腹胀不适，大便黏腻，舌红苔黄腻，脉濡数。

治法：清热利湿。

代表方：龙胆泻肝汤（《医方集解》）加减。

组成：龙胆草、栀子、黄芩、车前子、木通、泽泻、生地黄、当归、甘草、柴胡。

（4）瘀血内阻证

证候：小腹偶有隐痛，性交时阴户及小腹刺痛，伴胸胁乳房胀痛，舌暗苔薄白，脉细涩。

治法：行气活血，化瘀通络。

代表方：少腹逐瘀汤（《医林改错》）加减。

组成：小茴香、干姜、延胡索、没药、当归、川芎、肉桂、赤芍、蒲黄、五灵脂、川牛膝、制香附、淫羊藿。

（5）心脾亏虚证

证候：性欲低下，性高潮障碍，或厌恶房事，体倦乏力、心悸失眠，精神萎靡，气短嗜睡，面色萎黄，健忘，或善虑多疑，心烦不安，舌质淡，苔薄白，脉细弱。

治法：补益心脾。

代表方：归脾汤（《济生方》）合甘麦大枣汤（《金匮要略》）加减。

组成：党参、黄芪、白术、茯苓、炙甘草、橘皮、炒酸枣仁、制远志、菟丝子、淫羊藿、当归、龙眼肉、大枣。

（6）肾阳 / 阴虚证

证候：性欲淡漠低下，偏肾阳虚者证见性欲减退，不思房事，阴道干涩，性交疼痛，伴腰膝酸软，形寒肢冷，心悸气短，喘咳痰鸣，尿少身肿，舌淡胖嫩，苔白有津，脉沉细。偏肾阴虚者证见无性欲，腰膝酸痛，眩晕耳鸣，失眠健忘，潮热盗汗，五心烦热，口干舌燥，舌红少津，脉细数。

治法：温肾壮阳 / 滋肾益阴。

代表方：右归丸 / 左归丸（《景岳全书》）加减。

组成：①右归丸加减：仙茅、菟丝子、肉桂、制附子、怀山药、山萸肉、川杜仲、枸杞子、熟地黄、鹿角胶、生黄芪、白术。②左归丸加减：熟地黄、制首乌、怀山药、山萸肉、枸杞子、菟丝子、鹿角胶、龟板胶、阿胶、川黄连、夜交藤。

**3. 针灸疗法**

（1）主穴　肾俞、关元、命门、次髎、三阴交。

（2）配穴　心肝火郁配神门、行间，肝郁气滞配合谷、太冲，湿热下注配阴陵泉、中极，瘀血内阻配血海、膈俞，心脾两虚配心俞、脾俞，肾阴亏虚配太溪、然谷，肾阳亏虚配志室、腰阳关。

（3）操作　针刺关元时针尖略向下，使针感向前阴放散，命门向内下斜刺，次髎穴深度 2~3 寸，肾俞、三阴交常规针刺得气，肾阳虚和心脾两虚者可加灸。

**4. 耳针疗法**　取内生殖器、内分泌、神门、肾、心、肝、脾。每次选用 2~4 穴，毫针法，或埋针法、压丸法。

## 【预防与调护】

医者应鼓励患者提升自我感受力，接受自己身体，爱上自己，安排休闲与放松的时间，有利于专注性体验；勤锻炼，增强体质，提高整体功能。有规律的有氧运动可以增强耐力，改善身体形象，调节情绪，如中国的气功、印度的瑜伽术、日本的坐禅、德国的自生训练、美国的渐进松弛训练、超然沉思等。患者应调饮食，不过食酒醇及肥甘厚腻。

**【病历摘要】**

患者，女，30 岁，2021 年 10 月 20 日初诊。

产后缺乏性欲 6 月余。顺产产后 6 个月，因在产后康复科患者咨询群填写女性性功能障碍调查表时，发现自己出现性功能高潮障碍，非常厌烦同房，遂来我科就诊。现症见：侧切伤口处隐约不适，情绪时低落、时烦躁，乳汁不足，乳房时有胀痛，口干，梦多，饮食尚可，二便可。舌淡、苔薄白，脉弦。查体：术后侧切伤口增生，无肿痛，女性性功能量表评分 10 分；盆底肌筋膜疼痛 VAS 评分：左侧会阴浅横肌 3 分，左侧肛提肌 3 分，左侧坐骨肌 1 分，左侧闭孔内肌 1 分；POP-Q 评估：阴道前壁膨出 0.5cm；改良牛津肌力分级测定：盆底肌肉肌力 1 级；Glazer 评估：前静息值 10μV，快肌（Ⅱ类纤维）15μV，慢肌（Ⅰ类纤维）12μV，耐力值 9.25μV，后静息值 9μV。西医诊断：产后女性性功能障碍，产后慢性盆腔痛。中医诊断：阴萎；腹痛。证属肝气郁结。治法：养血柔肝，理气解郁；治疗：中药口服结合电刺激结合生物反馈治疗、盆底肌筋膜疼痛手法治疗。

中药处方：柴胡疏肝散加减。醋柴胡 12g，制香附 15g，生白芍 15g，橘皮 10g，枳壳 10g，川芎 10g，当归 20g，制黄精 15g，淫羊藿 15g，炒杜仲 15g。上方 6 剂，每日 1 剂，早晚两次温服。

电刺激结合生物反馈治疗：先行性功能障碍高张型方案 5 次，再予 5 次盆底康复方案治疗，每次 30 分钟，每周 2~3 次，10 次 1 疗程；盆底肌筋膜疼痛手法治疗 5 次，每次 15 分钟，每周 2~3 次，5 次 1 疗程；再配合腹式呼吸训练。

治疗 1 个疗程后，患者自觉性欲增高，同房时阴道干涩转为润滑，情欲高潮渐复。女性性功能量表评分 25 分。POP-Q 评估：阴道前壁膨出改善。改良牛津肌力分级测定：盆底肌肉肌力 3 级。Glazer 评估：前静息值 3.61μV，快肌（Ⅱ类纤维）35μV，慢肌（Ⅰ类纤维）28μV，耐力值 20μV，后静息值 5μV。盆底肌筋膜疼痛 VAS 评分为 0，心情好转，乳汁增多。继续中药口服、电刺激结合生物反馈治疗。

## 第五节　产后慢性盆腔痛

对于产后慢性盆腔疼痛的定义，学术界还未达成一致。美国妇产科医师学会将慢性盆腔疼痛（chronic pelvic pain，CPP）定义为：持续 6 个月或更长时间的非周期性疼痛，该疼痛可位于盆腔、腹部、脐或脐下、腰骶背部或臀部；严重时可导致功能障碍；该病为妇产科常见疾病之一，发病率达 18.3%~26.3%，反复发作，病程较长。产后慢性盆腔疼痛（postartum chronic pelvic pain，PCPP）定义为产后由于各种功能性和（或）器质性原因引起的骨盆及骨盆周围组织器官持续6个月以上的疼痛，甚至导致机体器官功能异常，影响产妇社会行为和生活质量，需要进行药物、心理、手术或康复治疗的一组综合征。本病中医学称为“腹痛”“带下病”“癥瘕”等。

## 【病因病理】

### 一、西医病因病理

**1. 慢性盆腔痛的神经解剖学基础**　慢性盆腔痛的病因分为内脏性和躯体性，内脏性疼痛来源于盆腔内的器官，躯体性的疼痛源于躯体结构，并可牵涉相应的节段区域的神经节；支配盆腔器官的神经主要是盆腔内的自主神经丛，包括交感神经和副交感神经，且在一个器官上常接受双重的支配；自主神经丛主要有上腹下丛和下腹下丛；盆腔疼痛时，痛觉刺激产生于宫颈及宫体，经子宫阴道丛、下腹下丛、上腹下丛和交感干分别进入T10–L1和S2–4传导中枢，产生痛觉。女性盆腔的神经支配有如下特点：①盆腔器官受上腹下丛及下腹下丛神经支配。②分布于子宫和阴道的痛觉神经纤维，其神经冲动的产生和传导受盆腔器官生殖状态的影响。③神经冲动在不同神经通路传导过程中相互影响。④盆腔器官具有相同的神经传导通路，而不同器官其功能状态可以相互影响。

**2. 慢性盆腔痛的骨骼肌肉解剖基础**　盆底骨骼、肌肉群、筋膜、韧带、血管及其神经构成盆底支持系统。承托盆腔脏器处于正常位置，并参与调控器官的功能。慢性盆腔痛的病位分为骨骼和肌肉疼痛。

（1）盆底肌损伤的发病机制　女性盆底的解剖结构较复杂，耻骨联合下缘位于前方，两侧是耻骨降支、坐骨升支和坐骨结节，骶尾骨位于后方。骨盆底主要由肌肉和筋膜构成，且盆底肌肉作为骨盆核心肌群是作为整体发挥功能，包括支持、收缩、放松三大功能。盆底的肌肉和筋膜对于维持盆底结构至关重要，尤其是肛提肌发挥着重要的作用，也是最常受累的盆底肌之一，它由多对肌群构成及筋膜附着。盆底复杂的结构有利于盆腔脏器的正常位置及功能的维持。当产后出现盆腔脏器的脱垂、尿失禁、性功能障碍等特点时，表明盆腔内的盆底肌肉组织因多种因素受到损伤，局部肌肉或筋膜发生痉挛，肌张力升高，进一步导致肌细胞缺氧，导致致痛物质释放，局部组织出现肌筋膜触痛点，可表现为慢性盆腔痛。

（2）骨盆带疼痛的发病机制　造成妊娠相关的骨盆带疼痛发展的机制尚不确定。但可能与激素水平、孕妇姿态力学关系、体内物质代谢、骨盆关节退行性变等因素有关。松弛素是一种由子宫黄体产生的多肽物质，妊娠期间及产后的一段时间松弛素水平升高，降低骨盆周围软组织张力，增加骨盆环关节松弛度，抑制自发性子宫收缩，造成骨盆关节稳定性减弱，产生疼痛。其次，疼痛产生与患者妊娠期及哺乳期均有不同程度的骨密度降低有关。再者，与女性的腰盆区域肌肉、韧带及筋膜负荷变量适应差有关，妊娠期腹部增大，导致腰椎曲度增加，骨盆前倾，盆腹、躯干等平衡性及协调性被打破，产生疼痛。最后，孕妇的形体或笨拙的姿势会导致骨盆关节活动度出现异常，软组织水肿，引起无菌性炎症，导致局部微循环障碍，产生疼痛。

（3）盆腔静脉瘀血综合征的发病机制　盆腔静脉瘀血综合征也是慢性盆腔痛疾病的重要发病因素之一，尤其产后患者发病率高。盆腔瘀血综合征的发病机制与血管的流畅度有关，首先，产后女性长时间坐位或立位，导致盆腔静脉压升高，使其静脉出现瘀血；其次，妊娠期间女性长时间处于侧卧位或仰卧位姿势，导致盆腔脏器位置的变化，进一步影响盆腔静脉的血液循环，致使局部组织出现充血情况；最后，盆腔静脉的血液循环与卵巢的内分泌功能紊乱密切相关，进而诱发慢性盆腔痛。

**3. 炎症性疾病的发病机制**　炎症是慢性盆腔痛的常见原因，其与交叉过敏现象有关，若某一器官出现反复的疼痛刺激可能导致来自同一脊髓节段后跟的器官疼痛，盆腔器官具有相同的神经传导通路，这也就解释了慢性盆腔痛与各种器官综合征的关系。如妇科常见盆腔炎性疾病：输卵管炎、子宫内膜炎、卵巢炎等甚至组织粘连疾病，进一步上行发展为盆腔炎症，形成持续性下腹部疼痛、坠痛、腰骶部酸痛。其慢性盆腔痛的发生与炎症介质的参与有关，如：肿瘤坏死因子，是参与炎症反应过程的细胞，且可激发前列腺素的产生，进一步介导慢性疼痛；前列腺素在炎症过程中起重要作用，它们通过刺激组胺、血清素和神经生长因子等其他炎性介质的释放来直接或间接介导炎症；肥大细胞、白细胞介素等介质，也参与慢性炎性疾病的发生发展过程。

**4. 雌激素、孕激素失衡学说**　雌激素是女性生殖器官内促进新陈代谢的重要活性物质，有扩血管作用，雌激素水平的降低会引发生殖器官及局部组织挛缩、僵硬，导致慢性盆腔痛的发生。同时，高表达的雌激素影响患者的痛觉中枢，被认为可抑制阿片类药物介导的应激镇痛。孕激素具有升高血管张力，引起盆腔血管收缩功能，同时还能抵抗雌激素的作用。当各种因素导致卵巢功能障碍，造成雌孕激素比例失调，即可引起慢性盆腔痛。

**5. 疼痛的闸门控制学说**　闸门控制学说认为疼痛的神经冲动通过神经纤维到达脊髓，信号在进入高位中枢之前，已经受到脊髓的调控，被放大、缩小或阻滞。脊髓就像“闸门”一样控制着信号上传，同时也接受高位中枢的下行调控，故被称为痛觉整合的重要中枢。疼痛的感觉传导纤维 A 类和 C 类神经纤维。皮肤及浅层组织的痛觉由 A 类有髓鞘神经纤维传导，定位清晰，属于快痛、锐痛；肌肉、筋膜和内脏等深部组织的痛觉由C类无髓鞘神经纤维传递，定位模糊，以钝痛为主。一些内脏局部缺血、炎症性的损伤，常常刺激C类神经纤维传导疼痛信号，此时闸门开放，使A类神经纤维的传导易于通过，因此产生持续的躯体疼痛。

**6. 社会心理影响**　疼痛是一种主观的感觉过程，包含感觉和情感两种成分。其中，情感成分会影响痛觉传递，其认为是通过中枢神经介质如5-羟色胺和脑啡肽的变化而起作用的。心理因素与疼痛常常互为因果，长期疼痛造成患者工作家庭生活受到影响，致使患者产生焦虑、抑郁，形成恶性循环，尤其是产后女性心理或情绪易波动，更易导致心理和身体的相互影响。临床引发PCPP产生的神经症包括产后抑郁症、躯体化障碍、疑病性神经症。

## 二、中医病因病机

中医学认为产后慢性盆腔痛发病多六淫为害、摄生不慎、内伤七情、脏腑虚损等不同原因，与冲任气血搏结，蕴结于胞宫。病性多为虚实夹杂，病机主要为气血运行不畅，“不通则痛”，或局部失于濡养，“不荣则痛”。

**1. 肾阳虚衰**　素禀薄弱，肾阳不足，或久病伤阳，或房事过度，命门火衰，或产后摄生不慎、感受风寒，寒邪入里，损伤肾阳，冲任失于温煦，胞脉虚寒，失于温养，以致腹痛。

**2. 血虚失荣**　素体虚弱，血虚气弱，或饮食不节，或忧思太过，或劳逸过度，损伤脾胃，化源匮乏以致腹痛；或产时耗伤血气，以致冲任血虚，胞脉失养而痛；血虚气弱，运行无力，血行迟滞，亦可致腹痛。

**3. 感染邪毒**　产后血室正开，或房事不节，或外阴不洁，或产后护理不洁，致使邪毒乘虚而入，直犯胞宫，稽留于冲任、胞脉，血行不畅，不通则痛，以致腹痛。若营卫失调，可致发热。

**4. 湿热瘀结**　产后余血未尽，感受湿热之邪，湿热与血搏结，瘀阻冲任，或宿有湿热内蕴，流注下焦，阻滞气血，瘀积冲任，血行不畅，不通则痛，导致腹痛。

**5. 气滞血瘀**　素性抑郁，或愤怒伤肝，肝失条达，气机不利，气滞而血瘀，或产后余血未尽，感受寒热之邪，邪与血结，瘀阻气滞，冲任被阻，胞脉不畅，不通则痛，而致腹痛。

**6. 寒湿凝滞**　产后余血未尽，冒雨涉水，感寒饮冷，或久居寒湿之地，血为寒湿所凝，冲任阻滞，胞脉血行不畅，不通则痛，致使腹痛。

# 【诊断与鉴别诊断】

## 一、诊断要点

**1. 病史** 生育年龄妇女，曾有生产、流产、宫腔内手术史，或放置宫内节育器，或痛经史、性交痛史，或慢性盆腔炎史，或慢性便秘史，或产后耻骨痛史。

**2. 临床表现** 下腹部疼痛，或伴发热，经前、经期或经后加重，或性交后加重；或膀胱充盈时疼痛；或排尿时疼痛；或长时间站立疼痛加重；或活动后疼痛加重。

**3. 检查**

（1）妇科检查 观察有无阴道前后壁、宫颈膨出；阴道有无脓性分泌物；宫颈充血、水肿，或肥大、糜烂，或穹隆触痛明显，或宫颈举痛；子宫体略大，有压痛，活动受限，或粘连固定；宫旁及附件区压痛明显，或扪及片状增厚，或有条索状物，或触及包块等；或子宫附件与膀胱、直肠、腹壁等有粘连。

检查时注意阴道前庭部位的疼痛和压痛，感知会阴部肌肉和肛提肌的强度和肌力，判断是否有盆底肌肉的疼痛触发点；触摸阴道前壁以了解尿道和膀胱基底部是否有压痛和憋尿感，此为间质性膀胱炎的特征之一。

（2）实验室检查 血常规、尿常规、粪便常规、阴道分泌物涂片；盆腔炎性疾病者，宫颈或阴道脓性分泌物生理盐水涂片中见到大量白细胞，或可见红细胞沉降率 C 反应蛋白升高，或宫颈淋病奈瑟菌或衣原体阳性。

（3）其他检查 B 型超声、磁共振、腹腔镜、膀胱镜、宫腔镜、子宫及输卵管碘油造影、盆腔静脉造影术。

**4. 特殊检查**

（1）一维疼痛量表 一维疼痛量表简洁实用，可对疼痛进行初步评估。但无法区分疼痛的特征。最常见的是视觉疼痛量表（VAS）和数值评分量表（NRS），它们评估疼痛的程度从 0（无疼痛）增加到 10（可想象的最严重疼痛）。

（2）多维疼痛量表 McGill 疼痛问卷（MPQ）用 0~5 级评估疼痛的强度；评估疼痛强度、性质、位置和其他相关特征及疼痛对日常生活和情绪的影响。MPQ 是被广泛使用的多维疼痛量表，其他多维量表还包括简明疼痛量表（BPI），用于评估疼痛的严重程度及其对患者日常活动的干扰。

## 二、辨证要点

本病首先辨疼痛的部位、性质、程度及发作时间，结合全身症状、月经及带下的改变，以审其寒、热、虚、实。临床以慢性腹痛多见，多属虚中夹实；腹痛伴高热的急重症，目前较少见。

### 三、鉴别诊断

**1. 异位妊娠** 多有停经史，突然一侧下腹撕裂样剧痛，多有休克，后穹隆穿刺可抽出不凝血液，妊娠试验阳性。B超显像一侧附件低回声区，其内或有妊娠囊，在直肠子宫陷凹处有积液暗区像。

**2. 肠痈** 肠痈（急性阑尾炎）是持续性腹痛，从上腹部开始，经脐转移至右下腹，体温升高，盆腔检查无肿块触及，直肠指检右侧高位压痛，白细胞计数增高。B超检查子宫附件区无异常发现。

**3. 卵巢囊肿蒂扭转** 常表现为下腹一侧突发性疼痛。妇科检查宫颈举痛，卵巢肿块边缘清晰，蒂部触痛明显。B超检查一侧附件低回声区，边缘清晰，有条索状蒂。

## 【治疗】

### 一、西医治疗

**1. 药物治疗** 一级治疗方案：对乙酰氨基酚、非甾体抗炎药物治疗；二级治疗方案：如果疼痛具有周期性，可以口服避孕药，持续性使用孕激素，促性腺激素释放激素激动药；三级治疗方案：抗抑郁药（三环类抗抑郁药、选择性5–羟色胺再摄取抑制药）、阿片类药物（吗啡即释片、吗啡缓释片、羟考酮控释片等）。

**2. 手术治疗**

（1）子宫切除术 10%子宫切除术的手术指征是PCPP。子宫切除术可以有效地缓解由盆腔静脉淤血综合征引起的PCPP，也是治疗子宫腺肌症或子宫肌瘤引起PCPP的有效方法。

（2）子宫悬吊术 对于PCPP患者行腹腔镜下宫骶韧带切断术联合子宫圆韧带悬吊术，临床症状均减轻或消失，且可以有效治疗某些特殊原因（如子宫脱垂等）导致的PCPP。

（3）腹腔镜下粘连松解术 腹腔镜下盆腔粘连松解术后60%~90%的慢性盆腔痛患者能有效缓解症状，粘连松解术治疗慢性盆腔痛的机制是切除病变组织，恢复正常解剖结构。目前，腹腔镜是诊断盆腔粘连的金标准，腹腔镜下粘连分解术也成为金标准术式。

（4）子宫内膜异位灶手术 镜下切除盆腹腔异位种植病灶可以有效缓解PCPP患者的疼痛，切除术包括异位症病灶清除术和固化术。有文献报道，异位症病灶清除术的近期疗效确切，但手术风险较大，手术过程中可能损伤周围脏器，并发症多，10年的复发率近40%。

（5）子宫骶神经、骶前神经切除术　骶神经切断术可有效治疗 PCPP 患者，其对慢性腹痛的绝经妇女术后 3 个月的有效率为 81%，术后 6 个月有效率为 50%。腹腔镜下骶前神经切断术是治疗 PCPP 的一种比较有效的方法。

**3. 介入治疗**　该治疗是指采用化学药物或物理措施，阻断局部感觉神经纤维的传导，从而缓解或消除疼痛的一种疗法，主要包括射频热凝术、交感神经阻滞、冷冻或化学法神经溶解术、脊髓或外周神经的神经调制术、肉毒素注射等。神经阻滞疗法是介入治疗最常用的方法。

**4. 康复治疗**

（1）盆底疼痛手法治疗　盆底疼痛手法治疗是通过放松肌筋膜和按压肌筋膜触发点，缓解盆底肌肌筋膜痛。

①肌筋膜放松手法　临床治病讲究整体思想，不仅要松解盆底肌肌筋膜，还要放松腰骶部、腹部、臀部、大腿部肌筋膜。

②按压肌筋膜触发点　先评估寻找触发点。包括下腹肌（腹直肌、腹外斜肌、锥状肌）、股内收肌群（耻骨肌、内收长短肌、股薄肌、内收大肌）、盆底肌群（坐骨海绵体肌、球海绵体肌、会阴深浅横肌、肛门括约肌、肛提肌、闭孔内肌、梨状肌、坐骨肌、阴道括约肌）、腰背肌群（骶部多裂肌、闭孔外肌）、臀部肌群（臀大肌、臀中肌、臀小肌、梨状肌）。其次，对触发点敏感的肌肉进行均匀、渗透、持久、有力的按压 10~15 次，每日 1 次，持续 5 天，按压触发点可改善局部血液循环，提高肌筋膜内感受器的痛觉阈值，减轻疼痛的敏感性，达到疼痛脱敏的效果。此外，治疗期间可配合放松训练，如腹式呼吸放松、蝴蝶操等。

（2）经皮神经电刺激治疗　经皮神经电刺激疗法（transcutaneous electrical nerve stimulation，TENS）通过将特定的低频脉冲电流作用于人体以达到镇痛目的。它可加速肌肉收缩和神经传导，改善盆底血液循环，抑制内膜的异常增生和出血；且局部低频电刺激可降低毛细血管的通透性，减轻渗出及水肿，促进炎症消散，促进血液循环和加速新陈代谢，解除炎症及其与周围组织的粘连，从而治疗 PCPP。同时，经皮神经电刺激亦可促进镇痛物质（如阿片肽、脑啡肽）的释放，抑制致痛物质（如前列腺素）的分泌，从而缓解疼痛。该方法适用于盆腔炎性疾病和盆腔淤血综合征引起的慢性盆腔痛。

（3）生物反馈疗法　它是一种生物行为治疗方法，近年来广泛应用于盆底康复的治疗，能明显改善 PCPP 患者的疼痛。具体操作详见“子宫脱垂”。

（4）运动疗法

①盆底肌肉锻炼　目前，盆底肌训练是产后盆底康复治疗项目之一，也是核心方案。其可恢复松弛的盆底肌，从而改善盆腔充血、促进组织的新陈代谢，同时促进炎症吸收、

松解粘连组织，减少炎性渗出，从而达到缓解疼痛的目的。可选择阴道哑铃进行训练。具体操作详见产后压力性尿失禁章节。

②肌肉能量技术　肌肉能量技术（muscle energy technology，MET）是用以改善肌肉骨骼系统功能和减轻疼痛的一项操作技术，目前，在全球康复医学、康复治疗学、运动康复学已经广泛的开展。该技术的特点是患者的积极主动参与，医患的全程配合，共同参与达到治疗疾病的目的。MET 常用的技术包括交互抑制、收缩—放松、收缩、放松—拮抗肌收缩、同心性肌肉力量技术。其适用于肌肉损伤、疼痛、肌紧张、关节粘连及四肢关节功能障碍等疾病，尤其是产后腰骶部疼痛、耻骨联合痛、慢性盆腔痛及产后颈肩筋膜综合征等治疗，明显地改善了产后身痛。操作步骤：MET 是从人体生物力学的角度出发，先让患者对特定的肌肉进行 10 秒的主动收缩和舒张，紧接着对抗术者不同程度的阻力，每个部位重复 5~10 次。该技术达到了放松肌肉的目的，降低了肌肉疼痛触发点，打破了病理性肌肉不平衡性，增加了关节活动度，改善了脊柱活动功能，从而重塑了骨骼、肌肉、神经的生物力学平衡，改善慢性盆腔疼痛。

（5）*微波治疗*　微波治疗是以生物组织本身作为热源的内部加热，热强度高，对深部组织有较强的穿透性，尤其是对骨骼、肌肉等深层组织的热透更均匀。微波治疗可促进局部血液循环，减轻肌肉紧张，加快局部代谢及增强局部的免疫力，具有解痉、止痛、促炎症消散等作用，从而达到治疗 PCPP 之目的。

（6）*体外冲击波*　体外冲击波是一种兼声、光、力学特性的声波，由反射器反射后集中成高能量的冲击波作用于人体，其具有组织粘连松解作用、微血管新生作用、镇痛缓解作用及炎症、感染控制作用，对慢性盆腔疼痛有潜在性的治疗效果。

（7）*磁疗法*　磁疗法通过磁场作用影响人体电流分布、荷电微粒的运动、膜系统的通透性等，改变组织细胞的生理及生化过程，改善局部组织的血液循环，从而达到镇痛作用。

**5. 心理治疗**　对怀疑有较严重的心理疾病的患者，建议接受心理医师的咨询，临床采用多学科综合治疗模式进行治疗。

## 二、中医治疗

**1. 治疗原则**　治疗原则以通调冲任气血为主。对于感染邪毒之急、重症者，必要时可采用中西医结合方法治疗。

**2. 辨证论治**

（1）*肾阳虚衰证*

证候：小腹冷痛下坠，喜温喜按，腰酸膝软，头晕耳鸣，畏寒肢冷，小便频数，夜尿量多，大便不实，舌淡，苔白滑，脉沉弱。

治法：温肾助阳，暖宫止痛。

代表方：温胞饮（《傅青主女科》）加减。

组成：巴戟天、补骨脂、菟丝子、肉桂、附子、杜仲、白术、山药、芡实。

（2）血虚失荣证

证候：小腹隐痛，喜按，头晕眼花，心悸少寐，大便燥结，面色萎黄，舌淡苔少，脉细无力。

治法：补血养营，和中止痛。

代表方：当归建中汤（《千金翼方》）加减。

组成：当归、桂枝、芍药、甘草、生姜、大枣、饴糖。

（3）感染邪毒证

证候：小腹疼痛，或全腹疼痛，拒按，寒热往来，发热恶寒，或持续高热，日晡热甚，带下量多，臭秽如脓，或带下夹血，心烦口渴，甚则神昏谵语，大便秘结，小便短赤，舌红，苔黄而干，脉弦数。

治法：清热解毒，凉血化瘀。

代表方：解毒活血汤（《医林改错》）加减。

组成：连翘、葛根、柴胡、枳壳、当归、赤芍、生地黄、红花、桃仁、甘草、金银花、黄芩。若带下量多、臭秽如脓，加黄柏、鱼腥草、败酱草清热解毒利湿止带。若壮热不退，口渴汗出者加生石膏、知母以清气退热。若热邪入里（阳明病），症见全腹满痛，高热不退，烦渴引饮，大便燥结，阴道大量下血，神昏谵语，舌质紫暗，苔黄而燥或焦老芒刺者，为热入血室之重症，宜急下存阴，兼予止血。方用桃核承气汤（《伤寒论》）酌加枳壳、生地黄、小蓟、生地榆、仙鹤草、桃仁、大黄、桂枝、炙甘草、芒硝。若热入营血，症见高热汗出，烦躁不安，腹痛不减，斑疹隐隐，舌红绛，苔少或花剥，脉弦细而数者，治宜清营解毒，散瘀泄热。方用清营汤（《温病条辨》）加玄参、生地黄、麦冬、竹叶心、丹参、金银花、连翘、黄连。若热陷心包，症见高热不退，神昏谵语，甚至昏迷，面色苍白，四肢厥冷，舌红，脉细而数，或者脉微欲绝，用清营汤送服安宫牛黄丸或紫雪丹以清心开窍。本证属危急重症，应采用中西医结合方法治疗。

（4）湿热瘀结证

证候：小腹疼痛拒按，有灼热感，或有积块，伴腰骶胀痛，低热起伏，带下量多，黄稠，有臭味，小便短黄，舌红，苔黄腻，脉弦滑而数。

治法：清热除湿，化瘀止痛。

代表方：清热调血汤（《古今医鉴》）加减。

组成：牡丹皮、黄连、生地黄、当归、白芍、川芎、桃仁、红花、莪术、香附、延胡索、败酱草、薏苡仁、土茯苓。

（5）气滞血瘀证

证候：小腹或少腹胀痛，拒按，胸胁乳房胀痛，脘腹胀满，食欲欠佳，烦躁易怒，善太息，舌紫暗或有瘀点，脉弦涩。

治法：行气活血，化瘀止痛。

代表方：牡丹散（《妇人大全良方》）加减。

组成：牡丹皮、桂心、当归、延胡索、莪术、牛膝、赤芍、荆三棱。

（6）寒湿凝滞证

证候：小腹冷痛，痛处不移，得温痛减，带下量多，色白质稀，形寒肢冷，面色青白，舌暗，苔白腻，脉沉紧。

治法：散寒除湿，化瘀止痛。

代表方：少腹逐瘀汤（《医林改错》）加减。

组成：小茴香、干姜、延胡索、没药、当归、川芎、肉桂、赤芍、蒲黄、五灵脂、苍术、茯苓。

**3. 中成药**

（1）康妇消炎栓　入肛，每次1粒，每日2次，适用于盆腔炎性疾病、盆腔粘连。

（2）中药灌肠　金银花、连翘、紫花地丁、红藤、败酱草、乳香、没药、大黄、延胡索、牡丹皮、透骨草、皂刺等，以上药物酌情选用，浓煎100~150mL，保留灌肠，每日1次，每次1袋，适用于盆腔炎性疾病、盆腔静脉淤血综合征。

**4. 针灸疗法**

（1）主穴　中极、三阴交、地机、十七椎、次髎。

（2）配穴　肾阳虚衰配肾俞、太溪，血虚失荣配气海、血海，感染邪毒配大椎、十宣，湿热瘀结配行间、阴陵泉，气滞血瘀配太冲、血海，寒湿凝滞配关元、归来。

（3）操作　针刺中极，宜用连续捻转手法，使针感向下传导。肾阳虚衰、血虚失荣、寒湿凝滞，宜加灸法。疼痛发作时可用电针。发作期每日治疗1~2次，非发作期可每日或隔日1次。

**5. 耳针疗法**　取内分泌、内生殖器、皮质下、肝、肾、神门、交感等穴位，每次选用3~5穴，毫针针刺、埋针法或压丸法。

## 【预防与调护】

患者应保持心情舒畅，进行良好的情感沟通、心理疏导；进行适当的锻炼，提高免疫力，定期体检，早发现，早治疗。适当锻炼，一为调身体，二为调心理。五禽戏可作为一种适当强度的运动，通过疏肝、调气、疏通经络，改善全身气血运行，达到通则不痛之效果；其次，通过调神使患者大脑皮层得到休息，缓解PCPP患者的焦虑情绪。虎戏包括虎举、虎扑，是两手上提和下按的过程；鹿戏分为鹿抵、鹿奔，包括迈步、转腰、下势、还原、上步、后坐、前移、收回八个环节；熊戏包括熊运、熊晃，要求脊柱的运动带动两手围绕肚脐划圆；猿戏主要为猿提、猿摘两动作，包括上提、转头、下按三个环节；鸟戏分为鸟伸、鸟飞动作，两掌上举与两掌后摆交替练习，两臂的大开大合模仿鸟飞翔的动作。五禽戏主五脏，可调心安神，疏肝理气，疏通全身气机，增强机体免疫力，减少疾病的发生。此外，还要多摄入新鲜的蔬菜水果，多摄入高蛋白类的食物，多喝水，保持科学的生活规律，积极做好卫生保健工作，充分休息。

## 【病历摘要】

患者，女，30岁，2021年5月12日初诊。

左下腹伴腹股沟隐痛6个月（顺产产后6个月），加重10天。患者分娩后间断出现左下腹不适，偶有牵扯至左腹股沟部，产后42天曾于我科门诊就诊，给予妇科检查、盆底超声、盆底疼痛检测，结果提示，盆底肌筋膜疼痛轻度，建议行盆底肌筋膜疼痛手法治疗，患者拒绝治疗。近期上述症状加重，行走或劳累后明显，休息后缓解，遂来我科就诊。现症见：左下腹疼痛，伴腹股沟抽痛，性交疼痛。心烦，饮食尚可，二便、睡眠可。行妇科检查、白带常规、子宫双附件超声、盆底肌筋膜疼痛检测、女性性功能量表。结果提示，妇科检查：左附件区压痛（+）。盆底肌筋膜疼痛VAS评分：左侧坐骨肌2分，左侧闭孔内肌1分，左侧梨状肌1分。女性性功能量表评分16分。子宫双附件超声提示：左侧附件区少量积液。舌淡暗，苔薄黄，脉弦滑。中医诊断：腹痛，阴萎。证属气滞血瘀。治法：行气活血，化瘀止痛。治疗：盆底肌筋膜疼痛手法治疗结合康妇消炎栓入肛治疗。

盆底肌筋膜疼痛手法治疗：单指寻找盆底肌筋膜触发点，给予均匀、渗透、有力地手法按压，每个部位10~15次，每日1次，5次1疗程。

康妇消炎栓，每次1粒，每日1次，7日1疗程。

治疗1个疗程后，患者自觉左下腹疼痛缓解，腹股沟抽痛明显改善，性交痛改善，女性性功能量表评分26分，盆底肌筋膜疼痛VAS评分为0，心情喜悦。

# 第七章 产后肌肉骨骼系统功能障碍性疾病

西医学认为产后肌肉骨骼系统功能障碍性疾病的发生与激素分泌、生物力学变化、过度劳损负重、哺乳姿势不正确等因素有关。例如，在孕后期开始，身体为适应妊娠的进展和分娩的需要，体内会分泌松弛素，这使耻骨上韧带及耻骨弓状韧带及耻骨间纤维软骨等变得柔软，同时也会使腰、背、臀、腹部的肌群力量减弱，在胎儿负重、分娩等作用下，易发生耻骨联合分离症、骨盆前倾、骶髂关节紊乱，功能性长短腿等。由于脊柱与骨盆的生物力学结构具有协同性，所以产后妇女在哺乳、抱孩子时跷二郎腿、盘腿坐、低头弯腰、长期单侧卧位、单腿负重站立等不正确姿势，更容易引起颈椎、胸椎及腰椎周围的肌肉、韧带、肌筋膜产生急慢性劳损，从而引发相应的疾病，如产后颈肩、腰背肌筋膜痛、腰椎－骨盆复合体综合征、产后棘间韧带、棘上韧带损伤、产后桡骨茎突狭窄性腱鞘炎、产后足底筋膜炎等。分娩耗气伤血，百脉空虚，气血营卫失调，外邪乘虚侵入素体而留滞肌肉、筋脉及关节之间，又因母乳喂养的姿态及调护不当，体姿体态发生变化，导致其生物力学结构也出现相应改变，进而发生疼痛或骨关节的功能障碍。产后骨骼肌肉系统功能障碍性疾病在中医妇科学中归属于“产后身痛”范畴。

从生物力学角度出发，我们可以将产后身痛的核心病机概括为“筋骨失衡”。人体运动是骨骼与肌肉、韧带、筋膜等协同作用的结果，从而达到“筋骨平衡”。由于妊娠期体态发生变化，重心前移，骨盆增宽，胎盘分泌松弛素使产后女性体姿体态发生改变进而产生筋骨失衡。人体力学平衡的基础，受内力（肌力、韧带张力、软骨应力、骨应力）与外力（重力、摩擦力、弹性力、支撑反作用力）共同调控。筋与骨在结构上密不可分，在功能上相互协调，共同完成人体之运动功能。伤筋可影响到骨，伤骨必伴有不同程度的伤筋。筋病影响肢体活动，骨病则引起负重及支架障碍。

因此，在产后肌肉骨骼系统功能障碍性疾病产生的疼痛治疗中，我们不能仅局限于疼痛局部，要分析产生的原因，从生物力学及脊骨平衡理论出发，整体论治。《灵枢·经脉》云：“骨为干，脉为营，筋为刚，肉为墙。”《灵枢·痿论》云：“宗筋束骨而利机关也。”在矫治骨盆时不要忽略了脊柱。

## 第一节　产后体姿体态评估

体姿体态评估是评估者按照SOAP原则，客观地评估患者身体状况的一种最基本的检查方法，其目的是进一步验证前期病史采集中所获得的有临床意义的症状，发现被评估者所存在的体征，为医生诊断疾病提供客观的依据。

体姿体态评估的注意事项如下：①评估时，环境应安静、舒适和具有私密性，最好在自然光线下进行。②评估者应着装整洁，态度和蔼，并体现对被评估者的关爱。③评估前先洗手，以避免医源性交叉感染。④按一定的顺序进行评估，以避免重复或遗漏，通常按照正面观、侧面观、背面观三个角度依次从头至足进行，后进行骨盆及骶髂关节专项评估，最后进行疼痛专项评估。⑤如被评估者为卧位，评估者应立于被评估者右侧，一般以右手进行评估。⑥评估中动作轻柔、准确、规范，内容完整而有重点，同时手脑并用，边评估边思考。⑦根据病情变化，随时复查以及时发现新的体征，不断补充和修正评估结果，调整和完善诊疗措施。

具体评估流程可参考《体态评估指南》《骨盆及骶髂关节功能解剖》等书。

## 第二节　产后颈肩肌筋膜疼痛综合征

产后颈肩肌筋膜疼痛综合征，是指因妊娠期及产后长期保持同一姿势使颈肩部过度劳损，而出现以颈肩部筋骨、关节、肌肉等处发生疼痛、重着、酸楚、活动不利为主要临床表现的疾病。

本病属中医产后身痛中“筋伤”或“项痹病”范畴。

### 【病因病理】

#### 一、西医病因病理

颈肩肌筋膜疼痛综合征的病因和发病机制尚未完全清楚，目前普遍认为是因不良哺乳姿势产生的应力和反复超负荷负重造成。

#### 二、中医病因病机

中医学认为本病产后因劳逸不当，致使经筋受损为病。

## 【诊断与鉴别诊断】

### 一、诊断要点

**1. 病史** 产后劳损史。

**2. 临床表现** ①局部自发性疼痛。②激痛点存在疼痛或感觉异常。③疼痛及受累区肌肉紧绷、僵硬或呈条索状。

**3. 检查**

（1）触诊紧张的肌肉或条索带上存在疼痛点。

（2）关节活动在某种动作下出现异常。

（3）反复出现自发性疼痛以及按压激痛点时感觉异常，触诊可引发至少一次肌肉抽搐反应，拉伸肌肉或者在激痛点注射药物时疼痛可有所缓解。

目前在肌筋膜疼痛的诊断中仍以触诊激痛点为主，超声波或红外热像检查为辅。由此可见，肌筋膜疼痛综合征的诊断需要详细的病史采集和体格检查。

### 二、辨证要点

以头枕、颈项、肩背等部位疼痛及功能障碍为主，根据症状进行辨证分经。

### 三、鉴别诊断

本病需与颈椎病、落枕等病相鉴别。

## 【治疗】

### 一、西医治疗

**1. 药物封闭局部注射** 未进行母乳喂养者，可采用扳机点注射或神经节段阻滞，扳机点注射一般取 0.5% 利多卡因 3~5mL 加少许糖皮质激素在痛点局部进行注射。

**2. 物理治疗** 包括超短波、冲击波、经皮电刺激、热敷、冷冻等治疗方法。

### 二、中医治疗

**1. 治疗原则** 属实证者以祛风、散寒、利湿、祛瘀等为法，或兼而用之；属虚证者，以调补肝肾为主；若为本虚标实，虚实夹杂者，当祛邪兼补虚，或补虚兼以祛邪。

**2. 辨证论治**

（1）风寒湿痹证

证候：产后护理不当感受风、寒、湿邪气，或寐露肩脊背而致颈肩、脊背冷痛重着，转侧不利，遇寒加重，舌淡苔白，脉弦紧。

治法：祛风散寒，温经通络。

代表方：葛根汤（《伤寒论》）加减。

组成：葛根、麻黄、桂枝、芍药、甘草、生姜、大枣。

（2）劳伤瘀血证

证候：产后过劳致使项部僵硬肿胀，活动不利，常伴随肩胛冈上下窝及肩井穴处压痛，劳累后加重。舌质紫暗或有瘀点，脉涩。

治法：活血化瘀，通络止痛。

代表方：身痛逐瘀汤（《医林改错》）加减。

组成：当归、川芎、桃仁、红花、没药、五灵脂、香附、秦艽、羌活、地龙、牛膝、炙甘草。

（3）肝肾亏虚证

证候：产后颈项、肩背酸痛无力，常伴有头晕耳鸣，腰膝酸软，舌红，少苔，脉细弱。

治法：滋肝肾，补气血。

代表方：独活寄生汤（《备急千金要方》）加减。

组成：独活、桑寄生、杜仲、牛膝、细辛、秦艽、茯苓、肉桂心、防风、川芎、人参、甘草、当归、芍药、干地黄。

**3. 中成药** 颈复康颗粒，口服。

**4. 针灸疗法**

（1）主穴 颈夹脊穴、天柱、后溪、申脉、悬钟、阿是穴。

（2）配穴 风寒痹阻配风池、外关，劳伤瘀血配膈俞、合谷，肝肾亏虚配肝俞、肾俞。

（3）操作 毫针常规针刺，感受风寒湿邪或气血虚弱者可加用灸法。

**5. 穴位推拿疗法**

（1）五线 ①督脉线用一指禅推法、按揉法往返操作。②夹脊线用一指禅推法、按揉法、拿法往返操作。③颈旁线用一指禅推法、按揉法、抹法往返操作，治疗时间约5分钟，以疏经通络，理气活血。

（2）五区 ①肩胛带区由肩峰端向颈根部施法、拿法交替操作。②肩胛背区用按揉法交替操作。③肩胛间区用一指禅推法、拨揉法交替操作，治疗时间约5分钟，以舒筋解痉，缓解肌紧张。

（3）十三穴 按揉风府穴、风池穴（双）、颈根穴（双）、颈臂穴（双）、肩井穴（双）、肩外俞穴（双）、天宗穴（双）。时间约5分钟，以疏经理气，活血止痛。

## 【预防与调护】

不良体位是导致产后颈肩肌筋膜疼痛的主要原因，不论是哺乳还是照顾婴儿，同一姿势都不宜保持过久，经常做传统运动或颈肩部、肩背部的拉伸动作可预防颈肩肌筋膜疼痛的发生。

## 【病历摘要】

患者，女，24岁，2019年9月10日初诊。

患者自诉两侧肩胛内侧反复疼痛10余天，追问病史得知患者分娩时正值夏季，不注重产后调护感受空调寒气，当夜自觉肩背部发凉不适。自那时起，稍吹风受凉即肩背部发凉、疼痛不适，反复发作，时轻时重。前一天因洗发后未吹干，湿发搭背而发病，疼痛呈针刺样，痛苦难忍，遂来诊。查体：两肩井穴处及肩胛内侧有明显压痛，余未见明显异常。西医诊断：颈肩肌筋膜疼痛综合征。中医诊断：产后身痛，项痹病。证属风寒痹阻。治法：祛风散寒，温经通络。治疗：隔姜灸结合穴位推拿治疗。

每周治疗2次，共治疗3周，症状完全消失，随访半年未复发。

# 第三节　产后腰背肌筋膜疼痛综合征

产后腰背肌筋膜疼痛综合征，是指因妊娠期及产后外感或内伤等因素而致的以腰背部弥漫性钝痛、两侧腰肌及髂嵴上方明显压痛为特征的一种常见疾病。本病属中医产后身痛之“产后腰痛”范畴。

## 【病因病理】

### 一、西医病因病理

产后腰背肌筋膜疼痛综合征的病因和发病机制与妊娠期及产后长期保持同一姿势使腰背部过度劳损有关，腰背部筋膜及肌肉受损后组织发生水肿、渗出及纤维性变而致的无菌性炎症，导致腰背部出现弥漫性钝痛或两侧腰肌及髂嵴上方明显压痛。

### 二、中医病因病机

产后腰痛的基本病机为经脉痹阻，腰府失养。腰为肾之府，受肾之精气充养，又为任、督、冲、带脉循行之处，产后素体虚弱易感受外邪，又因闪挫跌仆，劳累过度，均可引发腰背痛。内伤腰痛不外乎肾虚，内伤与外感相互影响，肾虚是发病关键所在，风寒湿之邪常因肾虚而客，痹阻经脉，发生腰痛。

# 【诊断与鉴别诊断】

## 一、诊断要点

**1. 病史** 产后劳损、感受风寒湿。

**2. 临床表现**

（1）腰背部有酸胀痛、麻木、僵硬感，易于疲劳。

（2）腰背部弥漫性钝痛，尤以两侧腰背肌及髂嵴上方更为明显。疼痛多位于腰骶部，可影响到一侧或两侧臀部及大腿后外侧，有酸胀、皮肤发凉、麻木等感觉异常。

（3）多为晨起发作，白天活动后症状减轻，夜晚加重，疼痛可因天气变化和劳累后加重，卧床休息时疼痛多可缓解。

（4）发作时患者不能直腰、俯仰、转身，动则疼痛加剧。患者为减轻腰部疼痛，常用两手扶住并固定腰部。

**3. 检查**

（1）肌痉挛 痉挛常位于腰背筋膜、骶部及髂嵴等肌筋膜附着处，腰椎生理弧度改变；不对称性的肌痉挛引起脊柱保护性侧弯改变。

（2）压痛 压痛部位广泛，腰背部、腰脊柱两侧及髂嵴上方压痛明显，感觉迟钝，病变部位有条索状痛性结节。

（3）功能障碍 腰背肌僵硬、腰部屈伸、旋转等活动功能不同程度受限，变换体位或姿势疼痛能缓解。

**4. 特殊检查** 少数患者直腿抬高试验可呈牵掣性阳性。X线检查一般无明显异常，可有腰骶椎先天变异、腰椎生理弧度改变或骨质增生等。少数患者实验室检查示血沉加快。

## 二、辨证要点

以产后腰背疼痛为主症，发病较急，疼痛明显，痛处拒按者为实证；起病较缓，腰部酸痛喜按者为虚证。腰脊为督脉和足太阳经脉所过，经筋所循，络结汇聚，脏腑之维系，运动之枢纽。产后妇女素体虚弱，凡闪挫、跌仆、劳损、潮湿、寒冷刺激，伤及腰脊，筋络受损，或筋节劳损，气滞血瘀，筋拘节错，而致疼痛，重着不去，活动牵掣而发病。

## 三、鉴别诊断

**1. 腰椎间盘突出症** 腰椎间盘突出症以腰痛伴下肢坐骨神经放射性痛、麻为主要特征，常有腰部急性损伤或劳损史，腰部屈伸活动受限，椎间盘突出相应节段压痛明显，并与坐骨神经放射性痛、麻相一致。直腿抬高试验、屈颈试验阳性，腱反射改变，趾背伸或跖屈试验阳性。

**2. 棘上韧带损伤**　有急性损伤史，脊柱中线部位呈撕裂样、针刺样或刀割样疼痛，以脊柱屈伸时疼痛明显。两个及两个棘突以上浅压痛为棘上韧带损伤；两个棘突间深压痛为棘间韧带损伤。

**3. 腰三横突综合征**　第 3 腰椎横突顶端处可触及明显压痛，疼痛部位固定。

## 【治疗】

### 一、西医治疗

**1. 药物封闭局部注射**　未进行母乳喂养者，可在痛点局部进行封闭注射，每个痛点注入 0.25%~0.5% 利多卡因、维生素 $B_{12}$ 混合液 1~2mL，疼痛严重者可酌情加入地塞米松或甲钴胺 5mg。

**2. 物理治疗**　包括超短波、冲击波、经皮电刺激、热敷、冷冻等治疗方法。

### 二、中医治疗

**1. 治疗原则**　属实证者，以祛邪为主，分别予以祛风、散寒、利湿、祛瘀等，或兼而用之；属虚证者，以补肾为主，若为本虚标实，虚实夹杂者，当祛邪兼以补肾，或补肾兼以祛邪。

**2. 辨证论治**

（1）寒湿证

证候：腰部冷痛重着，转侧不利，阴雨天疼痛加剧，舌苔白腻，脉沉而迟缓。

治法：散寒除湿，温经通络。

代表方：甘姜苓术汤（《伤寒论》）加减。

组成：干姜、白术、茯苓、炙甘草。

（2）湿热证

证候：腰痛而伴有发热，热天或雨天疼痛加重，口苦，小便短赤，舌苔黄腻，脉濡数。

治法：清热利湿，舒筋止痛。

代表方：四妙丸（《丹溪心法》）加减。

组成：黄柏、苍术、牛膝、薏苡仁。

（3）瘀血证

证候：腰痛如刺，日轻夜重而痛有定处，舌质紫暗，或有瘀斑，脉涩。

治法：活血化瘀，理气止痛。

代表方：身痛逐瘀汤（《医林改错》）加减。

组成：当归、川芎、桃仁、红花、没药、五灵脂、香附、秦艽、羌活、地龙、牛膝、炙甘草。

（4）肾阳虚证

证候：腰酸软无力，其痛绵绵，喜按喜揉，遇劳更甚，卧则减轻，面色苍白，少腹拘急，手足不温，少气乏力，舌淡，脉沉细。

治法：温补肾阳。

代表方：右归丸（《景岳全书》）加减。

组成：熟地黄、山药、山茱萸、枸杞子、肉桂、附子、鹿角胶、杜仲、菟丝子、当归。

（5）肾阴虚证

证候：腰酸软无力，其痛绵绵，喜按喜揉，伴面色潮红，心烦失眠，口燥咽干，手足心热，舌质红少苔，脉弦细数。

治法：滋补肾阴。

代表方：左归丸（《景岳全书》）加减。

组成：熟地黄、山药、山茱萸、枸杞子、龟甲胶、附子、鹿角胶、菟丝子、牛膝。

**3. 中成药**

（1）甘姜苓术丸　口服，适用于寒湿腰痛。

（2）四妙丸　口服，适用于湿热腰痛。

（3）三七伤药片　口服，适用于瘀血腰痛。

（4）左归丸　口服，适用于肾阴虚腰痛。

（5）右归丸　口服，适用于肾阳虚腰痛。

**4. 针灸疗法**

（1）主穴　肾俞、大肠俞、阿是穴、委中。

（2）配穴　寒湿腰痛配腰阳关，瘀血腰痛配膈俞，肾虚腰痛配大钟。病在督脉配后溪，病在足太阳经配申脉，腰椎病变配腰夹脊。

（3）操作　毫针常规刺法，急性腰痛，痛势剧烈者，阿是穴、委中可用三棱针点刺出血。寒湿腰痛、肾虚腰痛者，可加用灸法。

**5. 其他疗法**

（1）耳针疗法　取患侧腰骶椎、肾、膀胱、神门。毫针法，或埋针法、压丸法。

（2）拔罐　取肾俞、大肠俞、阿是穴。瘀血腰痛和寒湿腰痛可行刺络拔罐。

（3）穴位注射　取肾俞、大肠俞、阿是穴。选用复方当归注射液或丹参注射液等，每次取 2~3 穴，每穴常规注射 2mL。

（4）穴位推拿疗法　①患者取俯卧位，医者用按揉法在脊柱两侧膀胱经往返交替施术，手法宜深沉缓和，时间约 5 分钟，以舒筋活血，促进渗出吸收。②医者用掌揉法在病变节段及周围施术，再用双手提拿脊柱两侧骶棘肌数遍，然后用掌根推法顺肌纤维方向平推施术，手法宜沉、深透，时间约 5 分钟，以舒筋活血，温经通络。③医者用拇指按揉肾俞、夹脊穴、大肠俞、命门、环跳等穴位，再点按阿是穴，配合弹拨条索状的肌索或硬结，弹拨时手法宜深沉柔和，时间约 5 分钟，以舒筋活血，散结止痛。④患者取侧卧位，医者对腰段肌筋膜炎者做腰部斜扳法操作，左、右各 1 次，对胸背段肌筋膜炎者做抱颈提胸法，以理筋整复，纠正关节紊乱状态。⑤患者取俯卧位，在脊柱两侧膀胱经涂上介质，医者沿膀胱经走行方向用直擦法，以透热为度，可加用湿热敷，以温经活血，舒筋通络。

## 【预防与调护】

女性产后脊柱稳定性差，腰痛易反复，因此，配合功能锻炼对临床疗效的巩固意义重大。可仰卧空蹬自行车：仰卧在垫子上，双臂伸直，掌心向下放于两侧，下肢屈髋屈膝，腹部收紧，颈部放松，上身不动，双腿做踏车动作，每分钟蹬 30 次，2 分钟为 1 组，每日做 5 组，组间休息 30 秒，锻炼腹直肌、腹外斜肌。

## 【病历摘要】

患者，女，28 岁，2021 年 11 月 25 日初诊。

患者自诉产后腰背部疼痛不适 20 余天，自行敷膏药后疼痛稍有缓解，劳累后加重，疼痛反复发作，近 2 天因弯腰动作过多致病痛加重来诊。查体：腰背部肌肉僵硬，腰背部、腰脊柱两侧及髂嵴上方压痛明显，可触及散在条索状结节。西医诊断：产后腰背肌筋膜疼痛综合征。中医诊断：产后腰痛。证属瘀血。治法：活血化瘀，理气止痛。治疗：穴位推拿配合火罐疗法。

患者取俯卧位，医者用滚法在脊柱两侧足太阳经处往返施术，再行捏脊法，用双手提拿脊柱两侧骶棘肌数遍，最后用拇指按揉肾俞、夹脊穴等穴位，再点按病变阿是穴并弹拨条索状结节。推拿结束后局部涂抹红花油，用投火法吸附火罐后沿脊柱两侧往返走罐数次，出痧后留罐 10 分钟。

1 周推拿 2 次，走罐 1 次，1 个月后患者腰背部条索状结节明显松解，按之无明显压痛。

# 第四节　产后腰椎－骨盆复合体综合征

产后腰椎－骨盆复合体综合征，是指因怀孕时腹部重量增加，人体重心前移，使腰椎前凸增大，腰椎向前滑移，腰骶角及弦弧距相应增大，躯干承重线发生变化，腰骶角不稳定，从而造成腰骶关节及韧带损伤产生疼痛，中医又称“腰痛病”。

## 【病因病理】

### 一、西医病因病理

腰椎－骨盆复合体即腰骶关节，由第5腰椎与第1骶椎构成。腰骶部处于躯干与骨盆、下肢交接处，位于腰椎生理前凸与骶椎生理后凸的交接部，是人体脊椎结构的枢纽，几乎所有的脊椎动作都以腰骶为轴完成，是人体承受负荷最大的关节。因此，姿势不当或急慢性损伤容易导致腰骶部关节、韧带、肌肉、肌腱等软组织的损伤。怀孕后腹部重量增加，人体重心前移，使腰椎前凸增大，腰椎向前滑移，腰骶角及弦弧距相应增大，躯干承重线发生变化，腰骶角不稳定，从而造成腰骶关节、韧带、肌肉、肌腱等软组织的损伤。

### 二、中医病因病机

中医学认为，本病多因妇女产后气血虚亏，体质虚弱，筋节不固，或腠理不固，寒湿两邪客于节隙络筋，或积劳损伤而致气血滞涩，节窍黏结，筋肌挛拘，筋节失荣，节僵筋弛，以致疼痛，易遇劳累复作痛。

## 【诊断与鉴别诊断】

### 一、诊断要点

**1. 病史**　孕产史。

**2. 临床表现**

（1）腰部一侧或两侧或腰骶部疼痛，时轻时重，反复发作，劳动后症状加重，休息后症状缓解。

（2）腰骶常有僵滞感，活动不灵活，有腰部下坠感，喜撑腰行走。

（3）急性发作时腰骶部疼痛明显，不能久立，行走姿势改变或跛行。

**3. 检查**

（1）腰骶部肌肉保护性紧张、僵硬呈板状，严重时腰骶两侧肌肉痉挛，腰部活动轻度受限。

（2）腰骶部压痛，压痛范围较广，以酸胀痛为主，喜按压，有叩击痛。

（3）脊椎活动多数无异常，无下肢放射性疼痛。

### 二、辨证要点

产后腰骶痛乃本虚标实，以气血亏虚、经脉瘀阻为病机特点。

### 三、鉴别诊断

产后腰椎－骨盆复合体综合征临床症状与椎间盘突出、产后腰痛、骶髂关节致密性关节炎、产后耻骨联合分离等骨盆相关疾病等相似，临床存在较高的误诊率。

## 【治疗】

### 一、西医治疗

**1. 经皮电刺激脉冲干预** 将两片电极置于腰骶关节（腰5~骶1）处，频率为75~100Hz，强度以患者耐受为度，每天1次，每次30分钟。

**2. 现代康复医学治疗** 在纠正骨盆前倾的基础上，以核心肌群稳定性训练为主，如臀桥、平板支撑等，重建并增强腰椎－骨盆生物力学稳定性。

### 二、中医治疗

本病属产后腰痛，中医治疗可参考“产后腰背肌筋膜疼痛综合征”。

## 【预防与调护】

产妇产后可练习八段锦、五禽戏等传统功法，使骨正筋柔。腰椎生理弧度过大者，宜采用仰卧位臀部垫枕睡姿，以矫正弧度过大；腰椎生理弧度消失者，宜采用仰卧位腰部垫枕睡姿，以恢复腰椎弧度。保持良好姿势，劳逸结合，适度锻炼，注意保暖，避免风寒湿邪侵袭，是减少复发、减轻疼痛程度的有效方法。

## 【病历摘要】

患者，女，27岁，2021年12月7日。

患者自诉产后出现右侧腰骶、臀部疼痛30余天，以骶臀部为甚，仰卧、久坐弯腰、转身时疼痛加重，严重时疼痛呈放射状传导至臀部及大腿后外侧，自行热敷可暂时减轻，前一日因夜间哺乳、给孩子换尿垫时腰部受凉疼痛加重来诊。

查体：腰部活动受限，右“4”字试验（+），腰 5~ 骶 1 压痛（+），右髂后上棘、骶骨外侧压痛（+）。西医诊断：产后腰椎 – 骨盆复合体综合征。中医诊断：腰痛病。证属寒湿。治法：散寒除湿，温经通络。治疗：温针灸结合穴位推拿。

取肾俞（双）、关元俞（双），用 2 寸环柄针直刺 1.5 寸，行提插捻转得气后于针柄连接小段艾炷并点燃，待艾炷燃毕更换，连灸 3 壮。针毕，患者取俯卧位，医者在腰骶部及两侧膀胱经用滚法往返操作 20 分钟，再用拇指依次按揉肾俞、腰阳关、大肠俞、八髎、秩边、环跳、阿是穴等，弹拨腰骶部两侧痉挛的肌束，以酸胀为度，时间约 5 分钟，以舒筋通络，温经止痛。

连续治疗 5 天后患者痊愈。

# 第五节　产后耻骨联合分离症

产后耻骨联合分离症，是以耻骨联合局部压痛为主要表现，可伴随腰痛或下肢放射痛，行走、上楼梯时疼痛加重。影像学检查 DR 骨盆平片或耻骨超声可见耻骨联合关节面间距大于 10mm，查体可见骨盆分离试验、骨盆挤压试验阳性，中医学认为本病归属“产后身痛”“交骨痛”。

## 【病因病理】

### 一、西医病因病理

**1. 松弛素的影响**　妊娠期间，在松弛素分泌的作用下，女性骨盆关节的韧带会变得松弛，使周围韧带极具延展性，孕妇骨盆结构因而发生一定变化，耻骨联合关节间隙较孕前增宽，耻骨联合周围肌肉韧带在孕产期过程松弛，分娩后激素恢复正常水平，但松弛的肌肉及韧带等组织无法恢复，继而导致耻骨联合分离的表现。

**2. 骨盆生物力学结构改变**　骨盆前弓由双侧耻骨上、下支与耻骨联合构成，属于骨盆结构的稳定承重弓，主要作用在于当人体处于负重状态时，承重弓向中线靠拢和两侧分离。骨盆本身虽然具有一定的稳定性，但是女性骨盆在妊娠过程中稳定性会逐渐下降，妊娠晚期随着胎儿体重增长，孕妇身体重心逐渐前移，腰椎曲度增大、骨盆前倾，骨盆横径亦相应增大，前后径不变，耻骨弓角度变大，此时生物力学结构改变，盆底肌肉属于失代偿状态，耻骨联合局部软组织在整个过程也极大可能出现松弛状态，束缚无力，兼之生产过程伴随的产道损伤，可致耻骨联合局部分离加剧。

**3. 炎症影响**　耻骨联合分离与骨髓水肿关系极为密切，女性在妊娠及分娩期间骶髂关节及耻骨联合关节的骨髓水肿及炎症侵袭，易引发妊娠相关的骨盆环疾病，炎症的长期侵袭促使耻骨联合周围韧带及肌肉等软组织发生局部水肿、渗出甚至坏死物质分解，局部无菌性炎症浸淫导致耻骨联合关节等骨盆结构慢性损伤，而附着在周围的神经末梢受到无菌性炎性的刺激会引起局部疼痛及腰骶部、下肢部放射痛。

### 二、中医病因病机

妇女分娩时耗伤气血，素体虚弱，又逢产后风寒外邪，经络受邪致局部甚至整体凝滞不通，或恶露不净，血瘀内阻，不通则痛；或津血亏虚，经脉无法得以濡养，不荣则痛。

## 【诊断与鉴别诊断】

### 一、诊断要点

**1. 病史**　孕产史或产钳助产史。

**2. 临床表现**　主要临床表现为耻骨联合处疼痛，同时可伴有腰骶部、腹股沟区、下肢疼痛，大部分患者起床活动、翻身、行走时症状均可见加重，严重者会出现下肢内侧麻木、痉挛，甚至出现放射性疼痛。

**3. 检查**

（1）查体　耻骨联合局部压痛，伴腹股沟压痛，VAS 评分异常。

（2）特殊检查　骨盆挤压试验、骨盆分离试验阳性。

（3）其余检查　DR 骨盆平片或耻骨超声可见耻骨联合关节面间距大于 10mm。

### 二、辨证要点

耻骨联合，中医称之为交骨，产妇多气血精津亏虚，血不荣筋、筋不束骨，致交骨分离，引发疼痛。

### 三、鉴别诊断

产后耻骨联合分离症临床表现类似产后腰痛、产后骶髂关节错位等骨盆相关疾病，临床存在较高的误诊率，其中，需认真比较鉴别的疾病包括：产后骨盆环疾病、产后腰痛、产后骶髂关节错位、髂骨致密性骨炎等。

## 【治疗】

### 一、西医治疗

**1. 经皮电刺激脉冲干预**　将两片电极置于耻骨联合处，频率为 75~100Hz，强度以患者耐受为度，每天 1 次，每次 30 分钟。

**2. 骨盆带固定治疗** 骨盆带的松紧度以患者耐受为度，主要起限制骨盆的活动和受力作用。

**3. 现代康复医学 MET 肌肉能量技术治疗**

（1）耻骨联合挤压 患者取仰卧位，治疗师立于治疗床边。患者双腿屈髋屈膝，双足平置于治疗床上。治疗师将一只手的前臂置于患者双侧膝关节之间，以分开患者双膝，嘱患者内收双侧膝关节，同时治疗师给予其同等力量的反作用力。保持上述姿势等长收缩 3~5 秒，然后放松。当患者完全放松后，治疗师再进一步轻轻分离患者双膝，重复 3~7 次。重新进行功能障碍评估，判断此技术的疗效。

（2）耻骨联合分离 患者取仰卧位，治疗师立于治疗床边。患者双下肢屈髋屈膝，双足平置于治疗床上，双侧膝关节分开与肩同宽。治疗师用腹部和双手分别置于患者双侧膝关节外侧，嘱患者外展双侧膝关节，同时治疗师给予其同等力量的反作用力。保持上述姿势等长收缩 3~5 秒，然后放松。当患者完全放松后，治疗师缩小患者双膝间距 7~9cm，1 次。重新进行功能障碍评估，判断此技术的疗效。

（3）耻骨向上功能障碍 患者取仰卧位，患侧肢体靠近治疗床边，治疗师立于患侧。治疗师头侧手置于患者健侧髂前上棘以稳定骨盆，尾侧手外展患侧下肢，使其悬挂于治疗床外。治疗师将手置于患者患侧膝关节上方，并对患侧膝关节向下施加压力，直至出现运动受限点。嘱患者向上向内抬起膝关节，同时治疗师给予其同等力量的反作用力。保持上述姿势等长收缩 3~5 秒，然后放松。当患者完全放松后，治疗师进一步下压患者下肢至新的运动受限点，重复 3~5 次。重新进行功能障碍评估，判断此技术的疗效。

（4）耻骨向下功能障碍 患者取仰卧位，患侧靠近治疗床边，治疗师立于健侧。治疗师一只手屈曲、内旋患者患侧髋关节，另一只手大鱼际置于患者患侧坐骨结节之下，作为支点。然后，治疗师将患者膝关节置于躯干下固定，屈曲患侧髋关节，直至出现运动受限点。让患者将膝关节推向治疗师，同时治疗师给予其同等力量的反作用力，让患者保持上述姿势等长收缩 3~5 秒，然后放松。当患者完全放松后，治疗师屈曲患者髋关节至新的运动受限点。同时治疗师放在坐骨结节下方的手可以再向头侧调整，以保证杠杆的效果，重复 3~5 次。重新进行功能障碍评估，判断此技术的疗效。

## 二、中医治疗

**1. 治疗原则** 产后耻骨联合分离症，治疗以舒筋通络，松解粘连，理筋整复为主。属实证者，辅以活血化瘀法；属虚证者，辅以补肾强骨法。虚实夹杂者，当祛邪兼以补肾，或补肾兼以祛邪。

**2. 辨证论治**

（1）实证

证候：耻骨联合处疼痛剧烈，动则加剧，舌紫暗，苔白，脉弦涩。

治法：通络止痛。

代表方：身痛逐瘀汤（《医林改错》）加减。

组成：当归、川芎、桃仁、红花、没药、五灵脂、香附、秦艽、羌活、地龙、牛膝、炙甘草。

（2）虚证

证候：耻骨联合处疼痛绵绵，神疲乏力，面色萎黄，头晕心悸，舌淡，苔薄白，脉细弱。

治法：补血益气，通络止痛。

代表方：黄芪桂枝五物汤（《金匮要略》）加减。

组成：黄芪、桂枝、白芍、生姜、大枣、秦艽、当归、丹参、鸡血藤。

（3）虚实夹杂证

证候：耻骨联合处按之痛甚，伴腰膝酸软，舌淡暗，苔白，脉沉细。

治法：祛风除湿，补肾强骨。

代表方：养荣壮肾汤（《叶氏女科证治》）加减。

组成：当归、川芎、独活、肉桂、防风、杜仲、续断、桑寄生、生姜、熟地黄、秦艽、山茱萸。

**3. 中成药**

（1）益母草冲剂　每次 1~2 包，每日 2 次，温水送服。适用于实证者。

（2）金鸡虎补丸　每次 6g，每日 2 次，温水送服。适用于虚实夹杂证者。

（3）人参再造丸　每次 3g，每日 2 次，适用于虚证者。

**4. 针刺疗法**

（1）主穴　中极、曲骨、阿是穴。

（2）配穴　实证偏瘀血者配血海、膈俞，实证偏寒湿者阴陵泉、丰隆，虚证者配太溪、气海、关元、足三里。

（3）操作　中极穴向下斜刺 0.5~1 寸，曲骨直刺 0.5~1 寸，耻骨联合局部有微胀感。

**5. 其他疗法**

（1）耳针疗法　取患侧交感、肾、皮质下、神门。毫针法，或埋针法、压丸法。

（2）穴位注射　取阿是穴。选用复方当归注射液或丹参注射液等，每次取 2~3 穴，每穴常规注射 2mL。

（3）穴位推拿疗法　推拿手法的目的是疏通经络、消肿散结、缓急止痛。循足太阳、足太阴、足少阴经筋采用基础松解手法，后通过整复手法施治于耻骨联合处，尤其是通过手法挤按以促进分离归合，使耻骨联合间隙在治疗过程中逐渐缩小。每天1次，每次30分钟。

## 【预防与调护】

孕晚期耻骨联合疼痛者，产后应束缚骨盆带治疗；产后恢复期要尽量减少或避免上下楼梯及走斜坡路的活动；另外，走路速度不要太快，步幅也要适中，这样可以减轻耻骨的损伤。

## 【病历摘要】

患者，女，23岁，2022年1月19日初诊。

患者由轮椅推入诊室，精神疲倦，面色少华，自诉耻骨联合处呈撕裂样疼痛40余天，活动受限、行走困难，站立、弯腰时疼痛加重，睡觉时无法翻身，需他人帮助抬腿并在两膝盖内侧垫一枕头才能保持侧卧姿势。骨盆核磁共振显示：骶髂关节水肿、耻骨联合水肿并分离13.1mm。经卧床休息、热敷、物理治疗后效果仍不理想。母乳喂养，乳汁充足，恶露呈淡黄色伴少量血丝，纳差，睡眠一般，小便正常，大便困难，3~4天/次，舌淡暗，苔薄白，舌下有血瘀，脉沉细。查体：四肢未见畸形，未见肌肉萎缩，肌张力正常，肌力5级。右侧“4”字试验（+），右侧Thingh Thrust试验（+），骨盆分离试验（+），改良托马斯试验（+），床边试验（+），耻骨联合压痛（++），骶髂关节压痛（++）。西医诊断：产后耻骨联合分离症。中医诊断：产后身痛－交骨痛。证属虚实夹杂。治法：益气活血，消肿止痛。治疗：电针结合穴位推拿。

取穴：中极、关元、气海、横骨、急脉、肾俞、次髎、委中、足三里。中极向下斜刺1.2~1.3寸，横骨、急脉向内下斜刺0.5~1寸，气海、关元、足三里均直刺1.2~1.3寸。各穴行提插、捻转手法得气后，接电针治疗仪，其正负极分别接两侧急脉、横骨，连续波，频率选择2/100Hz疏密交替，强度以患者可耐受为度。结束后取俯卧位，以上述操作针刺肾俞，次髎，取3寸针灸针，两穴直刺2~2.5寸，针刺得气后接电针治疗仪，其正负极分别接两侧肾俞、次髎，并以TDP治疗仪局部照射，每次治疗30分钟，3日1次，5次为1个疗程，疗程间休息2天，共治疗2个疗程。针毕，行穴位推拿进行松解，手法松解完毕后让患者缓慢平躺，两脚踩在床面使腿垂直于床，医者将手握拳置于患者两膝间，嘱患者有规律的内收夹腿3~5组，使之向内合拢。医者再将手置于患者两膝外侧，嘱患者有规律的外展对抗3~5组。

1次治疗后患者疼痛明显缓解，可缓慢自行翻身、坐起，搀扶下可站立及行走，仅诉站立及行走时疼痛明显，2 天后依前法行第 2 次治疗，治疗结束后，患者可独自站立及行走，不需要他人辅助，耻骨联合部疼痛感基本缓解。

2 月 18 日复查骨盆 X 线提示正常，原耻骨联合分离已恢复正常，3 个月后电话随访未见复发。

## 第六节　产后骶髂关节功能障碍

产后骶髂关节功能障碍，是指妇女因孕产导致骶髂关节韧带损伤或骶髂关节错缝，引起局部疼痛的功能障碍。临床上以持续性下腰痛或腰臀痛、长短腿、跛行为主要特征。本病属中医伤科“骨错缝”范畴，又称“胯骨错缝”。

### 【病因病理】

#### 一、西医病因病理

女性在妊娠期和产后，因内分泌的作用，使骶髂关节松弛，怀孕时骶髂关节面被撑开，婴儿产出（包括剖宫产），腹压骤降，骶髂关节瞬间对合，由于关节面对合欠佳而形成错缝，或因胎儿过大，分娩时骨盆过度扩张，引起骶髂关节损伤，导致一侧或两侧的腰骶及下腰部持续性疼痛。

#### 二、中医病因病机

中医学认为，本病因孕产期腰骶、骶髂骨节松弛，诸筋弛缓，节隙松解，致使骨节错缝，气血瘀滞，或产后气血亏虚，血不荣筋，筋不束骨等发病。

### 【诊断与鉴别诊断】

#### 一、诊断要点

**1. 病史**　有分娩史。

**2. 临床表现**　疼痛，以下腰痛为主，可伴有一侧或两侧腰臀部疼痛，弯腰、转身等活动时加重，严重者出现下肢放射痛。

**3. 检查**

（1）查体　①可见患侧骶髂关节较健侧隆起，双侧对比触摸髂后上棘时，患侧髂后上棘有凸起或凹陷，触诊髂后上棘下缘，患侧较健侧偏下者为后错位，反之为前错位。②患侧髂后下棘的内下角有压痛、叩击痛，有时可触及痛性筋结。③腰部前屈、后伸活动受限，患侧侧弯明显，腰臀部肌肉紧张，臀上皮神经、臀中肌压痛明显。④长短腿，查体时可见两侧髂嵴、髂前上棘、髂后上棘、内侧髁等骨性标志不对称，两腿长度不一致。

（2）特殊检查　“4”字试验阳性，骨盆挤压或分离试验阳性，床边试验阳性。

（3）其他检查　X线片可见骶髂关节面排列紊乱，密度增高，关节间隙两侧不对称，两侧髂嵴、髂后下棘、耻骨联合和坐骨结节略有上下错动。

### 三、鉴别诊断

产后骶髂关节功能障碍与产后腰痛、骶髂关节致密性关节炎、产后耻骨联合分离等骨盆相关疾病临床存在较高的误诊率。

## 【治疗】

### 一、西医治疗

**1. 经皮电刺激脉冲干预**　将两片电极置于骶髂关节处，频率为75~100Hz，强度以患者耐受为度，每天1次，每次30分钟。

**2. 药物封闭局部注射**　未进行母乳喂养者，可在每个痛点局部或硬膜腔外注入0.25%~0.5%利多卡因、维生素$B_{12}$混合液1~2mL治疗，疼痛严重者可加入地塞米松或甲钴胺5mg。

**3. 射频治疗**　可采用单极（水冷）射频和双极射频。

### 二、中医治疗

**1. 治疗原则**　胯骨错缝以手法整复为主，治疗以舒筋通络，松解粘连，理筋整复。属实证者，辅以活血化瘀法；属虚证者，辅以补肾强骨法。

**2. 辨证论治**

（1）实证

证候：胯骨错缝伴骶髂关节处疼痛，按之痛甚，舌紫暗，苔白，脉弦涩。

治法：通络止痛。

代表方：身痛逐瘀汤（《医林改错》）加减。

组成：当归、川芎、桃仁、红花、没药、五灵脂、香附、秦艽、羌活、地龙、牛膝、炙甘草。

（2）虚证

证候：胯骨错缝伴神疲乏力，舌淡，苔薄白，脉细弱。

治法：补血益气，通络止痛。

代表方：黄芪桂枝五物汤（《金匮要略》）加减。

组成：黄芪、桂枝、白芍、生姜、大枣、秦艽、当归、丹参、鸡血藤。

**3. 中成药**

（1）益母草冲剂　每次1~2包，每日2次，温水送服，适用于实证者。

（2）人参再造丸　每次3g，每日2次，适用于虚证者.

**4. 针刺疗法**

（1）主穴　中极、曲骨、阿是穴。

（2）配穴　实证偏瘀血者配膈俞，实证偏寒湿者配腰阳关，实证偏虚者配足三里。

（3）操作　中极穴向下斜刺0.5~1寸，曲骨直刺0.5~1寸，耻骨联合局部有微胀感。

**5. 其他疗法**

（1）耳针疗法　取患侧腰骶、交感、肾、皮质下、神门。毫针法，或埋针法、压丸法。

（2）穴位注射　取阿是穴，选用复方当归注射液或丹参注射液等，每次取2~3穴，每穴常规注射2mL。

（3）穴位推拿疗法　循足太阳、足太阴、足少阴经筋采用基础松解手法，然后进行整复。

①屈髋屈膝扳法　此法用于旋前错位（以左侧为例），患者侧卧于床沿，医生站于患者右侧，患侧在上屈髋屈膝，健侧在下腿伸直，医者以一手抵住患侧肩部方向，另一手按压在骶髂关节处，两手以相反方向扭转到最大角度后，按压在骶髂关节处的手垂直用力按压，听到“咔”声或手下有关节复位感表示关节复位。

②俯卧位外展扳法　此法用于旋后错位（以右侧为例），患者取俯卧位，医生站于患者右侧，患者两膝屈曲，医者一手托患侧膝关节做外展扳动，先缓缓旋转患肢5~7次，尽可能上提患侧大腿过伸患肢，另一手掌跟在骶髂关节处向下按压，按压与向后扳动同步进行，可闻及关节复位响声或手下有关节复位感，一般操作3次左右即可复位。

## 【预防与调护】

练习八段锦、五禽戏等传统功法，可使骨正筋柔。处于产后恢复期时应避免跷二郎腿，跷二郎腿会使骨盆和髋关节受到压力，导致骨盆歪斜、肌肉韧带劳损，进而演变为骶髂关节功能障碍。

## 【病历摘要】

患者，女，27岁，2020年11月21日初诊。

患者自诉产后腰臀部疼痛不适40天，加重2天。疼痛呈放射状，行走不协调，弯腰时疼痛向右下肢放射。未予重视治疗，近几日上述症状加重，遂予我科就诊。查体：右侧“4”字试验（+），右侧 Thigh Thrust 试验（+），改良托马斯试验（+），床边试验（+），骶髂关节压痛（++），仰卧位时右侧髂脊、髂前上棘、内踝相较左侧下移，俯卧位时右侧坐骨结节、髂后上棘、骶骨下外侧角相较左侧上移，舌暗，苔白，脉弦。西医诊断：产后骶髂关节功能障碍（右髂旋前错位）。中医诊断：胯骨错缝。属实证。治法：理筋整复，通络止痛。治疗：电针结合推拿手法治疗。

取环跳（双）、八髎（双），采用 3 寸针直刺 2.5 寸后行提插捻转，得气后连电针治疗仪，其正负极分别接两侧环跳、次髎，连续波，频率选择 2/100Hz 疏密交替，强度以患者可耐受为度。电针结束后取俯卧位以推拿手法对患者足太阳、足三阴经循行路线在臀部的臀中肌、梨状肌、臀小肌、内收肌、腘绳肌等部位行松解治疗；在较浅的筋结点使用一指禅分筋理筋，在较深的筋结点，使用肘部及拇指点穴，力度由轻到重。松解完毕行侧卧位屈髋屈膝扳法对患者右侧骶髂关节复位，复位结束后嘱患者居家做臀桥训练，治疗 3 次后痊愈。

## 第七节　产后棘间、棘上韧带损伤

产后棘上、棘间韧带损伤是指患者妊娠或产后期间在弯腰时突然遭受外力，或负重时腰肌突然失力而引起的急慢性损伤，从而导致腰背疼痛和活动功能障碍的一种疾病，本病属中医“筋伤”范畴。

### 【病因病理】

#### 一、西医病因病理

**1. 急性损伤**　棘上和棘间韧带在正常情况下受骶棘肌保护，当身体过度前屈时突然用力，易导致棘间韧带损伤，在突然扭转情况下则易导致棘上韧带损伤。在弯腰搬运重物时，骶棘肌处于相对松弛状态，臀部及大腿后部肌肉收缩，以腰椎为杠杆将重物提起，其支点在腰骶部，其承重力全落在韧带上，极易造成腰段棘上韧带撕裂伤。或弯腰劳作时，突然外力打击，迫使腰前屈，引起棘上韧带的撕裂。由于棘上韧带大多终止于腰 3、腰 4 棘突，而腰 4 以下几乎无棘上韧带，在弯腰时，其应力落在棘间韧带上，突然受到强力牵拉或外力作用时，则容易使之发生损伤。其损伤表现为韧带撕裂、出血及渗出，日久发生退行性改变，损伤加重。

**2. 慢性劳损**　长期从事弯腰劳动，其维持弯腰姿势的应力，主要由棘上和棘间韧带承担。由于韧带经常受到牵拉而超出其弹性限度被拉松，逐渐发生水肿、炎症和粘连，刺激腰脊神经后支而引起慢性腰痛，或因韧带纤维发生退变，弹性减弱，这时如弯腰负重，常易发生部分纤维的损伤和劳损。

### 二、中医病因病机

中医学认为，本病多由直接外力或间接外力使背腰部筋脉遭受急性损伤，致使筋络损伤，以致筋脉不和，经络阻闭，气滞血瘀，不通则痛。产后妇女气血亏虚，筋失濡养，长时间低头弯腰哺乳喂养，以致出现痉挛、僵硬或筋结、条索改变，疼痛多为刺痛，痛处固定不移。

## 【诊断与鉴别诊断】

### 一、诊断要点

#### （一）棘上韧带损伤

**1. 病史**　产后劳损病史。

**2. 临床表现**　常在弯腰负重下伸腰或扭转时突然发生，损伤史短暂迅速，用力不一定很大。急性损伤者，脊柱中线部位突然疼痛，常呈断裂样、针刺样或刀割样疼痛，患者自觉受伤时有撕裂样感觉。弯腰时痛甚，腰背深层有酸痛，偶伴腰腿部牵涉性隐痛。慢性劳损者，棘上韧带松弛，局部疼痛不明显，但不能过久弯腰，弯腰后腰部不能马上直起，局部酸胀。

**3. 检查**

（1）肌紧张　骶棘肌及臀大肌痉挛，脊柱呈保护性侧弯。

（2）压痛点　在棘突顶点或其两侧有较明显的压痛。痛点常跨越 2 个以上棘突，压痛部位表浅，指下有片状或条索状剥离，可左右滑动。

（3）功能障碍　受伤后即出现活动受限，腰部板直，不敢向前弯腰，腰前屈时局部疼痛加重。

#### （二）棘间韧带损伤

**1. 病史**　有脊柱扭转外伤史。往往与棘上韧带合并损伤。

**2. 临床表现**　①疼痛位于两棘突间，为深在性疼痛、胀痛，劳累后加重，休息后减轻。②弯腰时重，后伸腰时轻，脊柱微屈被动扭转可使疼痛加重。

**3. 检查**

（1）肌紧张　骶棘肌痉挛，可影响吸气，不敢做深呼吸。

（2）压痛点　压痛点局限在相邻两个棘突间，压痛部位在棘上韧带深层。

（3）功能障碍　腰部前屈功能受限明显，受限程度比棘上韧带损伤明显。

## 二、辨证要点

两个及两个棘突以上浅压痛为棘上韧带损伤；两个棘突间深压痛为棘间韧带损伤；单个棘突顶端压痛为棘突骨膜损伤，临床应注意鉴别。

## 三、鉴别诊断

**1. 急性腰肌扭伤**　有明显腰部扭伤史，腰部疼痛剧烈，腰部活动受限，骶棘肌紧张，痉挛明显，压痛点在两侧腰部。

**2. 腰椎小关节紊乱**　多数损伤史不明显，有棘突偏歪，压痛点在偏歪的棘突处，屈伸旋转时牵掣痛，咳嗽、喷嚏时疼痛加重。X 线可见棘突侧偏。

# 【治疗】

## 一、西医治疗

**1. 药物封闭局部注射**　未进行母乳喂养者，可取 0.5%~1% 利多卡因和尼泊松 15~25mg 混合液 3mL 在痛点局部进行注射治疗，每周两次，3~5 次即愈。

**2. 物理治疗**　包括超短波、冲击波、经皮电刺激、热敷、冷冻等治疗方法。

## 二、中医治疗

**1. 治疗原则**　舒筋活血，消肿止痛。

**2. 辨证论治**

（1）气滞血瘀证

证候：脊背处突然出现疼痛，多为刺痛，痛处固定，常伴痉挛、僵硬或筋结、条索改变，按之痛甚，舌紫暗，苔白，脉弦涩。

治法：行气活血，通络止痛。

代表方：身痛逐瘀汤（《医林改错》）加减。

组成：当归、川芎、桃仁、红花、没药、五灵脂、香附、秦艽、羌活、地龙、牛膝、炙甘草。

（2）气血亏虚证

证候：疼痛日久，可见神疲乏力，面色萎黄，舌淡，苔薄白，脉细弱。

治法：补血益气，通络止痛。

代表方：黄芪桂枝五物汤（《金匮要略》）加减。

组成：黄芪、桂枝、白芍、生姜、大枣、秦艽、当归、丹参、鸡血藤。

**3. 中成药**

（1）金鸡虎补丸　每次6g，每日2次，温水送服。适用于气虚血亏，肾精不足者。

（2）安络解痛片　每次3~5片，每日3次，温水送服。适用于血滞经脉者。

**4. 针刺疗法**

（1）主穴　阿是穴、夹脊穴。

（2）配穴　疼痛剧烈者配合谷、太冲，气血亏虚者配脾俞、足三里。

（3）操作　毫针常规操作。

**5. 其他疗法**

（1）穴位推拿疗法　①患者取俯卧位，医者在韧带损伤的两侧用揉法上下往返操作，手法宜深沉缓和，以患者能忍受为度。再按揉阿是穴、腰夹脊穴及八髎、承山、委中等穴，时间约5分钟，以舒筋活血，缓解肌痉挛。②医者在韧带损伤局部用按揉法操作。棘上韧带损伤者，治疗范围较广，手法宜轻柔缓和；棘间韧带损伤者，则以损伤棘间为主，手法宜沉缓深透，力达病所，以患者能忍受为度。用轻手法按揉治疗3~5遍，然后沿棘上韧带方向做上下推抹理筋，时间约5分钟，以活血消肿，舒筋止痛。③医者用按揉法重点按揉结节状或条索状物使其消散。对有棘上韧带剥离者，用拇指弹拨法使剥离的韧带复位，并上下推抹理筋，手法宜轻柔缓和，时间约5分钟，以舒筋止痛，理筋整复。④医者在韧带损伤部位的督脉及两侧膀胱经施直擦法，以透热为度。局部可配合湿热敷，以温经通络，活血止痛。

（2）其他　拔罐疗法、刮痧疗法、小针刀疗法等。

## 【预防与调护】

嘱患者避风寒，畅情志；多做传统运动，平时多注意防护，避免低头弯腰。

## 【病历摘要】

患者，女，31岁，2021年1月10日初诊。

患者自诉前日给孩子换洗衣服后突发腰背疼痛，直立困难，仅保持弯腰姿势时可缓解，夜休时翻身、平卧则加重，在家休息1日未缓解，遂来诊。查体：面容痛苦，弯腰佝背，由两人搀扶进入诊室，颈12~腰1棘突间压痛（++），棘突旁压痛（±），立体体前屈、坐位体前屈、后伸试验均阳性。西医诊断：产后棘间韧带损伤。中医诊断：产后身痛。证属气滞血瘀。治法：行气活血，通络止痛。治疗：电针结合穴位推拿疗法。

患者取阿是穴、夹脊穴，以1.5寸针围刺阿是穴、排刺夹脊穴，提插捻转得气后接电针，电针连接于阿是穴两端，连续波，频率2Hz，强度以患者耐受为度，留针30分钟。针毕，医者在韧带损伤的两侧用轻柔㨰法、揉法，上下往返操作，以患者耐受为度。

每日治疗1次，1次治疗结束后患者可直立做小幅度活动，连续治疗5次后患者痊愈。

## 第八节 产后桡骨茎突狭窄性腱鞘炎

妇女产褥期或产后恢复期内，不当用力或长期劳损出现腕关节疼痛、活动受限者，称为产后桡骨茎突狭窄性腱鞘炎，其因产后腕及拇指经常用力过度或劳损，而致拇长展肌腱与拇短伸肌腱在桡骨茎突腱鞘部因机械性摩擦而起的慢性无菌性炎症，出现桡骨茎突处肿胀、疼痛、活动受限为特点的病症，中医属产后身痛中“筋痹”范畴。

### 【病因病理】

#### 一、西医病因病理

产后患者抱娃或母乳喂养等姿势，腕部经常运动或短期内运动过度，拇长伸肌腱和拇短伸肌腱在纤维性鞘管中的过度摩擦是导致本病的主要原因。桡骨茎突表面的纤维性鞘管的伸展空间有限，拇指内收和腕关节过度尺偏动作使肌腱走行方向发生角度改变，引起肌腱、腱鞘的损伤性炎症。

#### 二、中医病因病机

中医学认为，因产后拇指频繁屈伸，或因积劳损伤，或因挫伤其筋，致使手阳明经筋受损，肌筋挛急，气滞血瘀，津液涩竭，久则黏结为病。

### 【诊断与鉴别诊断】

#### 一、诊断要点

**1. 病史** 产后劳损史。

**2. 临床表现** ①腕背桡骨茎突及拇指掌指关节部疼痛，初起较轻，逐渐加重，可放散到肘部及拇指，严重时局部有酸胀感或烧灼感，遇寒冷刺激或拇指活动时疼痛加剧。②拇指活动无力，伸拇指或外展拇指活动受限，常突然处于某一位置不能活动，日久可引起大鱼际萎缩。

**3. 检查**

（1）查体 ①桡骨茎突处轻度肿胀，可触及条索状筋结，质似软骨状。②桡骨茎突部明显压痛。③拇指做外展、背伸时，可触及桡骨茎突处有摩擦感或摩擦音。

（2）特殊检查 屈拇握拳试验阳性。

## 二、辨证要点

本病首先辨疼痛的部位，结合病史、症状、查体，以审其虚实。临床以腕部桡骨茎突疼痛，结合产后体质变化，具有多虚夹瘀的特点。

## 三、鉴别诊断

**1. 腕关节损伤** 多有明显的外伤史，腕部疼痛、肿胀明显，甚至瘀血，腕关节活动受限，活动时疼痛加剧。

**2. 腕舟骨骨折** 有明显外伤史，腕桡侧深部疼痛，鼻烟窝部肿胀及压痛，第 1、2 掌骨远端腕部叩击痛阳性，可通过 X 线明确诊断。

# 【治疗】

## 一、西医治疗

**1. 肌贴及支具固定** 限制手腕尺侧偏移活动。

**2. 药物封闭局部注射** 未进行母乳喂养者，可取 0.25% 利多卡因、地塞米松 5mg 混合液 2~3mL 在痛点局部进行封闭注射。

## 二、中医治疗

**1. 治疗原则** 以手法治疗为主，活血化瘀，舒筋通络，配合针灸、药物巩固。

**2. 辨证论治**

（1）风寒痹阻证

证候：产后护理不当感受风寒或手腕部冷痛重着，屈伸不利，遇寒加重，舌淡苔白，脉弦紧。

治法：祛风散寒，温经通络。

代表方：桂枝汤（《伤寒论》）加减。

组成：桂枝、芍药、甘草、生姜、大枣、当归、威灵仙。

（2）劳伤瘀血证

证候：产后过劳致使腕部僵硬肿胀，活动不利，舌质紫暗或有瘀点，脉涩。

治法：活血化瘀，通络止痛。

代表方：身痛逐瘀汤（《医林改错》）加减。

组成：当归、川芎、桃仁、红花、没药、五灵脂、香附、秦艽、羌活、地龙、牛膝、炙甘草。

**3. 中成药** 安络解痛片，每次3~5片，每日3次，温水送服。

**4. 针刺疗法**

（1）主穴 阳溪、列缺。

（2）配穴 疼痛剧烈者配合谷。

（3）操作 毫针常规操作。

**5. 其他疗法**

（1）穴位推拿疗法 ①患者坐位或仰卧位，腕下垫软枕，小鱼际置于枕上，医者先于前臂桡侧伸肌群施一指禅推法往返操作，然后点按手三里、偏历、阳溪、列缺、合谷等穴，时间约5分钟，以舒筋活血。②医者用轻快柔和的弹拨法沿前臂拇长展肌与拇短伸肌到第1掌骨背侧做上下往返治疗，然后医者以一手握住患腕，另一手握其拇指做拔伸法，同时配合做拇指的外展、内收活动，缓缓摇动腕关节，时间约5分钟，以消肿止痛。③以右侧为例，医者以右手食、中二指夹持患者拇指近侧节，用拇指及食指持握其他四指向下牵引，以理顺肌筋，扩张筋隙，在右手的持续牵引下，医者将患腕向尺侧极度偏屈，左手拇指压于桡骨茎突处的拇短伸肌与拇长展肌的腱鞘部，拇指用力向掌侧推按挤压，手腕同时向掌侧屈曲，继而背伸，随后拇指在原处轻轻揉按，时间约3分钟，以松解粘连，散结止痛。④医者以患者桡骨茎突为中心涂上介质，施掌擦法，以透热为度，然后患者屈肘45°，医者自拇指根沿桡骨茎突向前臂施掌推法，以利渗出液吸收。

（2）其他 拔罐疗法、刮痧疗法、小针刀疗法等。

## 【预防与调护】

嘱患者平时做手部动作要缓慢，尽量脱离手腕部过度活动的工作，少用凉水，以减少刺激；疼痛严重时，可用夹板或硬纸板将腕关节固定于桡偏、拇指伸展位3~4周，以限制活动，缓解症状；可练习八段锦、五禽戏等传统功法，使骨正筋柔。

## 【病历摘要】

患者，女，36岁，于2019年7月21日就诊。

患者自诉产后抱娃哺乳出现右腕部疼痛，疼痛剧烈，严重时拇指处放射痛，未予重视及治疗，仅在家自行热敷、戴护腕保养，稍有缓解。近日因腕部疼痛加重活动受限来诊。查体：右手腕部活动受限，可见轻微红肿，桡骨茎突凸起，局部压痛（++），握拳尺偏试验阳性。西医诊断：产后桡骨茎突狭窄性腱鞘炎。中医诊断：筋痹。证属气滞血瘀。治法：行气活血，消肿止痛。治疗：电针结合穴位推拿治疗。

患者取仰卧位，以 1.5 寸针围刺阳溪、斜刺列缺穴，稍捻转得气后接电针治疗仪，频率选择 2Hz，强度以耐受为度，以红外灸仪照射并留针 30 分钟。针毕，医者在患侧桡骨茎突部涂抹按摩油，先以大鱼际揉法局部放松，再按揉鱼际、合谷、阳溪、列缺诸穴，最后弹拨局部肌肉拔伸患处并做桡偏和尺偏运动，共 3~5 次后结束手法。

每周治疗 2 次，治疗 2 周后患者痊愈，1 个月后电话随访未见复发。

# 第九节　产后足底筋膜炎

产后足底筋膜炎，是指产后骨盆 – 下肢生物力学改变，导致足底筋膜进一步受到急、慢性劳损引起的一种无菌性炎性病证。临床上以足跟骨肿胀、疼痛及足跟部不能着地行走为主要特征。本病属中医“跟痛症”范畴。

## 【病因病理】

### 一、西医病因病理

因产妇腰椎生理弧度增加，腰椎 – 骨盆复合体生物力学结构发生变化，躯体承重力线后移，加重足跟骨负荷，筋膜长期处于超负荷状态，从而诱发炎症，形成退变、纤维化，最终导致筋膜炎。

### 二、中医病因病机

中医学认为，足跟底为足太阳经筋所结，因足底着力不当，或用力过度，牵掣经筋损伤，气血瘀滞，筋拘黏结，故肿痛。或产后肝肾亏虚，肝主筋，肾主骨，久虚及骨，而为骨痹。

## 【诊断与鉴别诊断】

### 一、诊断要点

**1. 病史**　产后有急、慢性足跟底劳损史。

**2. 临床表现**

（1）*跟底部疼痛*　初起时仅为足跟底酸胀痛，逐渐发展为疼痛明显。运动时疼痛加重，休息后症状能减轻。

（2）*活动受限*　站立、行走、跑、跳时，足跟不敢着地，呈踮足尖跛行。

**3. 检查**

（1）*压痛*　足跟部有明显压痛点。

（2）肿胀　足底部肿胀，局部皮肤增厚，少数患者肿胀不明显。

## 二、辨证要点

产后慢性劳损、外邪侵袭等外部因素与肝肾亏虚相合，导致足少阴经瘀滞，经脉不通、失养，不通或不荣而痛。

## 三、鉴别诊断

本病应与跟骨骨髓炎相鉴别。跟骨骨髓炎虽有足跟痛症状，但局部可有明显的红肿热痛等急性感染的征象，严重者伴有高烧等全身症状。实验室检查和X线检查可确立诊断。

# 【治疗】

## 一、西医治疗

**1. 物理治疗**　如红外线、超短波等，每天1次，每次30分钟。

**2. 药物封闭局部注射**　未母乳喂养者，可用曲安奈德20mg加1%利多卡因2mL做痛点注射，每周1次，2~3次为1个疗程。

## 二、中医治疗

**1. 治疗原则**　属实证者，以祛邪为主，分别予以祛风、散寒、利湿、祛瘀等，或兼而用之；属虚证者，以滋肝肾，补气血为主。

**2. 辨证论治**

（1）实证

证候：痛处固定，痛如针刺，动则痛甚，舌紫暗，苔白，脉弦涩。

治法：通络止痛。

代表方：身痛逐瘀汤（《医林改错》）加减。

组成：当归、川芎、桃仁、红花、没药、五灵脂、香附、秦艽、羌活、地龙、牛膝、炙甘草。

（2）虚证

证候：足跟酸痛，久站、行走后痛甚，伴腰膝酸软，舌淡暗，苔白，脉沉细。

治法：柔肝补肾，滋阴养血。

代表方：归芍地黄丸（《景岳全书》）加减。

组成：当归、白芍、熟地黄、山药、山茱萸、牡丹皮、茯苓、泽泻。

**3. 中成药**

（1）血府逐瘀丸　每次 6~9g，每日 2 次，温水送服，适用于实证。

（2）归芍地黄丸　每次 1 丸，每日 3 次，嚼服，适用于虚症。

**4. 针刺疗法**

（1）主穴　阿是穴。

（2）配穴　虚证配太溪、足三里、三阴交；实证配合谷、太冲。

（3）操作　毫针常规操作，给予电针治疗，连续波，频率 2Hz，强度以耐受为度，留针 30 分钟。

**5. 其他疗法**

（1）穴位推拿疗法　①患者俯卧位，医者用推法自跟底部至足心跖筋膜往返治疗，并与按揉法交替使用，手法宜深沉缓和，时间约 5 分钟，以舒筋通络。②医者用拇指重点按揉足底跟骨基底结节部，以深层有温热感为佳，然后在涌泉、然谷穴用一指禅推法、按揉法治疗，以酸胀为度，时间约 5 分钟，以活血止痛。③医者在跟骨结节部涂上介质，先用掌揉法操作，再自跟底部沿跖筋膜方向施擦法，以透热为度，以舒筋活血。

（2）其他　拔罐疗法、刮痧疗法、中药熏洗等。

## 【预防与调护】

急性期宜休息，并抬高患肢，症状好转后仍宜减少步行，鞋以宽松为宜，并在患足鞋内放置海绵垫，以减少足部压力。

## 【病历摘要】

患者，女，29 岁，2018 年 11 月 10 日初诊。

患者自诉产后身体疲惫乏力，足跟、前脚掌疼痛难忍，行走困难 10 余天。查体：面色少华，唇色暗淡，舌淡，苔薄白，脉沉细弱，足跟处、外侧缘、前脚掌压痛（++）。西医诊断：产后足底筋膜炎。中医诊断：跟痛症。属虚证。治法：滋补肝肾，活血止痛。治疗：电针结合刮痧疗法。

患者取俯卧位，取足底阿是穴、太溪、足三里、三阴交，以 1 寸针围刺足底阿是穴，以 1.5 寸针直刺太溪、昆仑、承筋诸穴，提插捻转得气后接电针，电针连接于足底阿是穴，连续波，频率 2Hz，强度以耐受为度，留针 30 分钟。针毕，于足底涂抹红花油，取刮痧板沿足跟至脚掌及足内、外侧缘反复刮拭，以患者耐受为度，达到疏通经络，松解筋膜的目的即可。

每日治疗 1 次，3 次治疗结束后患者足跟疼痛不显，继续巩固治疗 2 次后痊愈。

# 第八章 其他病证

从妊娠到分娩至产褥期的整个过程，产妇的全身系统及结构都会发生一系列的生理变化，若自身恢复能力差或正气不足以抵抗邪气或气血亏虚明显者，可导致机体发生病理变化，进一步发展为产后疾病。前面章节已介绍盆底康复、常见产后病及肌肉骨骼系统功能的康复，还有一些产后其他疾病的康复，主要包括产后腹直肌分离、妊娠纹、妊娠斑疾病，该类疾病的发生会影响产妇的产后整体康复，甚者影响产妇的身心健康，故需引起临床医师的重视。

## 第一节　腹直肌分离

腹直肌分离（diastasis recti abdominis，DRA）是指各种因素作用下导致腹内压力持续性增加，而引起的腹直肌间距增大、白线增宽，导致部分弹力纤维发生断裂，出现不同程度的分离。而腹直肌分离并不是指“腹直肌松弛”，而是指腹直肌间的“白线松弛”，也就是腹横肌筋膜、腹外斜肌腱膜和腹内斜肌腱膜的松弛（图 8-1）。腹直肌分离男女均可发生，但在妊娠女性和产后女性人群中发生率较高。研究表明，阴道分娩及剖宫产的腹直肌分离发生率分别是 60.3% 和 70.8%，2 次以上剖宫产则高达 90.8%。除妊娠期间孕激素、松弛素等的影响外，多胎、多产、高龄等也是引起腹直肌分离的高危因素。腹直肌分离不仅引起腹型肥胖，影响形体美观，还会影响腹壁的正常生理功能，导致腰

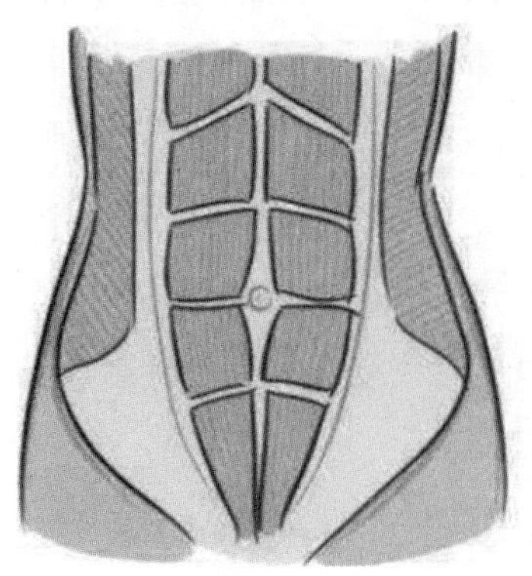
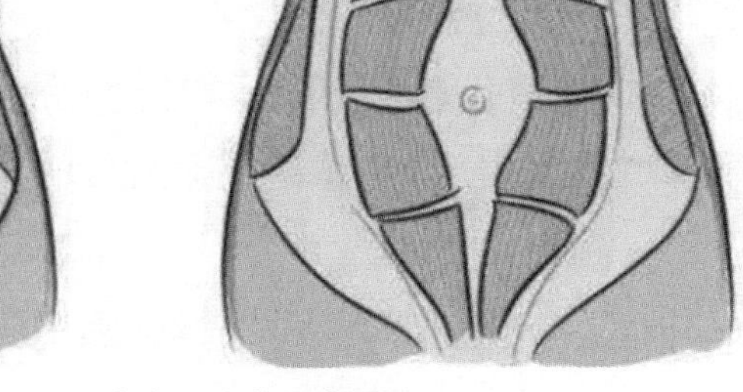

图 8-1　腹直肌分离示意图

背痛、腰肌劳损、骨盆前倾、盆底肌功能障碍，如尿失禁等，严重时还会导致腹腔脏器移位等。

## 【病因病理】

DRA 最常见类型为产后 DRA，是妊娠晚期及产褥期常见的、可预见性的病理改变。妊娠晚期发生率为 46.5%~100%，产褥期发生率为 30%~70%，发生率随测量方法、测量部位及评判标准不同而不同。DRA 多因在体内孕期激素的变化和增大的妊娠期子宫的机械性冲击下，腹白线变得松弛、延长，进而导致 DRA。研究表明，DRA 妇女腹白线结构较为复杂，有 3 个不同纤维走向区域，从腹侧至背侧依次为纵向、横向及不规则的胶原纤维板。纵向参与躯干运动，横向维持腹腔压力。在孕产妇的脐下区横向明显多于纵向纤维，且腹白线变薄、宽度增加，该变化可能是对妊娠期腹内压增加的适应性改变。剖宫产对腹直肌的强行拉扯和术后缝合不全也是导致产后 DRA 形成的原因之一，既往腹部手术史、产妇年龄、孕期体质量增加程度、多次妊娠、多胞胎妊娠、剖宫产、巨大儿等是发生产后 DRA 的高危因素，明确高危因素可有效地早期予以干预措施。

## 【诊断与鉴别诊断】

### 一、诊断要点

国内研究常认为双侧腹直肌内侧缘间距（inter-rectus distance，IRD）应＜ 2cm，当＞ 2cm 即为 DRA。国外研究定义 DRA 为 IRD 在一个或多个评估点的宽度≥ 2 个指宽或 2.2cm。目前，产后 DRA 的诊断标准在国内外尚未达成共识，可从以下几个方面加以测量诊断。

**1. 病史** 既往腹部手术史、产妇年龄、孕期体脂量增加、多次妊娠、多胞胎妊娠、剖宫产、巨大儿等病史。

**2. 临床表现** 静息状态下体脂高者的腹壁松弛呈球状（图 8–1），体脂较低的患者腹部呈明显“凹陷”状。

**3. 检查**

（1）体格检查 DRA 临床症状通常为当患者抬头并开始坐起动作时，腹内压随着两侧腹直肌收缩而增加，腹部形成弥漫性梭形隆起。采用腹部触诊法，患者仰卧位，双下肢自然屈曲，嘱患者做类似仰卧起坐动作，医师用手指或卡尺检测 IRD 值。测量 IRD 的量化标准主要有 2 种：Beer 的定量分类法（表 8–1），Rath 的定量分类法（表 8–2）。

（2）B 型超声检查 嘱患者静息及卷腹状态下，采用高频超声探头在图像上测量并记录最大分离距离。超声检查是一种有效、无创、可重复性的检查方式。

（3）其他评估方法　电子计算机断层扫描、磁共振成像等技术。

**表 8–1　Beer 定量分类法**

| 参考点（cm） | 腹白线宽度（mm） |
|---|---|
| 剑突 | 15 |
| 脐上 3 | 22 |
| 脐下 2 | 16 |

**表 8–2　Rath 定量分类法**

| 测试位置 | ＜ 45 岁宽度（mm） | ＞ 45 岁宽度（mm） |
|---|---|---|
| 脐上 | 10 | 15 |
| 脐 | 27 | 27 |
| 脐下 | 9 | 14 |

## 二、鉴别诊断

腹白线疝指在腹白线部位附近发生的疝，常见于上腹，也可在脐部或下腹正中。重要的是腹白线疝有疝的基本结构，即疝环和疝囊的存在，甚至可以出现疝内容的嵌顿和绞窄，腹白线疝一般缺损较小，范围局限。

# 【治疗】

腹直肌修复的目的主要有两个，一是促进功能修复，二是改善外观。前者促进功能修复是指改善盆腔疼痛、压力性尿失禁、阴道松弛、盆腔脏器脱垂及产后性功能障碍、产后腰背痛等疾病，促进产后相关组织及核心肌肉群的全面康复。后者指帮助产后女性腹部及形体的恢复，达到产妇身心的全面康复。

治疗方案：自测产后腹直肌分离＜ 2cm 者，通过做腹式呼吸训练可自行修复；分离程度＞ 2cm 者，建议早日治疗，从保守治疗开始，包括家庭宣教、自主康复训练、理疗等。

## 一、家庭宣教

妊娠期，患者应主动寻求产后恢复相关内容的宣教，提前了解治未病思想。如妊娠期间注意人体生物力学，保持正确的体姿体态，避免骨盆前倾等。学会激活盆底肌肉、让核心肌肉参与动作，学会腹式呼吸等。

分娩后，产褥期应避免重体力劳动，避免做引起腹压增加的动作，及时、正确的佩戴束缚带给予腹部支撑，缓解盆腹短暂性的失衡情况，若使用不当会增加腹腔内的压力，加重盆底功能的障碍。

## 二、自主训练

自主训练是目前产后腹直肌分离者最常用的康复方法，训练模式以腹部、下肢运动配合呼吸为主，如站姿收腹、跪姿收腹、跪姿伸腿、仰卧抬腿、仰卧交叉抬腿等配合腹式呼吸，连续 10 次为 1 组，每天完成 3~4 组，可明显修复腹直肌分离。

## 三、仿生物电刺激治疗

临床常采用神经肌肉电刺激治疗仪治疗，增加肌肉弹性和紧张度。操作：将黏性电极分别粘在腹部两侧对应的腹内外斜肌、腹直肌、腹横肌。电刺激强度以患者舒适的麻刺感为准，需达到患者能够耐受的最大水平，但不引起疼痛。每天 1 次，每次 30 分钟，10 次 1 疗程。

## 四、穴位推拿疗法

先予腰背部筋膜放松法，再予腹部施加机械性压力，且操作过程中结合腹式呼吸训练，吸气时腹部隆起，呼气时腹部放松。再给予腹部穴位点按手法，选穴中脘、下脘、气海、关元、双侧天枢、水道、大横、带脉诸穴，配合推拿神阙，顺时针方向按摩腹部，往返期门、天枢、中极，可有效增加患者腹部肌肉的弹性和紧张度，促进腹直肌恢复。此手法可缓解肌肉及筋膜紧张，激活腹部周围失活的本体感受器，提高神经肌肉兴奋性，每周 3 次，每次 20 分钟，5 次 1 疗程。

## 五、手术治疗

对于保守治疗无效或存在疝的患者，需要通过外科手术介入。

腹直肌分离纠正术属于腹壁整形术，手术方法主要包括经典的肌筋膜折叠术、疝修补技术，手术目的都是收紧松弛的肌筋膜，加强腹壁强度。

**1. 肌筋膜折叠术** 可以通过腹直肌前鞘折叠和腹外斜肌腱膜瓣前内侧推进缝合术结合来改善腰部形态。

**2. 疝修补技术** 术式并不固定，主要是用修补疝的理念和技术来加强腹壁功能，但因为需要置入较大面积的补片，患者接受度不高。

## 【病历摘要】

患者，女，34 岁，2021 年 12 月 5 日初诊。

产后腹直肌分离 4cm。顺产产后 45 天，于我院产后康复科复查。现症见：生命体征平稳，饮食可、睡眠可、二便可。予妇科检查、白带常规、血常规、尿常规、盆底超声、POP-Q 评估、改良牛津肌力分级测定、Glazer 评估、盆底肌压力评估、腹直肌检测、盆底肌筋膜痛检测、心理筛查。结果提示：腹直肌分离 4cm。诊断：产后腹直肌分离。治疗：电刺激治疗结合穴位推拿手法治疗。

神经肌肉电刺激治疗，每次 30 分钟，每周 2~3 次，10 次 1 个疗程，配合穴位推拿手法 5 次，每次 15 分钟，每周 2~3 次，5 次 1 疗程；治疗期间进行自主训练（腹式呼吸）。

治疗 1 个疗程后，腹直肌分离恢复正常（腹直肌分离＜ 2cm）。

## 第二节　妊娠斑、妊娠纹

孕妇在妊娠期间可发生一些特有疾病，这类疾病不同于一般内外科并发症，在妊娠期发病，大多于妊娠结束后自然消退。妊娠期并发症包括妊娠期高血压疾病、妊娠期肝内胆汁淤积症、妊娠期糖尿病，积极防治是高危妊娠管理的重要任务。还有一些妊娠特有疾病，如妊娠纹、妊娠斑，产后通常会自然消退，但也有部分患者消退不明显或未见消退，虽然不影响身体健康，但对患者的面容及腹部美观、心理健康甚至个人形象会产生严重的负面影响，故有必要进行产后康复治疗。

### 妊娠斑

妊娠斑是以发生于颧、颊、额、鼻、眶周等部位的不规则淡褐色至深褐色斑片为主要特征的一种疾病。临床特点是：色斑对称分布，大小不定，形状不规则，边界清楚，无自觉症状，日晒后加重。本病好发于怀孕、人工流产及分娩后的女性。属中医“面尘”“肝斑”“黧黑斑”范畴，其中因肝病引起者称为“肝斑”，因妊娠而发病者称为“妊娠斑”“蝴蝶斑”。

#### 【病因病理】

##### 一、西医病因病理

西医学认为本病多与内分泌失调有关，可能与雌激素和孕激素在体内增多，刺激黑素细胞分泌黑色素的沉着堆积有关。

##### 二、中医病因病机

本病多与肝、脾、肾三脏关系密切，气血不能上荣于面为主要病机。情志不畅导致肝郁气滞，气郁化热，熏蒸于面，灼伤阴血而生；或冲任失调，肝肾不足，水火不济，虚火上炎所致；或慢性疾病致营卫失和，气血运行不畅，气滞血瘀，面失所养而成；或饮食不节，忧思过度，损伤脾胃，脾失健运，湿热内生，熏蒸而致病。

# 【诊断与鉴别诊断】

## 一、诊断要点

**1. 病史** 多胎史，妊娠期多有体重增加明显者，或孕妇、产妇素体体弱。

**2. 临床表现** 多开始于孕后 2~5 个月，分娩后逐渐消失，但也有不消退者；对称发生于颜面，尤以两颊、额部、鼻、唇及颏等处多见；皮损为淡褐色或深褐色、淡黑色斑片，大小不等，形状各异，孤立散在或融合成片，边缘较明显，一般多呈蝴蝶状。无自觉症状，病程不定。

**3. 检查** 皮肤组织病理检查显示表皮中色素过度沉着，真皮中噬黑素细胞有较多的色素，基底细胞层色素颗粒增多。

## 二、鉴别诊断

**1. 雀斑** 皮疹分散而不融合，斑点较小；夏重冬轻或消失；有家族史。

**2. 艾迪生病** 色素沉着除发生于皮肤外，黏膜上也有褐黑色斑片；常伴有神疲、乏力、怕冷、舌胖脉细等症状。

**3. 焦油黑变病** 有长期接触煤焦油史，皮损主要在面颈部等暴露部位，呈弥漫性色素沉着，往往伴有痤疮样炎性反应。

# 【治疗】

## 一、西医治疗

口服大剂量维生素 C，每次 1g，每日 3 次；或静脉注射维生素 C，每次 1g，隔日 1 次；好转后改为口服，每次 0.2g，每日 3 次。

## 二、中医治疗

**1. 治疗原则** 本病以疏肝、健脾、补肾、化瘀为基本治疗原则。临床应辨证论治，随症加减。

**2. 辨证论治**

（1）肝郁气滞证

证候：斑色深褐，弥漫分布，伴有烦躁不安，胸胁胀满，经前乳房胀痛，月经不调，口苦咽干，舌质红，苔薄，脉弦细。

治法：疏肝理气，活血消斑。

代表方：逍遥散（《太平惠民和剂局方》）加减。

组成：柴胡、当归、白芍、白术、茯苓、甘草、薄荷、生姜。伴口苦咽干、大便秘结者，加牡丹皮、栀子；月经不调者，加女贞子、香附；斑色深褐而面色晦暗者，加桃仁、红花、益母草。

（2）肝肾不足证

证候：斑色褐黑，面色晦暗，伴有头晕耳鸣，腰膝酸软，失眠健忘，五心烦热，舌质红，少苔，脉细。

治法：补益肝肾，滋阴降火。

代表方：六味地黄丸（《小儿药证直诀》）加减。

组成：熟地黄、山茱萸、山药、丹皮、泽泻、茯苓。阴虚火旺明显者，加知母、黄柏；失眠多梦者加龙骨、牡蛎、珍珠母；褐斑日久色深者，加丹参、僵蚕。

（3）脾虚湿蕴证

证候：斑色灰褐，状如尘土附着，伴有疲乏无力，纳呆困倦，月经色淡，白带量多，舌质淡胖边有齿痕，苔白腻，脉濡或细。

治法：健脾益气，祛湿消斑。

代表方：参苓白术散（《太平惠民和剂局方》）加减。

组成：人参、白术、茯苓、山药、扁豆、桔梗、薏苡仁、莲肉、甘草。伴月经量少而色淡者，加当归、益母草。

（4）气滞血瘀证

证候：斑色灰褐或黑褐，多伴有慢性肝病病史，或月经色暗有血块，或痛经，舌质暗红有瘀斑，苔薄，脉涩。

治法：理气活血，化瘀消斑。

代表方：桃红四物汤（《医宗金鉴》）加减。

组成：桃仁、红花、当归、川芎、白芍、熟地黄。胸胁胀痛者加柴胡、郁金，痛经者加香附、乌药、益母草，病程长者加僵蚕、白芷。

**3. 针刺疗法**

（1）主穴　颧髎、合谷、足三里、血海、三阴交。

（2）配穴　肝郁加内关、太冲，脾虚加脾俞、阴陵泉，肝肾阴虚加肝俞、肾俞，气滞血瘀加太冲、膈俞。

（3）操作　毫针刺入，留针 30 分钟，每日 1 次，5 次 1 疗程。

**4. 其他疗法**

（1）穴位推拿疗法　面部涂抹祛斑药物霜剂后，用双手沿面部经络循行路线按摩，并按压穴位。

（2）外治疗法

①用玉容散粉末搽面，早、晚各 1 次。

②用茯苓粉，每日 1 匙，洗面或外搽，早、晚各 1 次。

③白附子、白芷、滑石各 250g，共研细末，每日早晚蘸末搽面。

④赤芍、丹参、桃仁、红花、白及、僵蚕、白丁香、白附子等各等份，研成粉末，加适当基质配制成中药面膜，每次敷于面部 30 分钟，每日 1 次。

（3）耳针疗法 取肝、脾、肾、心、内分泌、皮质下、内生殖器、面颊，毫针法，或埋针法、压丸法。

（4）穴位注射 取肺俞、胃俞、足三里、血海等穴，选取当归注射液或复方丹参注射液，每穴注射 1~2mL，隔日 1 次。

## 【预防与调护】

保持乐观情绪，避免忧思恼怒；注意劳逸结合，睡眠充足，避免劳损；避免日光暴晒，慎用含香料的化妆品和药物性化妆品，忌用刺激性药物及激素类药物；多食含维生素 C 的蔬菜、水果，忌食辛辣，忌烟酒。

## 【病历摘要】

患者，女，35 岁，2021 年 3 月 18 日初诊。

面部有散在的褐色斑片 5 月余。顺产产后 60 天，患者自诉孕晚期面部出现淡褐色斑片，无疼痛，无瘙痒。自服多种维生素（具体不详），未见明显好转，遂来我科就诊。现症见：两侧面颊部及鼻翼区域有蝴蝶状褐色斑，两侧面颊部尤甚，边界清楚，触之不高于皮肤，无疼痛及瘙痒。恶露未净，偶有褐色分泌物，量少，时有烦躁、情绪低落，偶有乳房结块、胀痛，乳汁不足，睡眠尚可，多梦，饮食、二便可，舌质红，苔薄，脉弦细。西医诊断：妊娠斑。中医诊断：黧黑斑。证属肝郁气滞。治法：疏肝理气，活血消斑。治疗：中药口服结合针刺治疗。

中药处方：逍遥散加减。当归 20g，白芍 9g，白术 20g，茯神 10g，甘草 6g，香附 12g，煅牡蛎 15g，益母草 15g，神曲 10g。上方 6 剂，每日 1 剂，早晚两次温服。

选穴：颧髎、合谷、足三里、血海、三阴交为主穴，内关、太冲为辅穴。毫针刺入，留针 30 分钟，每日 1 次，10 次 1 疗程。

1 个疗程后，颜面部色斑变化不显著，恶露已净，心情舒畅，乳房无结块，乳汁明显增多，睡眠改善。守方减去煅牡蛎、茯神，加茯苓 10g。继服 6 剂，针刺治疗同前。

2 个疗程后，颜面部褐色色斑转为淡黄色斑，且范围缩小，余症改善。继续同前治疗。

# 妊娠纹

妊娠纹（striae gravidarum，SG）是一种在妊娠晚期非常常见的萎缩性皮肤病，妊娠纹最先表现为红紫色的条纹，称红纹（striae rubrae，SR），随时间颜色变成银白色，称白纹（striae albae，SA），并低于正常皮肤水平出现凹陷。皮损最常见于腹部，也常出现于乳房、臀部及大腿近端。文献报道患病率从43%到90%不等，是具有较高患病率却又有治疗挑战性的一种疾病。

## 【病因病理】

### 一、西医病因病理

通常SG是伴随妊娠而产生的，SG产生的原因较多，机制复杂，虽然当前对其研究不断，但是仍然没能明确其病因和机理，综合近几年的研究来看，主要有以下几个方面：①受子宫快速膨胀的影响，腹壁皮肤弹力纤维生长速度赶不上机体的生长发育速度，没有产生足够的弹力纤维帮助延展皮肤，导致皮肤真皮层结缔组织损伤，发生断裂。②除机械力的作用外，组织本身结构的改变也是其中一个因素，皮肤的弹性结构由原纤维蛋白、弹性蛋白、胶原蛋白等细胞外基质构成。怀孕期间，位于真皮下的纵向原纤蛋白纤维数目减少，真皮乳头层内的弹力纤维量减少，真皮深层的弹力纤维和原纤蛋白纤维的分布方向重新排列，使真皮基质变为松散的结构，不能承受原有的皮肤张力而发生断裂。③孕期肾上腺皮质激素分泌增加，在激素作用下，成纤维细胞的增生受到抑制，皮肤中的弹性蛋白降解、变性，脆性增加，韧性降低，在外力作用下更容易断裂。在对成纤维细胞收缩力的研究中也证实了这一点，早期SG皮肤活检中的成纤维细胞具有更强的收缩性，即弹性降低，而陈旧性SG中的成纤维细胞弹性接近于正常皮肤。

### 二、中医病因病机

中医学尚未有关于SG的阐述，但因其病机与瘢痕形成初期相似，故有异病同治之治疗思路。瘢痕的病因主要有金创、虫咬、水火烫伤等，加之自身气滞血瘀、痰湿内蕴、气虚血弱，致使营卫失于调达、经络运行受阻。而本病主要因妊娠或产后因素的变化，致使皮肤纹理发生了变化。故结合妊娠纹颜色的深浅，辨其虚实。色白凹陷，以正虚的表现为主；色紫红凹陷，以气血瘀滞为主，进一步导致气血失和、经络阻滞。

## 【诊断】

SG因妊娠而发生，呈互相平行或纵横交错的波浪状条纹，条纹处表皮变薄，失去正常的皮肤纹理，触之有挖空感，表面可见细小的条纹样皱褶，部分患者皮肤可见扩张的毛细血管；起初条纹颜色为淡红、暗红或紫红色，分娩后随时间的推移，皮损逐渐变浅、萎缩，转变为银白色或伴有珍珠光泽的萎缩性条纹；通常出现于腹部、乳房、臀部及大腿内外侧等处，皮损本身无明显自觉症状，但影响美观。

## 【治疗】

目前，国内外的学者都对妊娠纹的治疗方法做了大量的研究，常用的治疗方法包括：外用药物治疗、仪器治疗、针灸治疗、口服中药等。

### 一、西医治疗

**1. 外用药物** 药物包括乙醇酸、维A酸霜、可可油霜、苦杏仁油、橄榄油、抗妊娠纹霜等药物。

**2. 仪器治疗** 仪器包括光子色素再生仪、射频治疗仪、激光治疗仪、微晶磨皮仪，以及低频神经肌肉电刺激。

### 二、中医治疗

**1. 治疗原则** 妊娠纹应以活血化瘀为总的治则，辨证予扶助正气。

**2. 中药治疗** 一是早期瘢痕的治疗，以预防瘢痕形成为主，多采用性温而味酸甘或辛的药物，促使气血充足、经络通畅。二是病程已久、瘢痕已成时，则以峻烈之药祛瘀消瘢为主。而早期SG的特点正符合第一种瘢痕的特征。治疗上常从保证气血的充足与脉络的通畅入手，同时外涂膏润之剂滋养皮肤，并谨防外邪来犯。

**3. 其他疗法** 针灸、滚针、微针、电针、推拿疗法。

## 【病历摘要】

患者，女，28岁，2021年3月18日初诊。

腹部紫红色条纹5月余。剖宫产后90天，患者5个月前腹部出现淡紫红色的条纹，局部轻微凹陷，偶有瘙痒，无疼痛，未予治疗。遂来我科就诊。现症见：腹部淡紫红色纹，呈竖条纹状，伴瘙痒，无疼痛。睡眠、饮食、二便可，舌质淡红，苔薄，脉弦细。诊断：妊娠纹。证属气血瘀滞。治法：活血化瘀。治疗：低频神经肌肉电刺激结合针灸治疗，外涂橄榄油。

低频神经肌肉电刺激治疗：每次30分钟，每日1次，10次1疗程。针灸治疗：阿是穴为主。毫针刺入，留针30分钟，每日1次，10次1疗程。

1个疗程后，腹部妊娠纹变化不明显，继续治疗同前。

2个疗程后，紫红色妊娠纹转为淡粉色，条纹凹陷减轻。继续同前治疗。

# 主要参考文献

【期刊】

[1] 解娟，曾美玲，魏绍斌．中成药防治产后恶露不绝的辨证应用 [J]. 中国计划生育和妇产科，2015，7（3）：9-10.

[2] 张军．中西医结合治疗外科术后自汗临床分析 [J]. 中国伤残医学，2013，2（6）：133-134.

[3] 司占海，尤桂英，唐立宏，等．用益气类中成药治疗汗证的临床疗效观察 [J]. 中医杂志，2009，50（51）：158-159.

[4] 杨丽，孙梦云，黄星，等．孕早、中、晚期及产后睡眠质量自然转归及影响因素分析 [J]. 中国妇幼健康研究，2021，32（8）：1107-1111.

[5] 周玥．产后康复治疗仪联合热敷治疗乳汁淤积的疗效 [J]. 继续医学教育，2021，35（4）：59-60.

[6] 黄佳冰．中药封包外敷联合经络推拿防治产后乳汁淤积的临床观察 [D]. 福州：福建中医药大学，2020.

[7] 李恩泽，李倩琴，薛湘，等．重复经颅磁刺激治疗妊娠期及产后抑郁症的临床疗效 [J]. 检验医学与临床，2014，11（8）：1039-1041.

[8] 姬峰，艾春启，陈双郧，等．产后抑郁的心理干预 [J]. 临床精神医学杂志，2021，31（4）：333-336.

[9] 李环，梁金涛，吴瑞芳．产后便秘的物理治疗 [J]. 中国妇产科临床杂志，2021，22（2）：200-202.

[10] 孟珊，潘英连，邓青春，等．乳果糖治疗产后便秘的疗效及安全性 [J]. 中华医学杂志，2015，95（28）：2288-2290.

[11] 付婷，晋雅凌，高香转．早期盆底肌功能锻炼联合神经功能重建治疗顺产后便秘的效果 [J]. 临床医学研究与实践，2019，4（26）：30-31.

[12] 江华鸣．按摩配合中药治疗产后小便不通 36 例 [J]. 陕西中医，1997，（6）：270-271.

[13] 周志杰，张福会，黄丽娜，等．蕲艾灸治疗产后排尿异常 54 例 [J]. 中国针灸，

2006，（1）：78.

[14] 刘敏．耳针为主辨证治疗阴痒 80 例 [J]. 新中医，1997，（11）：23.

[15] 明星，王志红．国内外关于激素分泌与睡眠较少导致肥胖或超重关系的研究进展 [J]. 护理学报，2018，25（18）：45-48.

[16] 谭庆坤．针刺联合拔罐治疗单纯性肥胖症效果观察 [J]. 山东医药，2017，57（34）：97-99.

[17] 陈华，李晓霞．穴位埋线治疗脾胃实热型产后肥胖 32 例疗效观察 [J]. 中华中医药杂志，2013，28（12）：3760-3762.

[18] 刘凌志，赵瑞成．赵瑞成运用针药结合治疗脾虚湿阻型单纯性肥胖经验 [J]. 湖南中医杂志，2020，36（4）：22-23.

[19] 李竞．补肾益气养血法治疗产后脱发 30 例疗效观察 [J]. 浙江中医杂志，2016，51(8)：584.

[20] 朱昭慧，叶艳婷，曹慧，等．急性休止期脱发的临床及皮肤镜表现 [J]. 临床皮肤科杂志，2017，46（2）：89-92.

[21] 吕书影，曲保全，林文君，等．急性休止期脱发一例 [J]. 中国麻风皮肤病杂志，2021，37（7）：458-460.

[22] 胡韬，傅声波，宛远君，等．针药结合治疗产后脱发 18 例 [J]. 中国针灸，2008，28（S1）：116.

[23] 邓香茗，赵利华．赵利华治疗产后脱发经验 [J]. 湖南中医杂志，2020，36（4）：35-36.

[24] 郑旭威，罗亚，姚丹霓，等．卢传坚从脾肾论治产后脱发经验 [J]. 中医药导报，2021，27（9）：197-199.

[25] 陈鑫，倪观太．女性盆底功能障碍性疾病的研究进展 [J]. 医学综述，2014，20（8）：1435-1437.

[26] 程悦，夏志军．盆腔器官脱垂与宫颈增大、宫颈阴道部延长的关系分析 [J]. 中国实用妇科与产科杂志，2018，34（2）：186-189.

[27] 马丹，马巧媛．产后尿失禁的发生现状及影响因素分析 [J]. 中国临床医生杂志，2021，49（7）：853-856.

[28] 刘成，洪莉．女性盆底功能障碍性疾病发病机制研究进展 [J]. 中华生物医学工程杂志，2017（6）：505-512.

[29] 刘浩，吴连捷，崔建峰．腹针联合盆底肌电生物反馈疗法对产后性功能障碍患者性功能及盆底肌肌力的影响 [J]. 上海针灸杂志，2021，40（8）：998-1004.

[30] 陈梅兰，李慧娴，吴美静．初产妇产后性功能障碍的流行病学和危险因素分析 [J]. 中国性科学，2020，29（7）：152-155.

[31] 李晓，冯琼．绵阳地区产后性功能障碍的流行病学和相关发病因素研究 [J]. 中国性科学，2015，24（11）：25-28.

[32] 吴瑛，胡静熠，吴江平，等．南京地区产后女性性功能障碍流行病学调查分析 [J]. 南京医科大学学报（自然科学版），2014，34（7）：962-964.

[33] 何贵翔．女性性功能障碍的中医治疗 [J]. 南京中医药大学学报，1996（4）：55-56.

[34] 郭志强．女性性功能障碍的中医治疗 [J]. 中国医药学报，1995（4）：41-42.

[35] 庞保珍，赵焕云．中医外治女性性功能障碍的辨证分型及治疗 [J]. 中国性科学，2007，（9）：31-33.

[36] 王红新，谷敏．生物反馈电刺激联合针刺治疗女性产后性功能障碍疗效观察 [J] 山东医药，2014，54（23）：68-69.

[37] 梁吉贤，周海丰，王伟．强肾健龙推拿法结合针灸调治性功能障碍的临床体会 [C]// 第十二次全国推拿学术年会暨推拿手法调治亚健康临床应用及研究进展学习班论文集 .2011：549-550.

[38] 孙彩霞．女性慢性盆腔疼痛综合征患者盆底超声影像学改变特征的分析 [D]. 大连：大连医科大学，2017.

[39] 刘洋．骨盆整合手法对产后骨盆带疼痛患者骨盆环结构作用和机理研究 [D]. 南宁：广西中医药大学，2019.

[40] 钟柏冰．慢性盆腔痛发病因素及治疗方法的研究进展 [J]. 当代医药论丛，2020，18（11）：67-69.

[41] 廖莹盈，翁泽鹏．电针配合腹部核心肌群训练治疗产后腹直肌分离：随机对照研究 [J]. 中国中医药现代远程教育，2021，19（24）：100-102.

[42] 曹桢，刘子文．产后腹直肌分离的研究进展 [J]. 中华疝和腹壁外科杂志（电子版），2021，15（6）：549-552.

[43] 任宏珊．按摩后针刺治疗产后早期妊娠纹的临床疗效观查 [D]. 成都：成都中医药大学，2017.

## 【图书】

[1] 王瑞辉，冯晓东．中医康复学 [M].2 版．北京：中国中医药出版社，2017.

[2] 谢幸，孔北华，段涛．妇产科学 [M].9 版．北京：人民卫生出版社，2018.

[3] 马宝璋 . 中医妇科学 [M].9 版 . 北京：中国中医药出版社，2012.

[4] 张玉珍 . 中医妇科学 [M]. 北京：中国中医药出版社，2002.

[5] 孙丽洲，朱兰 . 妇产康复 [M]. 北京：人民卫生出版社，2018.

[6] 夏志军 . 女性泌尿盆底疾病临床诊治 [M]. 北京：人民卫生出版社 .2016.

[7] 朱兰，郎景和 . 女性盆底学 [M].3 版 . 北京：人民卫生出版社 .2021.

[8] 李建华 . 盆底功能障碍性疾病诊治与康复 [M]. 杭州：浙江大学出版社 .2019.

[9] 王瑞辉，冯晓东 . 中医康复学 [M].2 版 . 北京：中国中医药出版社 2017.

[10] 谈勇 . 中医妇科学 [M]. 北京：人民卫生出版社，2007.

[11] 张伯礼 . 中医内科学 [M]. 北京：人民卫生出版社，2012.

[12] 沈学勇 . 经络腧穴学 [M]. 北京：中国中医药出版社，2012.

[13] 范炳华 . 推拿学 [M]. 北京：中国中医药出版社，2015.

[14] 王和鸣，黄桂成 . 中医骨伤科学 [M]. 北京：中国中医药出版社，2012.

[15] 高树中 . 针灸治疗学 [M]. 上海：上海科学技术出版社，2018.